LES EAUX MINÉRALES

MILIEUX VITAUX

—

SÉROTHÉRAPIE ARTIFICIELLE

ET BALNÉOTHÉRAPIE TISSULAIRE

PAR LEUR INJECTION DANS L'ORGANISME

AVEC 16 FIGURES

dont 15 hors texte

PAR

Le Dr C. FLEIG

(de Montpellier)

PARIS

A. MALOINE, Éditeur

25-27, rue de l'Ecole-de-Médecine

1909

LES EAUX MINÉRALES

MILIEUX VITAUX

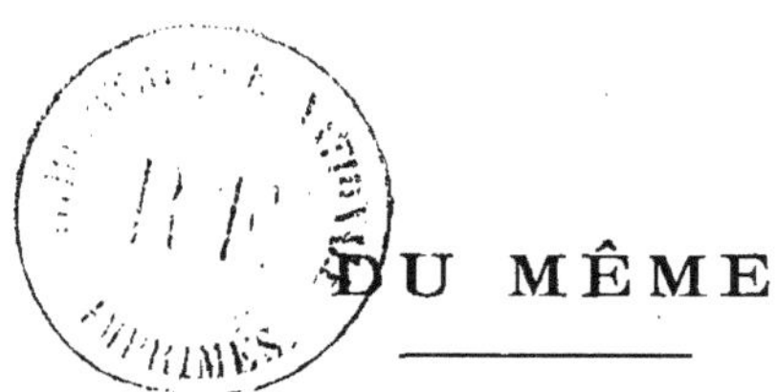

DU MÊME

Sécrétine et acide dans la sécrétion pancréatique. *C. R. Soc. Biol.*, LV, 7 mars 1903, p. 293.

Mécanisme de l'action de la sécrétine sur la sécrétion pancréatique. *C. R. Acad. Sciences*, CXXXVI, 16 février 1903, p. 464. (Cf. Erratum relatif à cette communication, *ibid.*, p. 580.)

Réflexe de l'acide sur la sécrétion biliaire. *C. R. Soc. Biol.*, LV, 14 mars 1903, p. 353.

Augmentation réflexe de sécrétion biliaire par introduction d'acide dans le duodéno-jéjunum. *C. R. Acad. Sciences, CXXXVI*, 16 mars 1903, p. 701. (Cf. Erratum relatif à cette communication, *ibid.*, p. 912.)

Du mode d'action de l'acide sur la sécrétion biliaire. *Académie royale de Belgique. Bulletin de la classe des Sciences*, 5 décembre 1903, n° 12, 1095-1106. (Rapport du Prof. Léon Frédéricq sur ce mémoire, *ibid.*, p. 1026.)

Zur Wirkung des Secretins und der Säure auf die Absonderung von Pankreassaft bei Einführung von Säure in den Dünndarm. *Centralblatt für Physiologie*, XVI, 28 février 1903, 681-685.

Action de la sécrétine et action de l'acide dans la sécrétion pancréatique. *Archives générales de Médecine*, CXCI, 1903, 1473-1494.

A propos de l'importance relative du mécanisme humoral et du mécanisme réflexe dans la sécrétion pancréatique par introduction d'acide dans l'intestin. *C. R. Soc. Biol.*, LV, 4 avril 1903, p. 462.

Mode d'action chimique des savons alcalins sur la sécrétion pancréatique. *C. R. Soc. Biol.*, LV, 24 octobre 1903, p. 1201.

Mécanisme de l'action de la « sapocrinine » sur la sécrétion pancréatique. *C. R. Soc. Biol.*, LV, 24 octobre 1903, p. 1203.

Intervention d'un processus humoral dans la sécrétion pancréatique par action de l'alcool sur la muqueuse intestinale. *C. R. Soc. Biol.*, LV, 7 novembre 1903, p. 1277.

Intervention d'un processus humoral dans l'action des savons alcalins sur la sécrétion pancréatique. *Journal de Physiologie et de Pathologie générale*, VI, 15 janvier 1904, 32-39.

Analyse du mode d'action des savons alcalins sur la sécrétion pancréatique. *Journal de Physiologie et de Pathologie générale*, VI, 15 janvier 1904, 50-54.

Du mode d'action des excitants chimiques des glandes digestives. *Archives internationales de Physiologie*, I, 1904, 286-347. (Mémoire couronné par la Faculté de médecine en juin 1903.)

Observations à propos d'un essai de préparation d'une antisécrétine. *C. R. Soc. Biol,.* LVII, 13 mai 1905, p. 795.

Les sucs digestifs normaux et les sucs d'hypersécrétions provoquées artificiellement. Toxicité comparée du suc pancréatique normal et des sucs de sécrétine. *C. R. Soc. Biol.*, LXIV, 2 mai 1908, p. 718.

La pathogénie de la tétanie gastrique. *Province médicale*, XXI, 4 juillet 1908, 296-299. Reproduit in *Journal médical français*, II, 15 août 1908, 567-573 et in *Edición española* du même, II, 30 août 1908, 567-573.

Note complémentaire sur la pathogénie de la tétanie gastrique. *Archives des maladies de l'appareil digestif et de la nutrition*, III, mai 1909, 289-291.

Analyse physio-pathologique d'un trouble central du réflexe de déglutition. *Journ. de physiol. et de pathol. gén.*, IX, 15 mai 1907, 460-469. (En collaboration avec Gaujoux.)

Sur l'entretien de l'irritabilité de certains organes séparés du corps, par immersion dans un liquide nutritif artificiel. *C. R. Soc. Biol.*,

LV, 25 juillet 1903, p. 1105, et *C. R. Acad. des Sciences*, CXXXVII, 20 juillet 1903, p. 217. (En collaboration avec Hédon.)

Influence de la température sur la survie de certains organes séparés du corps et leur reviviscence dans un liquide nutritif artificiel. *C. R. Soc. Biol.*, LV, 24 octobre 1903, p. 1199. (En collaboration avec Hédon.)

L'eau de mer constitue-t-elle un milieu nutritif capable d'entretenir le fonctionnement des organes séparés du corps? *C. R. Soc. Biol.*, LVII, 18 février 1905, p. 306. (En collaboration avec Hédon.)

Action des sérums artificiels et du sérum sanguin sur le fonctionnement des organes isolés des mammifères. *Arch. internat. de physiologie*, III, juillet 1905, 95–126. (En collaboration avec Hédon.)

Les sérums artificiels à minéralisation complexe, milieux vitaux. Leurs effets après les hémorragies. *C. R. Acad. Sces.*, CXLV, 1er juillet 1907, p. 96.

Les sérums artificiels à minéralisation complexe et à sels insolubles, injectables dans les veines. *C. R. Acad. Sces.*, CXLV, 22 juillet 1907, p. 286.

Effets physiologiques des sérums artificiels à minéralisation complexe, à sels solubles ou insolubles. *Bull. Académie de Médecine*, 3e série, LVIII, 2 juillet 1907, p. 104.

Effets comparés des transfusions d'eau salée pure et de sérums artificiels à minéralisation complexe dans les hémorragies. *C. R. Soc. Biol.*, LXIII, 6 juillet 1907, p. 34.

Les injections intra-veineuses insolubles. *C. R. Soc. Biol.*, LXIII, 13 juillet 1907, p. 91.

Sérum physiologiques complexes, à sels solubles et insolubles. *XLVIe Congrès des Sociétés savantes de Paris et des départements*, tenu à *Paris*, avril 1908. CXLVI.

Action comparée de l'eau salée simple et des sérums artificiels à minéralisation complexe sur le sang et sur la circulation. *C. R. Acad. Sces.*, CXLVI, 25 mai 1908, p. 1108.

Etudes expérimentales et cliniques sur les sérums artificiels minéraux et organiques, chlorurés et achlorurés, et sur l'utilisation des eaux minérales comme sérums artificiels. *Mémoire couronné par la Faculté de médecine en juin* 1908.

Effets comparés des sérums à minéralisation complexe et de l'eau salée simple sur les phénomènes d'excrétion et de nutrition. *C. R. Acad. Sces.*, CXLVII, 30 novembre 1908, p. 1063.

Métrorragies chez une hémophilique vierge, traitées par des injections intra-veineuses de sérum artificiel à minéralisation complexe et à fer insoluble. *XXIe Congrès de l'Association française de chirurgie*, tenu à *Paris*, 5–10 octobre 1908, 270–275. (En collaboration avec de Rouville.)

De divers liquides organiques en tant que milieux nutritifs artificiels pour les organes isolés du corps. *C. R. Soc. Biol.*, LXIII, 26 octobre 1907, p. 362.

Les solutions de sucres isotoniques ou para-isotoniques employées comme sérums artificiels achlorurés. I. La diurèse liquide et l'élimination sucrée sous l'influence respective du glucose et du lactose. *C. R. Soc. Biol.*, LXIII, 20 juillet 1907, p. 190.

Les solutions de sucres isotoniques ou para-isotoniques... II. La diurèse solide sous l'influence respective du glucose et du lactose. *C. R. Soc. Biol.*, LXIII, 27 juillet 1907, p. 229.

Valeur diurétique du sérum artificiel ordinaire et des solutions de sucres isotoniques ou para-isotoniques employées comme sérums, achlorurés : glucose et lactose. *C. R. Soc. Biol.*, LXIII, 19 octobre 1907, p. 351.

Sur les sérums artificiels achlorurés diurétiques réalisés par les solutions isotoniques ou para-isotoniques de sucres (glucose, lactose, saccharose, mannite). *Bulletin de la Société de thérapeutique de Paris*, 26 mai 1909. (Paru dans le compte rendu de la séance du 9 juin 1909, 336–343). (Cf. Erratum relatif à cette communication dans le n⁰ suivant du *Bulletin*.) *Société de méd. milit. franç.*, mai 1909. Reproduit in *Bulletin général de thérapeutique*, CLVIII, 15 juillet 1909, 48–56, et in *Marseille médical*, XLVI, 1ᵉʳ juillet 1909.

Diurèse par injections intra-veineuses hypertoniques de sucres, chez l'homme et chez l'animal (glucose, lactose, mannite). *Bulletin de la Société de thérapeutique de Paris*, 26 mai 1909. (Paru dans le compte-rendu de la séance du 9 juin 1909, 344-347). *Société de méd. milit. franç.*, mai 1907. Reproduit in *Bullet. général de thérapeutique*, CLVIII, 15 juillet 1909, 56-59, et in *Marseille médical*, XLVI, 15 juillet 1909.

Les eaux minérales milieux vitaux. Leurs effets physiologiques en tant que sérums artificiels. *Société des Sciences médicales de Montpellier*, 19 avril 1907, 206-212. Reproduit in extenso in *Montpellier médical*, 1907.

Les eaux minérales en tant que sérums à minéralisation complexe. *Bullet. Académie de Médecine de Paris*, 3e série, LIX, 30 juin 1908, 748-749. (Présentation et compte rendu par le prof. Pouchet.)

Les eaux minérales sérums artificiels, milieux vitaux. *Société de thérapeutique de Paris*, 14 octobre 1908, 356-361 (adressé le 12 juin 1908). Reproduit aussi in *Bulletin général de thérapeutique*, 30 octobre 1906, p. 621. Présentation et compte rendu à l'*Académie royale de médecine de Belgique* par le prof. Paul Heger, novembre 1908.

Effets physiologiques des eaux minérales en tant que sérums artificiels. *Société de thérapeutique*, 14 octobre 1908, 362-367 (adressé le 12 juin 1908). Reproduit aussi in *Bulletin général de thérapeutique*, 30 octobre 1908, p. 626. Présentation et compte rendu à l'*Académie royale de médecine de Belgique* par le prof. Paul Heger, novembre 1908.

Les eaux minérales sérums artificiels. Note rectificative. *C. R. Société de Biologie*, LXV, 21 novembre 1908, p. 476.

Les injections sous-cutanées, intra-musculaires et intra-veineuses des eaux de La Bourboule, chez l'animal et chez l'homme. *C. R. Soc. Biol.*, LXV, 5 décembre 1908, p. 556. (Cf. Erratum relatif à cette communication, *ibid.*, p. 689).

Les injections d'eaux minérales en tant que double méthode de sérothérapie artificielle et de balnéothérapie tissulaire. *VIIIe Congrès international d'hydrologie, climatologie, géologie et physiothérapie,*

tenu à *Alger*, 4–9 avril 1909 et *XLVIIᵉ Congrès des Sociétés savantes de Paris et des départements*, tenu à *Rennes*, séance du 5 avril 1909.

Injections sous-cutanées, intra-musculaires et intra-veineuses, chez
l'animal et chez l'homme, d'eaux minérales alcalines : Vals, Vichy,
Châtel-Guyon, Saint-Nectaire, Royat, Le Boulou, Contrexéville,
Taraps-Schuls. *Société de thérapeutique de Paris*. Séance du 12 mai
1909 (publié *in* Compte rendu de la séance du 26 mai, 300–306).
Reproduit in *Bulletin général de thérapeutique*, CLVII, 23 juin 1909,
807-903 et in *Centre médical et pharmaceutique*, XIV, 1ᶜʳ juin 1909,
395–399.

Isotonie des eaux minérales à injecter réalisée par les sucres. *Société
de thérapeutique*. Séance du 12 mai 1909 (publié *in* Compte rendu de
la séance du 26 mai, p. 307). Reproduit in *Bulletin général de thérapeutique*, CLVII, 23 juin 1909, p. 904.

A propos des injections d'eaux minérales et d'eaux de La Bourboule en
particulier. *C. R. Soc. Biol.*, LXVI, 22 mai 1909, p. 832. (Cf. Erratum relatif à cette communication, *ibid.*, p. 1038.)

Sur les injections intra-tissulaires des eaux de La Bourboule et des
eaux minérales en général. *Gazette des Eaux*, LII, 12 juin 1909,
267–271. (Parvenu à la rédaction le 5 mai 1909.)

Action des injections intra-veineuses et sous-cutanées des eaux de
Vichy et de la Bourboule dans le glycosurie expérimentale et le
diabète sucré. *Académie des Sciences et lettres de Montpellier*, 3 mai
1909.

Les eaux minérales milieux vitaux. Sérothérapie artificielle et balnéothérapie tissulaire par leurs injections dans l'organisme. *Académie
des Sciences et Lettres de Montpellier. Mémoires de la Section de
médecine*, 3 mai 1909. (Ce mémoire n'est autre que le présent
ouvrage, avec quelques données bibliographiques en moins.)

A propos des eaux minérales sérums artificiels. *Journal de Physiologie
et de Pathologie générale*, XI, 15 juillet 1909.

Survie et reviviscence des spermatozoïdes dans quelques milieux
artificiels, en particulier dans diverses eaux minérales et dans l'eau
de mer. Action du calcium. *C. R. Soc. Biol.*, LXVII, 10 juillet 1909
paru dans le compte rendu de la séance du 17 juillet).

L'isotonie des liquides médicamenteux mis au contact des surfaces
cutanées ou muqueuses lésées ou des tissus profonds. *Bulletin de la
Société de thérapeutique de Paris*, 23 décembre 1908. Reproduit in
Bulletin général de thérapeutique, CLVII, 15 janvier 1909, 55–59 et
in *Montpellier médical*, XXVIII, 13 juin 1909, 557–562.

Sur les injections de solutions isotoniques de chlorure de calcium ou
de sérums fortement calciques, de solutions isotoniques ou hypertoniques de sucres et sur l'ingestion ou les lavements d'eau abondants, avant et après l'anesthésie chirurgicale. *Académie des Sciences
et lettres de Montpellier*, 7 juin 1909.

La transfusion de globules lavés dans les toxhémies et les anémies.
Sa valeur comme' procédé de lavage du sang. *XLVe Congrès des
Sociétés savantes de Paris et des départements*, tenu à *Montpellier*,
4 avril 1907. C. R. aussi in *Bulletin de l'Académie des Sciences et
lettres de Montpellier*.

Influence de l'hypercalcification sur la coagulation du sang. *Journal
de Physiologie et de Pathologie générale*, IV, 15 juillet 1902, 615–624.
(En collaboration avec Lefébure.)

Le sang dans la variole hémorragique. Essai de traitement de la variole
hémorragique par un sérum antihémolytique. *Académie des Sciences et lettres de Montpellier*, 1er mars 1909, et *XLVIIe Congrès des
Sociétés savantes de Paris et des départements*, tenu à *Rennes*, séance
du 5 avril 1909.

Action des précipitines sur divers liquides organiques. Application au
diagnostic médico-légal de l'espèce des taches de liquides organiques
autres que le sang. *Annales d'hygiène publique et de médecine légale*,
4me série, X, août 1908, 113–134.

Diagnostic médico-légal de l'espèce des produits organiques autres
que le sang par les précipitines. *Bull. de la Société de médecine
légale de France*, 2e série, V, 6 juillet 1908, 283–287.

Recherches sur un séro-diagnostic du kyste hydatique par la méthode
des précipitines. *Congrès des Sociétés savantes*, tenu à *Montpellier*,

séance du 4 avril 1907, et *C. R. Soc. Biol.*, LXII, 29 juin 1907,
p. 1198. (En collaboration avec Lisbonne.)
Nouvelles recherches sur le précipito-diagnostic du kyste hydatique.
C. R. Soc. Biol., LXV, 28 novembre 1908, p. 512. (En collaboration avec Lisbonne.)
Echinococcose et précipitines. Le précipito-diagnostic du kyste
hydatique. *Mémoire détaillé sur le même sujet. (Sous presse.)* (En
collaboration avec Lisbonne.)

Le graphique respiratoire du nouveau-né. *C. R. Académie des Sciences*
CXL, 22 mai 1905, p. 1422. *et Bull. Académie de médecine.* (En
collaboration avec Vallois.)

La sécrétion comparée des deux reins dans le diabète hydrurique.
C. R. Académie des Sciences, CXLV, 25 novembre 1907, p. 950.
La sécrétion urinaire globale et la sécrétion comparée des deux reins
dans le diabète nerveux insipide traumatique. Essai de traitement.
Journ. de Physiol. et de Pathol. gén., X, 15 janvier 1908, 89–97.
(En collaboration avec Jeanbrau.)

La fluorescéine comme indicateur de la perméabilité rénale. *Académie
des Sciences et Lettres de Montpellier*, 9 novembre 1908.
L'absorption de la vessie à l'état normal, étudiée au moyen de la
fluorescéine. *Académie des Sciences et lettres de Montpellier*, 1er février
1909

Etude expérimentale de l'intoxication par la fumée de tabac. Action
sur la pression sanguine *C. R. Soc. Biol.*, LXIII, 9 novembre 1907,
p. 435.
Action de la fumée de tabac sur les phénomènes respiratoires et vasomoteurs. I. — Fumée en inhalations. *C. R. Soc. Biol.*, LXIII,
30 novembre 1907, p. 578.
Action de la fumée de tabac sur les phénomènes respiratoires et vasomoteurs. II. — Injections d'extraits liquides de fumée et insuffla-

tions de fumée en nature. *C. R. Soc. Biol.*, LXIII, 7 décembre 1907, p. 628.

Sur les modifications de volume du rein produites par les inhalations de fumée de tabac et les conditions d'étude de l'intoxication tabagique expérimentale. Réponse à M. V. Pachon. *C. R. Soc. Biol.*, LXIII, 28 décembre 1907, p. 798.

Sur les conditions d'étude de l'intoxication par la fumée de tabac. Parallélisme des effets cliniques et expérimentaux, aigus et chroniques. Persistance des RÉACTIONS physiologiques chez les sujets ACCOUTUMÉS. *C. R. Soc. Biol.*, LXIV, 25 janvier 1908, p. 114.

Mécanisme des effets cardiaques de la fumée de tabac. *C. R. Soc. Biol.*, LXIV, 1er février 1908, p. 173.

Mécanisme des effets respiratoires de la fumée de tabac. *C. R. Soc. Biol.*, XIV, 8 février 1908, p. 206. (Ces 7 communications en collaboration avec de Visme.)

Influence de la fumée de tabac et de la nicotine sur le développement de l'organisme. *C. R. Soc. Biol.*, LXIV, 11 avril 1908, p. 683.

Le mécanisme des effets de la fumée de tabac sur les vaisseaux. *Bulletin des Sciences pharmacologiques*, XV, septembre 1908, 503–507.

L'oxyde de carbone intervient-il dans l'intoxication par la fumée de tabac? *C. R. Académie des Sciences*, CXLVI, 6 avril 1908, p. 776.

Le tabac et la fumée de tabac. Action physiologique. Mode d'action.

Les tabacs dénicotinisés. *Académie des Sciences et lettres de Montpellier. Mémoires de la section de médecine*, 9 novembre 1908.

L'acide formique a-t-il une action toni-musculaire? *Arch. gén. de médecine*, CXCVI, octobre 1905, 2753–2772 et 2817–2841.

Etude physiologique de quelques composés formiques (acide formique, formiates, aldéhyde formique). *Archives internationales de Pharmacodynamie et de Thérapie*, XVII, fasc. III-IV, 1907, 147–230. (Mémoire couronné par la Faculté de médecine en juin 1906.)

Transformations dans l'organisme et élimination de l'acide formique. *C. R. Académie des Sciences*, CXLIV, 18 février 1907, p. 386.

Action de l'acide et de l'aldéhyde formiques sur les phénomènes digestifs et sur la circulation. *C. R. Soc. Biol.*, LXII, 23 février 1907, 298.

Action vaso-motrice de l'urotropine sur le rein. *C.R. Soc. Biol.*, LXIII, 2 novembre 1905, p. 401.

L'élimination urinaire de l'acide formique. Note complémentaire. *Archives internationales de Pharmacodynamie et de Thérapie*, XVIII, fasc. I-II, 1908, 89–93.

Action vaso-motrice comparée de divers aldéhydes sur le rein. *C. R. Soc. Biol.*, LXV, 5 décembre 1908, p. 558. (En collaboration avec Lisbonne.)

Action du chloralose sur quelques réflexes respiratoires. *C. R. Soc. Biol.*, LV, 10 janvier 1903, p. 41. (En collaboration avec Hédon.)

Mémoire détaillé sur le même sujet. In *Archives internationales de Pharmacodynamie et de Thérapie*, 1903. (En collaboration avec Hédon.)

Inhibition de mouvements observée sous l'influence du chloralose. *C. R. Soc. Biol.*, LV, 24 janvier 1903, p. 118. (En collaboration avec Hédon.)

Chloralose et inhibition. *Archives internationales de Pharmacodynamie et de Thérapie*, XIII, fasc. I–II, 1904, 109–116. (En collaboration avec Hédon.)

Augmentation de résistance de divers systèmes organiques et en particulier du cœur sous l'influence du chloralose. *C. R. Soc. Biol.*, LXIV, 27 juin 1908, p. 1139.

Etude chimique et physiologique de la phénolphtaléine et du sodophtalyl. *Mémoire couronné par la Faculté de Médecine* en juin 1907 et déposé au bureau de l'*Académie des Sciences* en décembre 1907.

Mécanisme de l'action purgative de la phénolphtaléine et de la disodoquinone phénolphtaléinique, CXLVI, *C. R. Académie des Sces.*, février 1908, p. 367.

Physiologie thérapeutique de deux purgatifs, la phénolphtaléine et la

« disodoquinone phénolphtaléinique » ou « sodophtalyl ». (Mécanisme de l'action purgative, absorption, transformations dans l'organisme, élimination). *Bulletin de la Société de Thérapeutique*,
26 février 1908, 118-126. Reproduit in *Bulletin général de thérapeutique*, CLV, 15 mars 1908, 384-392.

Etude physiologique et thérapeutique de deux purgatifs synthétiques,
la phénolphtaléine et le « sodophtalyl » (« disodoquinone phénolphtaléinique » soluble). *Arch. internat. de Pharmacodynamie et
de thérapie*, XVIII, fasc. III-IV, 1908, 327–371. (Extrait du mémoire
de juin 1907.)

La phénolphtaléine se dédouble-t-elle dans l'organisme? *Bulletin des
Sciences pharmacologiques*, XV, juillet 1908, 381-384.

Le passage de la phénolphtaléine et de la disodoquinone phénolphtaléinique à travers l'organisme. *Journal de pharmacie et de chimie*,
6ᵐᵉ série, XXIX, 16 janvier 1909, 55-57.

Le soufre en nature, insoluble, colloïdal ou à l'état naissant, en injections sus-cutanées et intra-veineuses. *C. R. Soc. Biol.* LXIII,
7 décembre 1907, p. 625.

Sur divers modes d'obtention de soufres insolubles et colloïdaux
injectables sous la peau et dans les veines. *C. R. Soc. Biol.*, LXIV,
8 février 1908, p. 221.

Réactions colorées du tryptophane, de l'indol, du pyrrol, du thiophène et du carbazol avec les aldéhydes aromatiques. Leur relation
avec les aldéhyréactions des albumines. *C. R. Soc. Biol.*, LXV,
25 juillet 1908, p. 192. (Cf. Errata relatifs à cette communication,
ibid., p. 310 et p. 738). Reproduit in *Bullet. de Pharmacie du Sud-Est*,
XIII, décembre 1908, 557–560.

Les réactions furfurolique et glyoxylique des protéiques et du tryptophane appliquées à l'indol, au pyrrol, an thiophène et au carbazol.
C. R. Soc. Biol. LXV, 17 octobre 1908, p. 283. Reproduit in *Bullet.
de Pharmacie du Sud-Est*, XIII, décembre 1908, 561–564.

Réactions colorées de l'huile de sésame avec les aldéhydes aromatiques. *Bulletin de la Société chimique de France*, 4me série, III, 20 sept. — 5 oct. 1908, 984-991.

Réactions colorées de l'huile de sésame avec les divers sucres. Réactions comparées des acides biliaires. *Bulletin de la Société chimique de France*, 4e série, III, 20 sept. — 5 oct. 1908, 992-999.

Caractérisation de l'huile de sésame par ses réactions colorées avec les alddéhydes aromatiques. *Annales et Revue de chimie analytique*, XIV, 15 avril 1909, 132-138. (Parvenu à la Rédaction en novembre 1908.)

Réactions colorées des hydrates de carbone basées sur leur production de furfurol. Réactions avec l'indol et le carbazol. *Journal de pharmacie et de chimie*, 6e série, XXVIII, 1er novembre 1908, 385-392.

Réactions- colorées des matières albuminoïdes dues à leur groupement hydrocarboné. *Annales et Revue de chimie analytique*, XIII, 15 novembre 1908, 427-431.

Nouveaux réactifs de l'acide chlorhydrique libre du suc gastrique. *Journal de physiologie et de pathologie générale*, X, 15 novembre 1908, 1009-1016.

Réactifs de l'acide chlorhydrique libre du suc gastrique basés sur les condensations aldéhydiques en présence d'acide minéral. *Académie des Sciences et Lettres de Montpellier*, 5 avril 1909.

Réactions colorées des aldéhydes aromatiques avec les phénols et et avec divers composés cycliques, hétérocycliques ou acycliques. *Bullet. de la Société chimique de France*, 4e série, III, 20 octobre. — 5 novembre 1908, 1038-1045.

Recherche, dans l'urine, des chromogènes du bleu de méthylène par les oxydants (persel, H_2O_2) en milieu acide. *C. R. Soc. Biol.*, LXV, 12 décembre 1908, p. 620.

Note rectificative à propos de la recherche, dans l'urine, des chromogènes du bleu de méthylène par les oxydants (persels, H_2O_2) en milieu acide. *C. R. Soc. Biol.*, LXVI, 24 avril 1909, p. 607.

Recherche, dans l'urine, des chromogènes du bleu de méthylène, de la thionine et du violet Lauth par les oxydants en milieu acide. *Journal de pharmacie et de Chimie*, 6e série, XXIX, 1er juin 1909, 513–520.

Etude chimique de la disodoquinone phénolphtaléinique ou aci-phénolphtaléine disodique. *Société chimique de France. Section de Montpellier*, 11 décembre 1908. Compte rendu in *Bulletin de la Société chimique de France*, 4e série, V, no 2, p. 54.

La disodoquinone phénolphtaléinique ou aci-phénolphtaléine disodique. *Journal de pharmacie et de chimie, 6e série*, XXIX, 16 mai 1909, 465–471.

LES EAUX MINÉRALES

MILIEUX VITAUX

—

SÉROTHÉRAPIE ARTIFICIELLE

ET BALNÉOTHÉRAPIE TISSULAIRE

PAR LEUR INJECTION DANS L'ORGANISME

AVEC 16 FIGURES

dont 15 hors texte

PAR

C. FLEIG

PARIS

A. MALOINE, Éditeur

25-27, rue de l'Ecole-de-Médecine

—

1909

ERRATA

Page   3. Ligne 13. Au lieu de «*chimiques*», lire «*cliniques*».

—   13. Dernière ligne de la note. Au lieu de «*colbat*», lire «*cobalt*».

— 105. Ligne 15. Au lieu de «à raison de l'hydropisie», lire «a raison de l'hydropisie».

— 258. Au lieu de expérience *LVII*, lire *LVI^a*.

— 270. Au lieu de expérience *LVIII*, lire *LVI^b*.

— 272. Au lieu de expérience *LIX*, lire *LVI^c*.

— 341. Ligne 14. Au lieu de « *vaso-constrictions*», lire « *vaso-constrictines* ».

— 377. Ligne 14. Au lieu de «*plus de 1.000 ans*», lire «*plus de 4.000 ans*».

— 380. Ligne 5. Au lieu de «*de l'émanation*», lire «*du rayonnement*».

— 384. Ligne 13. Au lieu de «*d'une émanation de radium de haute intensité*», lire «*d'un rayonnement de radium de haute activité*».

— 475. Ligne 5 à partir du bas de la page. Au lieu de « au milieu vital», lire « *un* milieu vital ».

AVANT-PROPOS

LA MÉTHODE PHYSIOLOGIQUE A LA BASE DE LA THÉRAPEUTIQUE
HYDROLOGIQUE

On pourrait s'étendre en de longs développements sur l'importance des multiples propriétés thérapeutiques des eaux minérales et la nécessité de jour en jour croissante de faire entrer leur étude dans une voie plus scientifique, en ce qui concerne du moins la connaissance de leurs actions sur l'organisme. Si les recherches sur leur constitution chimique, leurs caractères physiques et d'autres même plus complexes ont pu être conduites avec la plus grande précision, on doit bien reconnaître que souvent la pratique de leur administration chez le malade est loin d'être basée sur des données autres que des faits empiriques, et l'évidence est bien nette des lacunes qui laissent inexploré encore tout un vaste domaine de l'hydrologie médicale.

HAYEM disait, il y a une quinzaine d'années : « la pratique des eaux minérales est uniquement fondée sur l'empirisme et pendant longtemps encore l'observation clinique, le résultat thérapeutique obtenu, seront les meilleurs guides dans l'emploi de ces puissants moyens ». Il faut bien avouer

1

que son opinion n'a pas été démentie et n'est peut-être même pas encore surannée à l'heure actuelle. C'est qu'ici, comme pour l'application de beaucoup d'autres méthodes thérapeutiques, on ne s'est pas préoccupé d'abord de chercher à bien connaître l'agent médicamenteux si complexe auquel on avait affaire, en s'aidant des méthodes scientifiques qui se sont pourtant montrées si fécondes en résultats pratiques pour l'étude de bien des moyens mis à la disposition du clinicien dans le traitement des maladies.

Or les eaux minérales, étant données leur complexité et leur variété exigeaient au premier chef d'être étudiées au point de vue physiologique en même temps qu'au point de vue clinique, celui-ci devant être même la conséquence logique des indications fournies par le premier. Si l'évolution des recherches a cependant été différente, il n'est point trop tard aujourd'hui pour reconnaître l'erreur et se rendre à la raison pour *penser et voir physiologiquement d'abord, cliniquement ensuite.*

L'étude physiologique des moyens si variés dont dispose la thérapeutique hydrominérale, moyens surtout physiques et chimiques, mais biologiques aussi, pourra puissamment éclairer le chaos bien obscur encore qui règne sur la médication par les eaux minérales. L'examen des modifications des diverses fonctions sous l'influence, des modes d'application multiples de ces eaux, fait à la lumière de l'analyse expérimentale, permettra de préciser de plus en plus les indications de leur emploi et se montre de l'intérêt le plus vif et le plus immédiat pour le traitement du malade. Cet examen sera aujourd'hui particulièrement facilité par suite des connaissances acquises sur l'action des divers éléments minéraux qui entrent dans la constitution de ces eaux ou des divers autres facteurs qui interviennent pour expliquer leurs effets. Le présent travail donne un exemple de ce que pourra fournir une étude systématique de ce genre.

Il étudie, à un double point de vue, *physiologique et thérapeutique*, l'action des eaux minérales envisagées comme de vrais sérums artificiels et pose les principes d'une série de recherches cliniques nouvelles à entreprendre comme suite directe à cette conception essentiellement physiologique. Ce n'est qu'un *résumé synthétique* d'études à la fois expérimentales et chimiques, où sont loin d'être exposés tous les détails des recherches de laboratoire auxquelles je me suis livré à ce sujet; j'ai tenu, pour en rendre la lecture plus facile, à ne citer que les principaux protocoles d'expérience, et à exposer surtout des idées générales, celles avant tout qui peuvent être les plus riches en conséquences pratiques. Comme on le verra, ce travail forme un chapitre d'une branche médicale qui commencera sans doute bientôt à s'individualiser, l'*hydrologie expérimentale*, et montre l'intérêt d'une méthode thérapeutique nouvelle, basée sur l'emploi des eaux minérales en injections dans les tissus, l'*hydrothérapie ou balnéothérapie tissulaire.*

Après avoir exposé les raisons qui m'ont conduit à expérimenter les eaux minérales en tant que sérums artificiels et précisé la genèse de cette question, j'étudie les conditions générales auxquelles doivent répondre ces eaux pour pouvoir être employées en injections dans les tissus et montre que la conception de ces solutions naturelles en tant que sérums artificiels et milieux vitaux est parfaitement justifiée : elle s'appuye à la fois sur leur injectabilité en grandes quantités, dans les veines et par d'autres voies, chez l'animal et chez l'homme, sur les résultats de leur transfusion après les saignées et sur ceux de leur action sur la survie et la reviviscence d'organes ou d'éléments cellulaires isolés.

J'étudie ensuite plus spécialement certains des effets physiologiques généraux des injections d'eaux minérales, comparativement à ceux des injections de sérum physiologique ordinaire.

Je montre enfin les principales des déductions et applications thérapeutiques qui découlent directement des données physiologiques mises en lumière et qui sont basées d'ailleurs sur un certain nombre de résultats cliniques personnels.

PREMIÈRE PARTIE

GENÈSE DE LA QUESTION DES INJECTIONS INTRA-TISSULAIRES D'EAUX MINÉRALES

PREMIÈRE PARTIE

GENÈSE DE LA QUESTION DES INJECTIONS INTRA-TISSULAIRES D'EAUX MINÉRALES

CHAPITRE PREMIER

INTRODUCTION

Sérums artificiels à minéralisation complexe, eau de mer et eaux minérales. Complexité de composition des eaux minérales. Leur état de « VIE » ou de « MORT » et ses relations possibles avec diverses de leurs propriétés (état électrique, ionisation, état colloïdal, radio-activité). Les injections intra-tissulaires d'eaux minérales comme moyen d'administration de ces eaux « vivantes » ou jeunes et d'utilisation *intégrale* de leurs multiples propriétés.

Quelques données bibliographiques.

L'étude comparée des effets biologiques du sérum physiologique ordinaire constitué par la solution simple de chlorure de sodium à 8 ou 9 pour 1000 et de sérums se rapprochant plus ou moins de la composition minérale du plasma sanguin montre des différences très nettes dans l'action de ces deux sortes de liquides. Dans des recherches antérieures, qui sont d'ailleurs loin encore d'être terminées, je me suis occupé de cette étude comparative en utilisant des sérums à minéralisation complexe de constitution plus voisine de celle du sang que ne l'était celle des sérums artificiels jusqu'alors proposés, ceux par exemple de HAYEM, CHÉRON, LUTON, COLSON, LATTA, NEUMANN, HUCHARD, RINGER, , LOCKE, etc. Les sérums complexes que j'ai expérimentés contiennent tous les éléments minéraux qui se trouvent *en quantité notable* dans le plasma, c'est-à-dire des chlorures, des sulfates, des phosphates, des bicarbonates, de la soude, de la potasse, de la chaux et de la magnésie, à côté même parfois de composés organiques tels que le glucose ou d'autres composés minéraux plus rares. Or l'étude systématique de leurs effets physiologiques montre qu'ils réalisent des milieux bien supérieurs à l'eau salée ordinaire, soit au point de vue de leur action directe sur l'élément cellulaire, soit au point de vue de leur action sur les différents systèmes fonctionnels (système hématopoïétique, système cardio-vasculaire, etc.). La conclusion générale est qu'ils sont moins toxiques que l'eau salée simple et altèrent moins encore le milieu vital intercellulaire naturel que ne le fait la solution chlorurée sodique (1).

---

(1) C. FLEIG. Les sérums artificiels à minéralisation complexe, milieux vitaux Leurs effets après les hémorragies. *C. R. Acad. Sciences*, CXLV, 1er juillet 1907, p. 96.

Les sérums artificiels à minéralisation complexe et à sels insolubles, injectables dans les veines. *C. R. Acad. Sciences*, CXLV, 22 juillet 1907, p. 286.

Effets physiologiques des sérums artificiels à minéralisation complexe, à sels solubles ou insolubles. *Bull. Académie de Médecine*, 3me série, LVIII, 2 juillet 1907, p. 104.

Effets comparés des transfusions d'eau salée pure et des sérums artificiels à miné-

L'eau de mer, d'autre part, grâce à sa minéralisation très complexe, provoque dans l'organisme des modifications physiologiques et thérapeutiques plus utiles que l'eau salée ordinaire; il est bien démontré, depuis les travaux de QUINTON et de ses collaborateurs et les nombreux autres auxquels ils ont donné naissance, qu'elle constitue un milieu bien préférable à l'eau salée, soit comme sérum artificiel proprement dit, soit comme agent thérapeutique employé plus spécialement au traitement de diverses affections.

Cette action physiologique spéciale des sérums artificiels à minéralisation complexe en général m'a amené à me demander si certaines eaux minérales ne pourraient pas être elles-mêmes utilisées comme sérums artificiels et ne réaliseraient pas des milieux nutritifs supérieurs à l'eau salée ordinaire.

La plupart de ces eaux contiennent en effet en proportions variables les divers éléments minéraux qui entrent

---

ralisation complexe dans les hémorragies. *C. R. Soc. Biol.*, LXIII, 6 juillet 1907, p. 34.

Les injections intra-veineuses insolubles. *C. R. Soc. Biol.*, LXIII, 13 juillet 1907, p. 91.

Sérums physiologiques complexes, à sels solubles et insolubles, *XLVIᶜ Congrès des Sociétés savantes de Paris et des départements*, tenu à *Paris*, avril 1908. CXLVI.

Action comparée de l'eau salée simple et des sérums artificiels à minéralisation complexe sur le sang et sur la circulation. *C. R. Acad. Sciences*, CXLVI, 25 mai 1908, p. 1108.

Effets comparés des sérums à minéralisation complexe et de l'eau salée simple sur les phénomènes d'excrétion et de nutrition. *C. R. Acad. Sciences*, CXLVII, 30 novembre 1908, p. 1063.

C. FLEIG et de ROUVILLE. Métrorragies chez une hémophilique vierge, traitées par des injections intra-veineuses de sérum artificiel à minéralisation complexe et à fer insoluble. *XXIᶜ Congrès de l'Association française de chirurgie*, tenu à Paris 5-10 octobre 1908, 270-275.

dans la composition des humeurs et des tissus. On y trouve le plus souvent des *chlorures*, des *sulfates*, des *carbonates* ou *bicarbonates*, de petites quantités de phosphates même, des silicates, du sodium, du potassium, du calcium, du magnésium, du lithium, du fer. A ces corps peuvent s'en ajouter de nombreux autres encore, soit en quantités notables, soit en petites quantités ou à l'état de traces et dont beaucoup se retrouvent aussi, qualitativement du moins, dans le sang ou les tissus : par exemple, *bromures, iodures, fluorures, hydrogène sulfuré libre, sulfures, hyposulfites, nitrates, arsenic, manganèse, alumine, bore, ammonium; baryum, strontium, zinc, cadmium, cœsium, rubidium, glucinium, titane, antimoine, étain, bismuth, argent, mercure, or, platine, cuivre, nickel, cobalt, plomb, émanations de radium et de thorium*, et même *radium* et *thorium* fixes, etc. (1). Certaines eaux minérales, même très

(1) Certains des éléments contenus même à l'état de doses infinitésimales dans es eaux minérales peuvent avoir cependant la plus grande importance au point de vue thérapeutique. GARRICOU a montré que la présence de certains composés métalliques favorise nettement l'action physiologique et médicamenteuse de certains médicaments. Les effets du mercure par exemple sont renforcés par la présence de très petites doses de chlorure d'or. Les recherches d'Armand GAUTIER ont établi d'autre part que la présence dans l'organisme humain de 1/400 millionième d'arsenic est indispensable à la vie de l'individu; celles de STEIN ont montré aussi la nécessité de cet élément pour de nombreux végétaux, celles de BAUMANN et de son école l'importance de l'iode dans l'organisme animal, celles de Gabriel BERTRAND le rôle physiologique si remarquable d'infimes quantités de manganèse. Les expériences de SOCIN, LUNIN, POUCHET et CHABRY sont des plus démonstratives aussi. Dans le même ordre d'idées, on connaît bien l'influence de faibles quantités de composés minéraux contenus dans le liquide de RAULIN sur le développement des micro-organismes, etc.

On saisira facilement l'importance que peuvent avoir divers composés inorgani-

pures, contiennent de plus des matières organiques azotées complexes, généralement iodées, « acide *crénique* », « *acide*

ques contenus dans les eaux minérales, à l'état de traces si l'on songe que le corps d'un homme du poids de 65 kilog. renferme 49 kil. 500 d'eau et 5 kil. 194 de substances minérales, c'est-à-dire correspond à une minéralisation de 104 milligrammes par litre d'eau.

Il n'est pas sans intérêt ici de mettre en parallèle quelques analyses de sérum ou de plasma sanguin et d'eaux minérales, pour montrer qu'au point de vue minéral, ces divers milieux sont de nature tout à fait comparable. Les mêmes relations d'ailleurs se retrouvent avec l'eau de mer.

Sels minéraux contenus dans 1000 parties de sérum sanguin ou de sérum de la lymphe ou de lymphe elle-même.

SÉRUM DE LA LYMPHE DE L'HOMME
(Hensen et Daenhardt)

Chlorure de sodium	6,148
Soude (sans CO^2)	0,573
Potasse	0,496
Acide sulfurique, phosphorique et pertes	0,221
Chaux	0,132
Acide phosphorique	0,116
Acide carbonique	0,015
Magnésie	0,011
Oxyde de fer	0,006
Carbonate de magnésie, pertes	0,021

SÉRUM DE LA LYMPHE DU CHEVAL
(Schmidt)

Chlorure de sodium	5,65
Soude	1,3
Potasse	0,11
Phosphate de chaux et de magnésie	0,2
Acide sulfurique	0,08
Acide phosphorique (combiné aux alcalis)	0,02

SÉRUM DU CHYLE DE CHEVAL
(Schmidt)

Chlorure de sodium	5,95
Soude	1,17
Potasse	0,11
Phosphate de calcium	0,20
Phosphate de magnésium	0,05
Acide sulfurique	0,05
Acide phosphorique (combiné aux alcalis)	0,02

SÉRUM SANGUIN (espèce animale inconnue)
(Schmidt)

Chlorure de sodium	5,546
Soude (sans CO^2)	1,532
Chlorure de potassium	0,359
Phosphate de calcium	0,298
Phosphate de sodium	0,271
Phosphate de magnésium	0,218
Sulfate de potassium	0,281

apocrénique », « *glairine* », « *barégine* », à la présence desquelles sont peut-être liées des actions physiologiques et thérapeutiques qu'on ne soupçonne pas.

(Suite de la note précédente.)

Sels minéraux contenus dans 1000 cc. d'eaux minérales :

	Kissingen	Kreuz-nach	Balaruc	Wiesba-den	Nauheim	Hom-bourg	Bour-bonne
Chlorure de sodium.....	5,822	9,4672	7,0451	6,8356	14,2	9,8609	5,8
— de magnésium...	0,3424	0,5287	0,889	0,2039	0,39	0,7288	0,4
— de potassium....	0,2869	0,0805		0,1458		0,3462	
— de calcium......		1,7382		0,4709	1,3	0,6873	
Sulfate magnésium.....	0,5871						
— de potassium....			0,1459				0,13
— de calcium	0,3893		0,9960	0,0902	0,1	0,0168	0,88
Carbonate de magnésie..	0,01		0,2167	0,0105	0,005		
— de calcium......	1,06	0,2194	0,835	0,418	1,4	2,1767	0,1
Bromure de sodium.....	0,0084						0,065
— de magnésium...		0,035			0,005	0,0028	
Oxyde de fer..........		0,0163					0,003
Carbonate de fer.......	0,0315			0,0056	0,026	0,0319	
Acide silicique.........	0,0129	0,0155	0,0228	0,0599	0,108	0,0263	
Silicate de soude.......							0,12
Chlorure de silicium.....		0,0792		0,0001			
Ammoniaque..........	0,009						
Nitrate de soude.......	0,0093						
Chlorure d'ammonium..				0,0167		0,0218	
Fluorures	traces						
Iodure de magnésium...		0,0038				0,0003	
Phosphates...........	0,0056	0,0005	traces	0,0003		0,0009	
Chlorure de lithium.....	0,02		0,0072			0,0216	
Acide borique.........			0,008				
Cuivre (oxyde ou sels)...			0,0007	traces			
Manganèse (oxy. ou sels).	traces		traces	0,0005	traces	0,0432	0,002
Strontium (sulf. ou chlor.)				traces		0,0177	
Baryum (carb. ou sulf.).		0,0012		traces		0,001	
Aluminium (phosph.)...		0,0005	traces		traces		0,13
Arsenic (ou arseniates)..				0,0001	0,0002		traces

Il faut remarquer que les analyses de sérum ou de lymphe qui précèdent sont extrêmement incomplètes et qu'on trouve dans ces milieux, comme dans les divers

D'autres éléments importants se trouvent encore dans
les eaux minérales : ce sont les *gaz dissous*. A côté des gaz
ordinaires, dont les principaux sont l'*oxygène*, l'*acide carbonique*, l'*azote*, l'*hydrogène*, l'*hydrogène sulfuré*, peuvent
exister des gaz rares, tels que l'*hélium*, l'*argon*, le *néon*, le
crypton et la présence de ces derniers est loin d'être sans
intérêt. Ces gaz rares ne restent sans doute pas indifférents
vis-à-vis de l'organisme vivant : l'hélium est, au point de
vue physique, doué d'un grand pouvoir diffusif, il n'est dès
lors guère probable qu'il reste sans action dans les phénomènes d'osmose, dont on connaît le rôle primordial dans les
phénomènes vitaux. D'autre part, la présence de l'hélium et
de l'argon dans les eaux minérales paraît être en corrélation
nette avec la radioactivité de ces eaux, comme nous le verrons, ce qui permet bien de prévoir un intérêt biologique spécial de ces gaz, à côté de leur intérêt physico-chimique pur.

Les solutions naturelles que représentent les eaux minérales sont en effet intéressantes à étudier comme sérums
artificiels non seulement d'après leur complexité chimique,
mais aussi d'après certaines de leurs propriétés physiques,
telles l'état électrique, l'ionisation, l'état colloïdal des
métaux ou métalloïdes et la radioactivité, qu'on a tendance
aujourd'hui à faire intervenir de plus en plus dans l'interprétation de leurs effets physiologiques.

---

autres liquides de l'organisme et dans les tissus, de nombreux autres corps, dont
l'existence a aussi été décelée dans beaucoup d'eaux minérales. Les corps dont l'énumération suit, entrant dans la constitution de diverses de ces eaux en quantités notables ou à l'état de traces, ont été retrouvés pour la plupart dans les organismes animaux; (certains d'entre eux, s'ils n'ont pas été retrouvés ou recherchés, ont du moins
une existence très probable) : silicium, fer, ammonium, fluor, iode, brome, manganèse,
cuivre, plomb, zinc, argent, lithium, arsenic, bore, baryum, aluminium, strontium,
rubidium, cœsium, or, colbat.

L'état électrique des eaux minérales, qu'on peut mettre en évidence en reliant une source à la terre par un conducteur et en constatant l'existence d'un courant allant de la terre à l'eau, contrairement à ce qui se passe lorsqu'on relie la terre à une eau de rivière, a été d'abord mis à contribution pour expliquer leur action sur l'organisme.

Puis l'*ionisation* de ces eaux, c'est-à-dire l'état de dissociation sous lequel s'y trouveraient les molécules minérales dissoutes, état qui exalterait les propriétés biologiques de ces dernières, a joué et joue encore un grand rôle dans la théorie de leurs actions physiologiques.

Des recherches plus récentes encore ont assimilé les eaux minérales à des *solutions colloïdales*. GARRIGOU y a même admis l'existence de véritables oxydases naturelles, qui seraient dues à la combinaison de métaux, à l'état de traces, avec des matières colloïdes, et divers travaux paraissent bien venir à l'appui de cette conception, en montrant qu'une oxydase n'est qu'une combinaison et peut-être simplement un mélange d'un métal et d'un colloïde (BOURQUELOT, GABRIEL BERTRAND, TRILLAT, etc.). Or, on sait bien aujourd'hui que nombre de réactions vitales s'effectuent par l'intermédiaire de processus diastasiques et plus que jamais le mot de Claude BERNARD, s'il n'est vrai au sens absolu des termes, conserve sa valeur : « les ferments contiennent en définitive le secret de la vie ».

Enfin, plus encore que l'état électrique, l'ionisation ou l'état colloïdal, la *radioactivité* semble devoir intervenir pour expliquer l'action thérapeutique de beaucoup d'eaux minérales. La radioactivité d'une eau minérale est le plus souvent due à l'*émanation* des corps radioactifs (thorium, radium) qui se trouvent dans les nappes souterraines traversées par l'eau; elle est alors *temporaire* et disparaît spontanément suivant une loi bien définie, caractéristique pour chaque émanation d'origine déterminée. (Pour l'émanation du radium, disparition telle que tous les quatre jours elle ait diminué de moitié; pour l'émanation du thorium, disparition de moitié toutes les minutes.) Ce n'est que rarement que la radioactivité d'une eau minérale est due à la *dissolution vraie de sel de thorium ou de radium* et dans ce cas elle est *fixe* et se maintient indéfiniment égale à elle-même.

La simple émanation peut cependant être susceptible de puissants effets, car des doses infinitésimales peuvent provoquer des modifications importantes et durables des éléments vivants, au point de vue du développement par exemple : « à doses très faibles, l'énergie émise par les corps radioactifs, comme toutes les autres formes d'énergie dans les mêmes conditions, augmente l'intensité vitale des êtres: les cils qui recouvrent certaines larves se mettent à battre plus rapidement, les œufs qui n'évoluent pas sans une excitation préalable se mettent à se diviser, à donner des embryons dont les anomalies sont souvent caractérisées par un excès de vitalité ». (Georges Bohn, *Revue des idées*, 15 janvier 1904.)

Wintrebert d'autre part (*C. R. Soc. Biol.*, 10 février 1906 et *C. R.*, 29 déc. 1906), après avoir constaté l'influence favorable des eaux radioactives de Plombières sur la croissance et la métamorphose des batraciens, a montré que de l'eau ordinaire, chargée artificiellement de doses extrêmement faibles d'émanations — dans les limites de la radioactivité possible aux sources -- détermine, comme l'eau minérale elle-même, un effet favorable sur le développement de ces organismes. Il a noté de plus que l'effet utile persiste dans des limites de radioactivité très étendues et que les doses nuisibles sont bien supérieures à celles qu'on peut rencontrer dans les eaux minérales.

J'aurai l'occasion d'exposer plus loin les résultats de recherches concluant dans le même sens au point de vue de l'innocuité de la radioactivité des eaux minérales naturelles sur les éléments vivants en général. De nombreux travaux ont actuellement été faits sur l'action de l'émanation du radium et sur celle du radium lui-même sur l'organisme humain, qui donnent une idée de la puissance d'effets que peuvent excercer même les faibles doses de simple émanation dissoute dans les eaux minérales : si par exemple l'ingestion d'une certaine quantité d'eau chargée artificiellement d'émanation du radium ne provoque rien d'anormal chez l'homme sain, on la voit s'accompagner chez les rhumatisants des mêmes phénomènes réactionnels observés chez ces malades précisément au cours du traitement par les eaux thermales radioactives (douleurs, gonflements articulaires, etc.).

Ce simple aperçu montre l'importance de premier ordre de la radioactivité des eaux minérales dans l'explication de certains de leurs effets et peut donner la raison du fait depuis bien longtemps observé, que les eaux prises à la source sont supérieures aux eaux transportées et que les installations balnéaires donnent des résultats d'autant plus efficaces qu'elles sont plus rapprochées du point d'émergence des sources : c'est à ce niveau en effet que les eaux et le sol sont les plus riches en émanations et que l'atmosphère elle-même est la plus chargée en gaz radioactifs.

Ces divers facteurs passés sommairement en revue, état électrique, ionisation, état colloïdal, propriétés diastasiques et surtout radioactivité des eaux minérales viennent bien à l'appui de la notion de « *vie* » ou de « *mort* » de ces eaux suivant qu'on les considère au lieu même des sources ou à distance, un temps plus ou moins long après leur sortie du griffon. Ces multiples propriétés, en particulier la radioactivité, s'atténuent en effet peu à peu : la radioactivité, la plus importante probablement, due, nous l'avons vu, le plus souvent à l'émanation, diminue vite pour disparaître même complètement et il semble alors qu'on puisse considérer l'eau comme réduite à une charpente presque uniquement anatomique en quelque sorte et à peu près dépourvue des plus actives de ses propriétés fonctionnelles : cette eau n'est cependant pas « *morte* » à proprement parler, on peut dire plutôt qu'elle est *vieille* puisqu'elle est encore capable, nous le verrons, d'effets assez intenses sur l'organisme animal; mais il paraît indiscutable qu'on aura intérêt le plus souvent à l'employer autant que possible avant qu'elle ait eu le temps de vieillir, et si elle n'est plus neuve ou jeune, à réaliser le maximum de conditions permettant de l'utiliser avec le minimum d'altération. Or c'est l'idée à laquelle j'ai visé directement en étudiant les eaux minérales en tant que sérums artificiels, dans le double but de les administrer *en injections dans les tissus soit comme sérums artificiels proprement dits, soit comme nouveau mode d'application du traitement thermal.* « Une eau minérale, a écrit très judicieusement MouREU, est un tout, un bloc, comme l'opium, comme la digitale, comme la belladone; et, dans l'état actuel de nos connaissances, entamer ce bloc, c'est s'exposer à en compromettre plus ou moins gravement l'harmonie et l'efficacité. » Avec la notion des eaux minérales sérums artificiels et la pratique de leurs injections dans les tissus se réalise, plus que par tout autre moyen, la possibilité de soumettre l'organisme à l'action de ce « *tout* », de ce « *bloc* », avec le « *quid divinum* » que lui attribuaient les anciens, lorsqu'on jugera utile ou nécessaire de mettre en jeu son action totale et globale sans en modifier ou en atténuer la moindre des propriétés.

L'idée de l'utilisation des eaux minérales en tant que sérums artificiels se trouve donc justifiée à la fois par la composition chimique de ces solutions dont les analogies avec la constitution minérale du plasma sanguin et avec l'eau de mer elle-même est des plus évidentes, par la possibilité de donner le maximum d'efficacité à certaines des plus importantes de leurs propriétés physiques et par celle même de mettre au contact direct des tissus malades des eaux possédant intégralement l'ensemble de leurs caractères physiques, chimiques ou autres.

Dès la fin de 1904 et parallèlement à des recherches sur l'action comparée du sérum artificiel ordinaire et de divers sérums à minéralisation complexe, j'ai commencé l'étude

de la question des eaux minérales sérums artificiels suivant
le plan général indiqué tout au début de ce travail; je mé
suis servi d'abord de l'eau de *Balaruc*, à la fois parce que
la station est voisine de Montpellier (il m'était donc relativement facile de me procurer l'eau assez fraîchement
puisée à la source) et parce que cette eau se rapproche
beaucoup de la composition minérale du sang, son point de
congélation étant même de — 0°55, c'est-à-dire égal à celui
du sérum sanguin.

Lors de la publication de mes premiers résultats (en
avril 1907) et jusqu'à ces derniers temps même, je n'avais
connaissance, malgré une bibliographie très soigneusement faite, d'aucun travail sur les eaux minérales en tant
que sérums artificiels. Antérieurement à mes recherches
cependant, en 1899, GI ÉNARD avait injecté à un malade
présentant des symptômes de « neurasthénie hépatique
paludéenne » jusqu'à 90 cc. d'eau de Vichy (Grande-Grille)
sous la peau, et avait obtenu un résultat thérapeutique
intéressant; cette observation, qui m'était restée inaperçue
étant donné qu'elle n'a pas été publiée à part, mais est simplement incluse dans le *compte rendu* fait par CARRON DE LA
CARRIÈRE *du voyage de 1899 aux stations du Centre et de
l'Auvergne* (1), n'avait d'ailleurs jamais été renouvelée
depuis et, même à Vichy, on n'avait pas pensé qu'il y eût
lieu de traiter d'autres malades par les injections d'eau.

Plus tard, BILLARD et FERREYROLLES ont comparé la

---

(1) CARRON DE LA CARRIÈRE. Compte rendu du voyage de 1899 aux stations du
Centre et de l'Auvergne. Paris, Naud. 1900.

tolérance en injections intra-veineuses et intra-péritonéales
de l'eau de La Bourboule (sources Choussy-Perrière) et d'une
eau de même teneur arsenicale artificiellement réalisée, mais
*sans aborder ni sans poser le problème général des eaux
minérales sérums artificiels ;* ce n'est qu'après la publication
de mes premiers résultats qu'ils ont commencé à envisager
la question des injections d'eau de La Bourboule à ce point
de vue. Je suis obligé d'ailleurs de revenir avec quelque
détail sur la nature exacte de leurs recherches dans le chapitre qui suit, pour faire justice d'assertions erronées qu'ils
ont émises à ce sujet et j'y renvoie le lecteur pour éviter
d'inutiles répétitions.

Les résultats de mes premières recherches ont été sommairement publiés, sous forme de notes ou mémoires
préliminaires, dans divers périodiques dont les principaux
sont le *Bulletin de la Société des Sciences médicales de
Montpellier*, le *Bulletin de l'Académie de Médecine*, le
Bulletin de la Société de thérapeutique, les *Comptes rendus
de la Société de Biologie*, la *Gazette des Eaux*, le *Bulletin de
l'Académie des Sciences et lettres de Montpellier*, les *Comptes
rendus du Congrès d'Hydrologie d'Alger* (1909) et des *Congrès des Sociétés savantes*, etc., de 1907 à 1909.

Les indications exactes se trouvent d'ailleurs dans la
bibliographie placée à la fin de ce travail.

Postérieurement à mes publications initiales, quelques
auteurs ont étudié certains effets des injections d'eaux
minérales. CASCIANI a signalé divers points de l'action
physiologique des injections intra-veineuses de plusieurs

eaux, *sans les envisager d'ailleurs en tant que sérums arti-*
ficiels (1). Roger Trémolières a étudié les injections de
petites quantités d'eaux *stérilisées* et rendues *isotoniques ;*
ses recherches ont visé d'ailleurs avant tout un point de
vue assez spécial, qui n'était d'ailleurs pas étranger à mes
recherches, celui de « donner aux médecins de la ville et des
champs l'occasion de prolonger ou de préparer la cure
hydrominérale », ainsi que me l'a écrit l'auteur lui-même (2).

Enfin Clermont vient de publier quelques résultats
d'injections, chez le lapin, d'eaux de Vichy utilisées directement aux sources (injections de petites quantités
aussi) (3).

A l'heure où je rédige ces lignes, je sais que d'assez
nombreux médecins ont l'intention d'appliquer la méthode
des injections d'eaux minérales dans leur clientèle de ville
d'eau, et je serai heureux si ce travail peut leur apporter
quelque lumière dans l'application du nouveau mode de
traitement que j'ai préconisé.

---

(1) P. Casciani. Absorption des eaux minérales par l'usage interne et par les injections endoveineuses. *Congrès de Physiothérapie de Rome* (d'après une analyse in
Gazette des Eaux, 1908, p. 20-21).

Il m'a été jusqu'à présent impossible de me procurer, soit dans les bibliothèques,
soit en librairie, soit même en écrivant à l'auteur, la communication originale au
Congrès de Rome, que je ne connais que par l'analyse *très détaillée* qu'en donne la
Gazette des Eaux. Dans une note qu'on trouvera plus loin j'ai l'occasion de relater
à peu près *in extenso* ce qui se trouve dans cette analyse.

(2) Roger Trémolières. Les eaux minérales en injections hypodermiques intra-
péritonéales et intra-veineuses chez le lapin, le chien et l'homme. *C. R. Soc. Biol.*,
7 novembre 1908, LXV, p. 398, et *Soc. d'hydrologie médicale de Paris*, 7 décembre 1908,
Les eaux minérales en injections hypodermiques. Paris, Maloine. 1909 (23 p.).

(3) G. Clermont. Notes sur l'injection sous-cutanée et intra-veineuse de l'eau
de Vichy prise aux sources. *Le Centre médical et pharmaceutique*, 1er mars 1909, XIV,
287-298.

CHAPITRE II

UNE MISE AU POINT NÉCESSAIRE.

(A PROPOS DES ASSERTIONS DE MM. BILLARD ET FERREYROLLES)

A la suite de ma communication à la *Société de Biologie* sur « *Les injections sous-cutanées, intra-musculaires et intra-veineuses des eaux de La Bourboule, chez l'animal et chez l'homme* » (5 décembre 1908) (1) et de mes communications antérieures sur les injections d'eaux minérales en général en tant que sérums artificiels à minéralisation complexe et en tant que nouveau moyen d'application de la cure hydrominérale (2), MM. G. BILLARD et P. FERREYROLLES

---

(1) *C. R. Soc. Biol.*, LXV, 5 décembre 1908, p.556 (cf. Erratum relatif à cette communication, *ibid.*, p. 689).

(2) C. FLEIG. Première communication au *XLVe Congrès des Sociétés savantes de Paris et des départements*, tenu à Montpellier, séance du 4 avril 1907. (C. R. aussi in *Bulletin de l'Académie des Sciences et Lettres de Montpellier*). (Résumé de la communication suivante.)

Les eaux minérales milieux vitaux. Leurs effets physiologiques en tant que sérums artificiels. *Société des sciences médicales de Montpellier*, 19 avril 1907, 206-212. Reproduit *in extenso* in *Montpellier médical*, 1907.

Les eaux minérales en tant que sérums à minéralisation complexe *Bulletin Académie de Médecine de Paris*, 3e série, LIX, 30 juin 1908, 748-749. (Présentation et compte rendu par le prof. Pouchet).

Les eaux minérales sérums artificiels, milieux vitaux. *Société de thérapeutique de*

ont publié trois notes (1) où ils ne veulent voir dans mes recherches que la confirmation des leurs et signalent quelques points qui, d'après eux, ne s'accorderaient pas avec certains des faits qu'ils ont observés.

De plus, dans une communication toute récente au Congrès d'Alger, intitulée « *Les eaux minérales en tant que sérums artificiels* » et portant en sous-titre « *Etude expérimentale et clinique des eaux de La Bourboule en injections hypodermiques* » (2), ils vont même jusqu'à s'attribuer des protocoles d'expérience qui me sont personnels et dont ils ne font simplement que déformer le texte, comme je vais le montrer plus bas. Cet article, dont le titre principal, on

Paris, 14 octobre 1908, p. 356 (adressé le 12 juin 1908). Reproduit aussi in *Bulletin général de thérapeutique*, 30 octobre 1908, p. 621. Présentation et compte rendu à l'*Académie royale de médecine de Belgique* par le prof. Paul Heger, novembre 1908.

Effets physiologiques des eaux minérales en tant que sérums artificiels. *Société de thérapeutique*, 14 octobre 1908, p. 362 (adressé le 12 juin 1908). Reproduit aussi in *Bulletin général de thérapeutique*, 30 octobre 1908, p. 626. Présentation et compte rendu à l'*Académie royale de médecine de Belgique* par le prof. Paul Heger, novembre 1908.

Les eaux minérales sérums artificiels. Note rectificative. *C. R. Société de Biologie*, LXV, 21 novembre 1908, p. 476.

Les injections sous-cutanées, intra-musculaires et intra-veineuses des eaux de La Bourboule, chez l'animal et chez l'homme. *C. R. Société de Biologie*, LXV, 5 décembre 1908, p. 556.(Cf. Erratum relatif à cette communication, p. 689.)

(1) G. BILLARD et P. FERREYROLLES. Les eaux de La Bourboule en injections sous-cutanées. *C. R. Soc. Biol.*, LXV, 19 décembre 1908, p. 668.

Résultats thérapeutiques des injections hypodermiques d'eau de La Bourboule. *Soc. d'hydrologie médicale*, 18 janvier 1909.

Etude expérimentale et clinique des eaux de La Bourboule en injections hypodermiques. *Gazette des Eaux*, LII, 6 février 1909, 49-51.

(2) *VIIIe Congrès international d'hydrologie, climatologie, géologie et physiothérapie*, tenu à *Alger*, 4-10 avril 1909. — Cette communication était annoncée, dans le programme du Congrès, sous le titre de «*Les eaux de La Bourboule en injections hypodermiques* » et a été éditée chez Maloine sous le titre que j'ai cité dans mon texte.

le voit, n'est autre que celui d'une de mes précédentes notes, m'oblige à revenir avec quelques nouveaux détails sur des rectifications que j'ai déjà envoyées à la *Société de Biologie* (1) et à la *Gazette des Eaux* (2) au sujet des premières notes que les auteurs avaient publiées dans ces périodiques ques (3).

Qu'on me permette, pour la clarté de la discussion, de citer d'abord les termes mêmes des auteurs qui font la base du litige.

Quelques citations

« Les récentes communications de M. Roger TRÉMO-
» LIÈRES (4) et de M. Fleig à la Société de Biologie ont
» ramené l'attention sur des faits bien connus et étudiés
» par nous : « l'Utilisation des eaux minérales comme

(1) C. FLEIG. A propos des injections d'eaux minérales et d'eaux de La Bourboule en particulier. *C.R. Soc. Biol.*, LXVI, 22 mai 1909, p. 832. (Cf. Erratum relatif à cette communication, *Ibid.*, p. 1038.)

(2) C. FLEIG. Sur les injections intra-tissulaires des eaux de la Bourboule et des eaux minérales en général. *Gazette des Eaux*, LII, 12 juin 1909, 267-271.(Parvenu à la Rédaction le 5 mai 1909.)

(3) Au moment de corriger les épreuves, je prends connaissance d'une nouvelle note de MM. BILLARD et FERREYROLLES, parue dans le n° du 15 mai du *Journal de Physiologie et de Pathologie générale*, intitulée «Les eaux minérales envisagées comme sérums artificiels. Etude expérimentale et clinique des eaux de La Bourboule en injections hypodermiques. » (Reproduction de leurs communications antérieures, en particulier de celle au Congrès d'Alger.)

J'ai adressé une dernière note rectificative à ce *Journal*, sous le titre de « A propos des eaux minérales sérums artificiels », pour paraître dans le n° du 15 juillet prochain.

(4) Les recherches de M. Roger TRÉMOLIÈRES sont postérieures aux miennes comme je l'ai dit : sa première communication est du 7 novembre 1908 (*loc. cit.*); elles étaient d'ailleurs orientées, je l'ai fait remarquer, dans une direction quelque peu différente.

» sérum artificiel » d'abord, puis « les Injections d'eaux
» minérales intra-veineuses, intra-musculaires et intra-
» péritonéales comme méthode thérapeutique. »

« Ainsi que nous l'avons dit à la Société de Biologie,
» nous avons été très heureux de voir confirmer par M.
» Roger TRÉMOLIÈRES et par M. FLEIG, dans sa note
» du 5 décembre 1908 sur les injections sous-cutanées et
» intra-veineuses d'eau de La Bourboule, les résultats publiés
» par nous ici en 1905. » (*Gazette des Eaux*, *loc. cit.*, p. 49.)

« Le fait que l'eau de la Bourboule s'est toujours montrée
» remarquablement diurétrique chez les animaux de
» M. Fleig, chez qui il observait à la suite d'injections
» hypodermiques une accélération dans les éliminations
» urinaires et dans les oxydations organiques ainsi que le
» montrent l'augmentation de la diurèse (1) de l'urée et
» des sels de l'urine, du rapport azoturique (1) de la diurèse
» moléculaire totale, de la diurèse moléculaire élaborée,
» de la diminution du coefficient urotoxique (1) du poids et
» de la toxicité de la molécule élaborée moyenne, confirme
» en tous points nos observations sur les eaux de La Bour-
» boule sur la nutrition et que nous avons signalées à dif-
» férentes reprises . » (*Congrès d'Alger*, p. 18 de la communication.)

« Le fait que les eaux de La Bourboule se sont toujours
» montrées remarquablement diurétiques chez les animaux
» de M. Fleig a été souvent signalé par nous, et toujours
» ces données ont été vérifiées chez nos malades, et enfin

---

(1) Aux auteurs seuls revient la paternité des fautes de ponctuation et autres qui
défigurent le sens de cette phrase, copie pure, aux fautes près, de l'une des miennes.

» quant à leur élimination par le tube digestif nous avons
» fréquemment observé une régularisation des selles rendues
» plus faciles, quelquefois plus abondantes, chez des malades
» observés. La rénovation globulaire constatée chez nos
» animaux a été heureusement confirmée par M. Fleig. »
(*Gazette des Eaux, loc. cit.*, p. 50.)

« M. Fleig a confirmé nos expériences et montré comme
» nous que ces eaux (La Bourboule) donnent lieu, après une
» hémorragie, à une rénovation globulaire plus rapide et
» permettent la survie définitive d'animaux qui, transfusés
» simplement d'eau salée ordinaire, auraient fatalement
» succombé. » (*Congrès d'Alger*, p. 17 de la communication.)

« Ainsi donc les premiers et bien avant lui nous avons
» établi que :

« 1º La tolérance des eaux Choussy et Perrière, par
» injections intra-veineuses, sous-cutanées et intra-péri-
» tonéales, est très grande;

» 2º Les eaux minérales, et spécialement l'eau de la
» Bourboule, peuvent être injectées comme sérums arti-
» ficiels par toutes les voies employées pour ceux-ci sans
» danger et sans inconvénients;

» 3º Il y a avantage à utiliser cette méthode d'application de la cure hydrominérale ». (*Gazette des Eaux, loc. cit.*,
p. 50.)

« Malgré la conformité de nombre d'expériences publiées
» par nous en 1905, puis par M. Fleig en 1908, il existe quel-
» ques faits au sujet desquels l'accord n'existe plus entre
» nous. »

« Pour M. Fleig, les eaux de La Bourboule sont hypoto-
» niques relativement au sérum humain; sans doute, mais en
» ce qui concerne la source Croizat, nous avouons ne pas
» être très bien fixés sur cette hypotonie. En effet, le point
» de congélation de ces eaux a varié avec les divers envois
» qui nous ont été faits; nous avons obtenu successive-
» ment : $\Delta = -0,54 -0,47 -0,47,5 -0,44$. »

« M. FLEIG nous donne un seul point de congélation :
$\Delta = -0,47$. »

« Dans la pratique des injections, M. FLEIG signale chez
» l'homme « une violente réaction avec frissons, fièvre,
» sueur ». C'est là un fait que nous n'avons jamais observé
« chez nos malades, et ils sont nombreux. Il est vrai que
» nous n'avons jamais osé injecter 700 centimètres cubes
» d'eau à un homme ! » (*Société de Biologie*, deuxième note,
loc. cit., p. 669.)

« A notre avis les injections de sérum médicamenteux
» à doses massives sont non seulement inutiles mais peut-
» être nuisibles : en effet une leucopénie brutale se manifeste
» autour de la région de l'injection et ainsi est bouleversée
» la circulation lymphatique; sans doute après un afflux
» de lymphe plus abondant se produit, mais est-ce bien là
» le but recherché ? » (*Société d'Hydrologie médicale de
Paris*, 18 janvier 1909.)

Ces citations faites, précisons d'abord la part qui revient
à chacun pour nous expliquer ensuite sur les divergences
qui viennent d'être relevées.

Question de l'utilisation des eaux de La Bourboule
et des eaux minérales en général en tant que sérums artificiels

Dans ma communication à la *Société de Biologie* du 5 décembre 1908, je disais que mes premiers résultats chez l'homme avec les injections des eaux de La Bourboule (source *Choussy-Perrière* et *Croizat*), basés sur ceux que m'avait fournis l'expérimentation préalable, avaient été signalés au cours d'une communication sur la transfusion de globules lavés, au *Congrès des Sociétés savantes* (tenu à Montpellier), **le 4 avril 1907**, et dans une note sur les injections d'eaux minérales, à la *Société des Sciences médicales de Montpellier*, le 19 avril 1907.

Le 4 avril 1907, j'exposais en effet, au cours d'une communication sur les transfusions de globules en suspension dans des sérums artificiels de composition diverse (à minéralisation plus ou moins complexe) ou dans des eaux minérales isotoniques ou rendues isotoniques, les principaux résultats de mes recherches sur les eaux minérales utilisées en tant que sérums artificiels : je signalais en particulier les effets de leurs injections dans les veines et par d'autres voies, chez l'animal et chez l'homme, leurs transfusions après les saignées, leur action sur la survie et la reviviscence des organes isolés du corps, sur le sang et le système circulatoire, sur les phénomènes d'excrétion et de nutrition et soulignais en dernier lieu l'importance thérapeutique toute spéciale des injections d'eaux minérales dans le sang ou les tissus. Ces résultats, plus spécialement exposés à la

Société des Sciences médicales de Montpellier, le 9 avril 1907, dans une communication intitulée « *Les eaux minérales milieux vitaux. Leurs effets physiologiques en tant que sérums artificiels* » (reproduite *in extenso* dans le *Montpellier médical*),ont fait depuis l'objet des notes aux diverses Sociétés savantes dont j'ai donné plus haut l'indication bibliographique. L'idée directrice provenait de la comparaison que j'avais entreprise des effets biologiques du sérum artificiel ordinaire et de certains sérums de composition minérale plus complexe ou de l'eau de mer et mes premières recherches sur les eaux minérales, effectuées avec l'eau de *Balaruc*, avaient été commencées dès la fin de 1904, au moment où j'étudiais avec M. Hédon, dans le laboratoire de physiologie de la Faculté de Médecine de Montpellier, divers points concernant l'action physiologique comparée de l'eau de mer et de certains sérums artificiels (1).

En tout cas, ma première publication sur les injections d'eaux minérales date du 4 avril 1907; d'autre part, la seule publication de MM. Billard et Ferreyrolles qui soit antérieure à la mienne est celle des « *Annales de la Société d'Hydrologie médicale de Paris*, du 18 décembre 1905,

---

(1) E. Hédon et C. Fleig. Sur l'entretien de l'irritabilité de certains organes séparés du corps par immersion dans un liquide nutritif artificiel. *C. R. Soc. Biol.*, LV, 25 juillet 1903, p. 1105, et *C. R. Acad. Sciences*, CXXXVII, 20 juillet 1903, p. 217.

Influence de la température sur la survie de certains organes séparés du corps et leur reviviscence dans un liquide nutritif artificiel. *C. R. Soc. Biol.*, LV, 24 octobre 1903, p. 1199.

L'eau de mer constitue-t-elle un milieu nutritif capable d'entretenir le fonctionnement des organes séparés du corps? *C. R. Soc. Biol.*, LVII, 18 février 1905, p. 306.

intitulée « *Recherches expérimentales sur la tolérance des eaux de La Bourboule.* » Or, dans ce travail, dont je regrette de n'avoir connu l'indication bibliographique qu'au mois de décembre 1908, — omission uniquement imputable au titre insuffisamment explicite — *les auteurs étudient uniquement l'eau Choussy-Perrière de La Bourboule, et* **à un point de vue très spécial, celui de sa tolérance, comparativement à une eau de La Bourboule artificiellement réalisée** d'après les données de l'analyse chimique, *sans se placer comme moi au point de vue très général de la double utilisation des injections d'eaux minérales 1o en tant que sérums artificiels proprement dits, 2o en tant que nouvelle méthode d'application du traitement hydrominéral; les auteurs n'avaient de plus expérimenté* **que chez l'animal :** lapin, cobaye (voies intra-veineuse et intra-péritonéale), poissons (immersion). Le titre déjà et plus encore le texte même des auteurs indiquent parfaitement le point de vue tout à fait particulier auquel ils s'étaient placés. Leur note commence en effet ainsi :

« Les faits que nous avons observés et que nous relatons » ici ne nous permettent certes pas de trancher la question » de tolérance maxima de l'eau de La Bourboule chez » l'homme. Cependant, étant donné que dans l'esprit de » beaucoup de médecins et surtout de malades, ces eaux » passent pour provoquer des accidents, nous sommes con- » vaincus que nos expériences contribueront à atténuer ces » idées fausses préjudiciables, croyons-nous, à un traite- » ment qui doit être institué sans pusillanimité. » (p. 70).

Et, après avoir relaté des expériences d'injections intra-

veineuse ou intra-péritonéale d'eau de Choussy-Perrière
(précédées ou non de la soustraction d'une certaine quantité de sang à l'animal), ils continuent encore :

« Nos expériences faites chez les poissons et chez le lapin
» nous ont permis de constater qu'une solution se rappro-
» chant aussi exactement que possible de l'analyse de l'eau
» de La Bourboule est d'une toxicité beaucoup plus grande
» que l'eau de La Bourboule naturelle. »

« Ceci offre pour nous un très grand intérêt, car nous
» avions attribué tout d'abord la faible toxicité de l'eau
» Choussy-Perrière à la présence des différents sels qu'elle
» contient et notamment au chlorure de sodium en même
» temps que les sels arsenicaux. »

« Charles RICHET fils et LESNÉ ont en effet montré qu'une
» solution toxique injectée à un animal dans une solution
» d'eau salée est beaucoup moins active que cette même
» substance toxique dans l'eau pure. Or notre eau de La
» Bourboule artificielle s'est montrée beaucoup plus toxique
» que l'eau naturelle. » (p. 73-74).

Les auteurs concluent enfin :

« Ainsi que nous l'avons annoncé au début, nous n'avons
» pas la prétention de trancher la question de la toxicité de
» l'eau de La Bourboule pour certains malades. Nous
» croyons que dans les cas où on a observé des intoxica-
» tions, cette intoxication doit être attribuée à l'auto-
» suggestion des malades, et dans les cas réellement confir-
» més à une inperméabilité exceptionnelle des émonctoires
» pour l'arsenic. Enfin *il est possible* (1) que l'absorption d'eau

____

(1) Non souligné par les auteurs.

» de La Bourboule par les voies digestives présente pour cer-
» tains malades des inconvénients que l'on peut éviter par
» les voies sous-cutanées ou intra-veineuses. (1) » (p. 74-75)

Je crois ces citations assez concluantes pour montrer *qu'avant ma communication du 4 avril 1907, MM. Billard et Ferreyrolles n'avaient nullement* **préconisé** *les injections d'eaux minérales en général ou spécialement d'eau de La Bourboule comme utilisables* **en tant que sérums artifi-**

---

(1) Afin de souligner le point de vue bien spécial auquel s'étaient placés les auteurs, je cite en entier le compte rendu de la discussion qui a eu lieu à la *Société d'hydrologie* à la suite de leur communication. On verra que la question de l'eau minérale-sérum artificiel n'a été nullement soulevée.

« *Discussion.* — MM. Boursier et Dedet s'élèvent contre la tendance du public » à mettre sur le compte de l'eau absorbée dans les stations, même à doses très ration- » nelles, tous les incidents et accidents qui peuvent survenir du fait de l'imprudence » des malades, ou d'affections banales intercurrentes.

» M. Leudet s'associe à cette manière de voir, tout en faisant la réserve de ce qu'il » y aurait d'inutile à nier la possibilité d'accidents avec des eaux fortement chargées » de substance toxique, dès lors qu'on s'écarte d'une posologie rationnelle, surveillée » par le médecin.

» M. le Pr Landouzy rappelle le rôle considérable que jouent dans la posologie » thérapeutique les résistances individuelles. L'état du foie, des reins, de la ten- » sion vasculaire a une importance primordiale. Pour sa part il a vu varier, à Saint- » Louis particulièrement, la résistance des malades aux médicaments dans des » proportions invraisemblables.

» D'ailleurs, d'une manière générale, il recommande de ne tenir compte, dans » l'étude des questions de cette catégorie, que d'observations suivies personnellement » et dans toutes les conditions d'exactitude désirables, comportant une symptomato- » logie très nette et ne permettant point la confusion avec les troubles banaux, gastro- » intestinaux par exemple, que l'on peut voir survenir au cours des cures pratiquées » avec les eaux les plus pures, les moins susceptibles d'être suspectées. Il cite le » cas d'un de ses malades qui, envoyé à Evian pour hypertension, y prenait d'em- » blée jusqu'à 5 litres dans sa journée et succomba le quatrième jour de cette orgie » d'eau, à une hémorragie cérébrale.

» La plus grande prudence doit donc guider dans l'interprétation et l'exposition » de ces faits. » (p. 75-76).

ciels *ni en tant que moyen* **systématique** *d'application du traitement hydrominéral* : **au point de vue thérapeutique, ils avaient uniquement émis la présomption que l'injection de l'eau de Choussy-Perrière pourrait être essayée chez l'homme dans le cas spécial d'intolérance par les voies digestives.**

Ils ne peuvent donc pas dire que mes résultats ne font que confirmer les leurs, puisque, à part ceux qui ont trait à la non-toxicité de la simple injection d'eau de Choussy-Perrière chez l'animal (après saignée préalable ou non), ils sont d'un ordre tout différent et émanent d'une double idée directrice parfaitement distincte de celle qui a donné naissance à la première publication des auteurs. Les trois conclusions formulées par eux à la fin de leur article de la *Gazette des eaux* (citées plus haut) et qu'ils prétendent avoir établies avant moi, sont à modifier comme il suit :

1º **Chez le lapin et le cobaye,** la tolérance des eaux Choussy et Perrière, par injections intra-veineuses et intra-péritonéales, est très grande et s'accompagne de diurèse;

2º **Chez les poissons** (2 carpes), l'eau de La Bourboule naturelle est moins rapidement toxique qu'une eau de la Bourboule artificielle;

3º « **Il est possible** » que l'absorption des eaux *Choussy et Perrière* par les voies digestives présente pour certains malades des inconvénients évitables par la voie des injections.

Mais, de l'utilisation des eaux minérales comme sérums artificiels en thérapeutique, je le répète, il n'en est pas question; *au cours de la communication des auteurs à la Société d'Hydrologie, le terme de « sérum artificiel » n'est même pas prononcé.* Je ne veux point dire par là que plus tard les auteurs n'aient pas songé à voir réellement dans l'eau de La Bourboule une solution utilisable comme sérum artificiel, je spécifie seulement que dans la seule note qu'ils ont publiée avant moi, la question n'était pas posée, ce qui suffit à démontrer que *les expériences que j'ai publiées sur les eaux minérales en tant que sérums artificiels ne sont nullement la confirmation des leurs.*

Je m'empresse d'ailleurs d'ajouter que peu de temps après moi, MM. Gastou et Ferreyrolles publiaient le résultat de nouvelles recherches sur l'eau de Choussy-Perrière, en faisant intervenir alors la notion de sérum artificiel (1). Il faut noter encore que ces recherches étaient faites *uniquement avec l'eau de Choussy-Perrière* et non avec celle de la source Croizat, plus proche de l'isotonie au sérum sanguin.

Question de l'élimination de l'eau de La Bourboule par le tube digestif et par le rein après injections intra-tissulaires

Au sujet de l'élimination de l'eau de La Bourboule par le tube digestif, que j'ai signalée sous l'influence des injections intra-veineuses, MM. Billard et Ferreyrolles écrivent qu'ils ont « fréquemment observé une régulari-

---

(1) Gastou et Ferreyrolles. Les eaux de La Bourboule en injections sous-cutanées (comparaison avec les sérums artificiels, l'eau de mer et les eaux radio-actives). *Bulletin de la Société française de Dermatologie et de Syphiligraphie*, 13 avril 1907, 133-141. (La comparaisons avec les sérums artificiels, l'eau de mer et les eaux radio-actives n'est pas expérimentale, mais simplement théorique, établie d'après la mise en parallèle des analyses chimiques connues.)

sation des selles rendues plus faciles, quelquefois plus abondantes, chez les malades observés » (*Gazette des Eaux*, p. 50) et présentent ces faits comme capables de démontrer l'existence d'une telle élimination. Or il est à peine besoin de faire remarquer que ces constatations ne mettent nullement en évidence une élimination spéciale par la voie digestive attribuable à l'eau de La Bourboule, cette élimination étant au contraire bien démontrée par mes expériences d'injections prolongées et à vitesse lente chez l'animal, relatées dans ma note à la *Société de Biologie* du 5 décembre 1908.

Quant à l'élimination urinaire sous l'influence des injections d'eau de La Bourboule, s'il est vrai que MM. BILLARD et FERREYROLLES ont signalé avant moi une action diurétique dans ces conditions, je ne vois pas de quel droit ils écrivent que je « confirme **en tous points** » (1) leurs observations (2) dans les expériences où j'ai constaté à

(1) Souligné par moi.

(2) Voici leurs observations, du moins celles qu'ils citent dans leur communication au *Congrès d'Alger*.

« Avant la cure on constate :

« 1º — Elimination au litre : augmentation de l'acidité, de l'urée, de l'acide urique, » des phosphates, diminution des chlorures.

» 2º — Elimination en 24 heures : faible volume des urines en 24 heures, diminution » presque générale de tous les éléments sauf de l'acide urique. Il y a là déjà une cons-» tatation intéressante, puisqu'il ne peut s'agir de dilution des éléments et que, au » contraire, une urine concentrée est généralement plus riche.

» Après la cure de La Bourboule :

« 1º — Elimination au litre : tous les éléments sont diminués et se rapprochent sensi-» blement de la normale.

» 2º — Elimination par 24 heures : l'acidité et l'acide urique diminuent, l'urée et » tous les éléments en général augmentent ou tendent à diminuer. »

la suite « d'injections hypodermiques » une augmentation de la diurèse, de l'urée et des sels de l'urine, du rapport azoturique, de la diurèse moléculaire totale, de la diurèse moléculaire élaborée, la diminution du coefficient urotoxique, du poids et de la toxicité de la molécule élaborée moyenne. J'ai vainement cherché dans les publications de ces auteurs les données pouvant se rapporter à ces divers facteurs; je n'ai donc pas pu me convaincre, ici encore, d'avoir confirmé leurs résultats ! .

Question de la rénovation globulaire sous l'influence de l'eau de La Bourboule, après les saignées

A propos de la rénovation globulaire après les saignées, sous l'influence des injections d'eau de La Bourboule, les seules expériences de MM. BILLARD et FERREYROLLES, dont la publication soit antérieure à celle des miennes, résident dans l'injection d'eau de Choussy-Perrière faite *chez deux lapins* après une saignée de 1/60 du poids du corps. Or, dans ces deux cas, il n'est pas question d'une seule numération de globules, pas plus que d'une comparaison avec des animaux saignés et soumis simplement aux injections d'eau salée ordinaire. Comment dès lors les auteurs peuvent-ils écrire : « M. Fleig a **confirmé** (1) nos expériences et montré **comme nous** (1) que ces eaux (La Bourboule) donnent lieu, après une hémorragie, à une rénovation globulaire plus rapide et permettent la survie défi-

____

(1) Souligné par moi.

nitive d'animaux qui, transfusés simplement d'eau salée ordinaire, auraient fatalement succombé » ! (*Congrès d'Alger*, p. 17 de la communication). On sait d'ailleurs qu'une saignée, chez le lapin, de 1 /60 du poids du corps n'est nullement mortelle, même si elle n'est pas suivie d'injection d'eau salée.

Question relative au point cryoscopique de la source Croizat et à la concentration moléculaire des eaux de La Bourboule à injecter dans les tissus.

Je dois m'expliquer ici sur les « quelques faits au sujet desquels », d'après MM. BILLARD et FERREYROLLES, « l'accord n'existe plus entre nous. »

Le premier est relatif *au point cryoscopique de l'eau de la source Croizat*, que j'ai trouvé $= -0°47$ et pour lequel les auteurs ont obtenu successivement, sur divers échantillons, $-0°54$, $-0°47$, $-0°475$, $-0°44$. J'ai obtenu le point cryoscopique de $-0°47$ sur un échantillon d'eau prélevé au mois de juin 1907 ; j'avais antérieurement observé des points cryoscopiques compris entre $-0°47$ et $-0°50$, mais avec des échantillons d'eau prélevés, paraît-il, à des moments où la source Croizat était le siège d'importants travaux de réparation ; aussi n'avais-je pas parlé de ces résultats dans ma note *préliminaire* à la *Société de Biologie*, dans l'idée qu'ils pouvaient ne pas être normaux, par suite de l'action de quelque facteur accidentel. Ceci suffit bien, je crois, à expliquer les divergences des points cryoscopiques qui ont pu être observés par MM. BILLARD et FERREYROLLES et par moi.

Je veux maintenant montrer **l'inexactitude de ce qu'ont écrit ces auteurs au sujet de la concentration moléculaire des sources Choussy-Perrière et Croizat dont je me suis servi pour les injections intra-tissulaires.** Ils s'expriment en effet ainsi : « En tout cas, nous considérons l'eau de Croizat » comme absolument isotonique en pratique... Ainsi donc, » pour l'eau de Croizat, il est absolument inutile, même » dans les injections à dose massive, de la ramener à l'iso- » tonie. Pour les eaux Choussy et Perrière nous pensons » qu'il vaut mieux les utiliser telles que la nature nous » les fournit, sans modifier, par addition de chlorure de » sodium, son état chimique ou physique. » (*Gazette des* » *Eaux, loc. cit.*, p. 50.) Du reste sa minéralisation totale » se rapproche beaucoup de celle du sérum à 7 pour 1000 » couramment employé et son action sur la rénovation » globulaire est suffisamment nette pour nous permettre » de l'employer naturelle. » (*Société d'Hydrologie médicale*, 18 janvier 1909.) Je puis facilement multiplier les cita- tions : « Faisons dès maintenant remarquer, écrivent-ils » encore, que... nous avons toujours employé de l'Eau prise » au griffon et transportée le plus rapidement possible au » laboratoire ou chez le malade, sans lui faire subir la moin- » dre manipulation, soit de stérilisation, soit d'addition » quelconque pour la ramener à l'isotonie, contrairement » à M. FLEIG, qui, considérant les eaux Choussy et Perrière » comme nettement hypotoniques et pour éviter toute » influence possible due à l'osmonocivité, les rendait » isotoniques par addition de chlorure de sodium. Cepen- » dant, comme nous, cet auteur les a, par la suite, injectées

» telles quelles, sans provoquer le moindre accident, et ses
» expériences absolument superposables aux nôtres, les
» confirment en tous points. » (*Congrès d'Alger*, p. 12 de la
communication.)

Et à la suite de cette assertion alors, MM. BILLARD et
FERREYROLLES ne se font aucun scrupule de transcrire
in extenso le protocole de plusieurs de mes expériences dans
les conditions pour eux avantageuses que je vais préciser
tout à l'heure.

Mais d'abord je dois, après les citations que je viens de
faire, rappeler ce que j'avais écrit, à plusieurs reprises, au
sujet de l'utilisation des eaux minérales hypotoniques
pour les injections et de celles de La Bourboule spécialement. On peut lire, dans ma communication d'avril 1907,
de 1908 à la *Société de thérapeutique* et du 21 novembre 1908
à la *Société de Biologie* : « *Certaines eaux même, qui sont*
» *nettement hypotoniques, telles que celles de la Motte, San-*
» *tenay, La Bourboule, Châtel-Guyon, etc., peuvent être*
» *injectées directement dans le sang* (1) sans être ramenées
» à l'isotonie; elles ne provoquent pas d'hémoglobinurie,
» pourvu que la vitesse d'injection soit assez lente et que
» la quantité ne soit pas trop élevée. Par la voie sous-
» cutanée ou intra-musculaire, elles ne produisent à plus
» forte raison aucun trouble. » Et plus loin, je spécifiais
que j'avais vérifié aussi ces faits chez l'homme : « *Chez*
» *l'homme* (1) ajoutais-je, ... les mêmes eaux, ainsi que
» celles de *La Bourboule* (1) (sources *Choussy-Perrière* (1) et
» *Croizat*) (1) et la plupart des autres, administrées sous la

---

(1) Souligné dans la communication même.

» peau ou dans les muscles, **même non ramenées à l'iso-**
» **tonie**, n'ont jamais non plus donné lieu à un effet toxique,
» et leur action, sur laquelle nous reviendrons en détail,
» est des plus intéressantes. »

Enfin, dans ma note à la *Société de Biologie* du 5 décembre
1908, spéciale aux eaux de La Bourboule, j'écrivais : « J'ai
» employé l'eau de Choussy-Perrière en nature pour les
» injections sous-cutanées et intra-musculaires chez l'ani-
» mal ou chez l'homme, quand elles ne dépassaient pas
» 200 cc. (chez l'homme); pour des injections plus abon-
» dantes ou intra-veineuses chez l'homme, je ramenais
» l'eau à l'isotonie par addition de NaCl; chez l'animal, j'ai
» cependant souvent injecté dans les veines des quantités
» assez fortes de l'eau en nature (40-50 cc. par kilo en
» injections lentes). Chez l'homme ou chez l'animal, j'ai
» utilisé l'eau de Croizat sans aucune modification, même
» dans le cas des injections intra-veineuses (sauf à partir
» de 400 cc. dans les veines chez l'homme, l'eau était alors
» additionnée de sel). »

On est donc obligé d'avouer que si MM. Billard et
Ferreyrolles ont bien voulu lire non seulement mes
textes de 1908, mais aussi ceux d'avril 1907, ils n'en ont
tenu aucun compte et qu'**avant eux j'avais utilisé, pour
les injections intra-tissulaires chez l'homme et chez l'animal,
les eaux de La Bourboule en nature sans addition d'aucune
substance étrangère pour les ramener à l'isotonie, même
parfois dans le cas des injections intra-veineuses** (que les
auteurs n'ont d'ailleurs jamais pratiquées chez l'homme).
Je n'avais pas utilisé cette technique seulement pour les

eaux de La Bourboule, mais aussi pour les eaux en général qui étaient hypotoniques sans avoir cependant une minéralisation totale par trop éloignée de celle du sang.

J'ajouterai ici cependant, pour le développer plus loin, qu'il y a des cas où l'on aura avantage à employer pour certaines injections intra-tissulaires les eaux rigoureusement isotoniques, ou tout au moins avec un point cryoscopique très voisin de celui du sang (*tissus lésés*).

*
* *

A la suite de la question de la concentration moléculaire de l'eau de La Bourboule à injecter, MM. BILLARD ET FERREYROLLES, **rapportent mot pour mot des protocoles d'expérience qui me sont personnels, mais sous une forme juste assez modifiée cependant pour que le lecteur soit convié à les leur attribuer : partout où dans mon texte j'avais employé la tournure personnelle « JE » ils substituent à cette expression un « NOUS » significatif ;** de plus, les seuls changements originaux qu'ils font çà et là ne consistent qu'à *déformer mon texte et à le rendre inintelligible*. Ici s'impose la citation parallèle de mon texte originel et du même transformé par les auteurs.

Texte originel [1]	Texte transformé [2]
Injections massives, injections répétées, injections prolongées à vitesse lente, transfusions après les saignées chez l'animal. — L'eau de Choussy-Perrière isotonique et l'eau de Croizat en nature peuvent être injectées dans le sang rapidement et en grandes quantités sans effet toxique. A un lapin de 2 kil. 270 entre autres, **j'ai injecté** en quinze minutes 450 centimètres cubes d'eau de Croizat : diurèse abondante pendant vingt-quatre heures, pas de symptômes d'intoxication.	Exactement le même que l'originel, sauf : « **nous avons injecté** », au lieu de : « **j'ai injecté** ».
A des chiens de 12 à 15 kilogrammes, on peut injecter brusquement dans les veines un litre de cette eau sans danger : après ces injections massives. les animaux sont le plus sou-	

(1) C. FLEIG. Les injections sous-cutanées, intra-musculaires et intra-veineuses des eaux de La Bourboule chez l'animal et chez l'homme. *C. R. Soc. Biol.*, LXV, 5 décembre 1908, p. 556.

(2) *Congrès d'Alger*, pages 12 à 14 de la communication, éditée chez Maloine.

vent très vifs et gais, urinent abondamment et ne paraissent jamais plus incommodés qu'après celles d'eau salée ordinaire. Les injections répétées tous les jours pendant des périodes plus ou moins longues permettent d'introduire dans les veines ou dans les tissus des quantités énormes d'eau de La Bourboule : les animaux restent en parfait état de santé. Il en est de même avec les injections intra-veineuses prolongées et à vitesse lente (0 cc. 7 à 1 cc. par minute et par kilog. d'animal) **que j'ai pratiquées** en recueillant l'urine totale de chaque quart d'heure successif pendant les trois heures que dure l'injection et l'urine des jours suivants, en vue d'étudier les phénomènes d'excrétion **comme je l'ai fait** dans le cas des sérums artificiels.

Le texte transformé est exactement la copie de l'original (à part quelques fautes de peu d'importance), sauf :

« **que nous avons pratiquées** », au lieu de :

« **que j'ai pratiquées** », et

« **comme nous l'avons fait** », au lieu de :

« **comme je l'ai fait** ».

Un chien de 17 kilogrammes reçoit ainsi en trois heures 3000 centimètres cubes d'eau de

Croizat : diurèse extrêmement abondante pendant et après l'injection; il y a à la fois diurèse rénale et élimination du côté du tube digestif (sécrétion de 140 centimètres cubes de salive pendant la première heure de l'injection, avec Δ = — 0°305) et NaCl = 3,5 p. 1000; 65 cc. dans la deuxième heure avec Δ = — 0°23 et NaCl = 2,50 p. 1000; 34 cc. dans la troisième heure avec Δ = — 0°18 et NaCl = 1,50 p. 1000). Le Δ de l'urine normale — 2°35 s'abaisse dans la première heure à = — 1°930, dans la deuxième à = — 0°595, et à la fin de la troisième à = — 0°365; le lendemain il n'est encore que de = — 0°555.

Le texte copié porte **300** cc. d'eau de Croizat, au lieu de **3000** (1).

Il défigure ensuite le mien de façon absolument inintelligible. On lit en effet :

« il y a à la fois diurèse ré- » nale et élimination du côté du » tube digestif (sécrétion de » 140 cc. de salive pendant la » première heure de l'injection » avec — **0,035** et **NaCl, 5 p.** » **1000** (2) ». Le **volume** (2) de l'urine normale (— 2,35) s'abaisse dans la première heure à — 1,930 dans la deuxième à — 0,595 et à la fin de la troisième à — 0,365, le lendemain il n'est encore que de — 0,555. » (3).

Les transfusions *d'eaux* de La Bourboule après les saignées,

---

(1) Par suite d'une faute d'impression, le texte de ma communication à la *Société de Biologie* porte 300 cc., au lieu de 3000; mais un erratum rectifie cette faute à la fin du compte rendu de la séance du 19 décembre (p. 689), séance même où a paru la note rectificative de MM. BILLARD et FERREYROLLES.

(2) Souligné par moi.

(3) Les fautes de ponctuation appartiennent au texte copié.

comme je l'ai déjà signalé, produisent des effets restaurateurs plus nets que celles d'eau salée : la rénovation globulaire, étudiée comparativement avec celle des animaux traités par ces dernières, est plus active et le taux normal des globules est plus rapidement atteint; les effets sont surtout nets lorsqu'on répète les injections dans les jours qui suivent la transfusion massive initiale. Un chien de 21 kilogrammes ayant subi une saignée de 1 litre, transfusé ensuite de 1 litre 500 d'eau de Croizat et soumis pendant les 12 jours qui suivirent à des injections quotidiennes de 100 cc. de la même eau, présenta un nombre de globules normal au vingtième jour, alors qu'un témoin traité dans les mêmes conditions avec de l'eau salée n'atteignit son chiffre habituel que 17 jours *plus tard*.

Le texte transformé est la copie intégrale du mien, avec ces simples modifications:

« Les transfusions *de l'Eau de La Bourboule* », au lieu de :

« Les transfusions *d'eaux* de La Bourboule »:

« **comme nous l'avons déjà signalé** », au lieu de :

« **comme je l'ai déjà signalé** »;

« *plus tard* », au lieu de : « *après* »!

A la suite de ce paragraphe, où mes expériences sont censées être « absolument superposables » à celles de MM.

BILLARD et FERREYROLLES et « les confirmer en tous points », les auteurs n'hésitent pas à conclure : « Ainsi donc il est démontré par nos expériences d'abord, confirmées » ensuite par celles de M. FLEIG....., que les eaux de la » Bourboule, Choussy et Perrière peuvent être considérées » comme sérum artificiel et utilisé comme telles. »

Le parallèle des deux textes que je viens d'établir avec la plus stricte exactitude me dispense de tout commentaire ! Je laisse au lecteur le soin de juger un pareil procédé.

Je me contente d'ajouter encore une remarque : j'ai effectué à peu près toutes les expériences qui viennent d'être le sujet des citations avec l'*eau de la source Croizat;* or MM. BILLARD et FERREYROLLES, sauf en ce qui concerne l'examen de l'action de l'eau de cette source sur les globules rouges *in vitro*, ne mentionnent dans aucune de leurs publications qu'ils l'aient employée en injections, soit chez l'homme, soit chez l'animal. *Toutes les observations qu'ils citent d'injection d'eau de La Bourboule ont été faites avec l'eau de Choussy-Perrière et non avec l'eau de Croizat*, ce qui rendrait mes expériences encore moins « superposables » aux prétendues leurs !

Question de la stérilisation de l'eau minérale à injecter

On a vu que, dans une des citations précédentes, MM. BILLARD et FERREYROLLES s'attribuent encore comme original le fait d'avoir injecté chez l'homme l'eau de La Bourboule non stérilisée.

Je dois dire à ce propos que, pour l'expérimentation animale, je ne l'ai presque jamais stérilisée; elle était quelquefois filtrée sur bougie pour permettre une comparaison avec l'eau non filtrée. Chez l'homme, je l'avais d'abord employée filtrée, puis, et de façon définitive, sans stérilisation aucune. J'ai bien eu soin de spécifier que j'avais « très souvent injecté à des malades diverses eaux minérales appropriées sans filtration préalable ni stérilisation d'aucune sorte (jusqu'à 800 cc.), sans jamais avoir observé le plus minime accident »......, après m'être « assuré auparavant de la pureté extrême de ces eaux ».

Question de la réaction, chez l'homme, consécutive aux injections d'eaux minérales

La contradiction qu'il paraît y avoir entre les résultats de MM. BILLARD et FERREYROLLES et les miens au sujet des effets réactionnels produits chez l'homme par l'injection d'eau de La Bourboule me semble n'être qu'apparente. Si, chez l'homme, sain ou malade, j'ai obtenu à la suite de ces injections une « violente réaction avec frissons, fièvre, sueurs », alors que les auteurs ne l'ont « jamais observée » chez leurs malades, il n'y a pas lieu de s'en étonner, car plusieurs facteurs, dont un surtout, me paraissent expliquer ces différences. Le principal provient de la différence des quantités d'eau injectées par eux et par moi; comme d'autre part j'ai, chez l'homme, surtout employé l'eau de la source Croizat, qui contient notablement plus de chlorure de sodium que les eaux de Choussy-Perrière, on peut penser que la quantité de sel introduite est plus apte à favoriser la réaction. La vitesse et la voie d'injection peuvent aussi contribuer à expliquer la facilité plus ou moins grande avec laquelle la réaction se produit suivant les cas. (J'ai surtout employé la voie intra-veineuse, tandis que, nous l'avons vu, les auteurs ne l'ont jamais utilisée.)

On lit dans ma note à la *Société de Biologie* du 5 décembre 1908 : « La réaction thermique est assez intense **au-delà de 100 cc.** » J'avais bien ainsi spécifié l'importance possible de la quantité d'eau injectée, dans la genèse de la réaction.

Il y a d'ailleurs d'autant moins lieu d'être étonné, qu'on sait que cette réaction est **normale** à la suite d'une injection saline ordinaire à dose suffisante ; mais je me rappelle avoir remarqué que bon nombre de praticiens, et non des moindres, n'ont pas la notion précise de ce fait.

Il n'est pas sans intérêt d'ajouter que MM. BILLARD et FERREYROLLES citent une expérience d'injection d'eau de La Bourboule chez le lapin, où ils ont constaté une *« très légère élévation de température »* chez l'animal injecté. (*Congrès d'Alger*, p. 10 de la communication.)

Enfin je ne vois pas pourquoi MM. BILLARD et FERREYROLLES s'exclament devant les « 700 cc. d'eau de La Bourboule » que j'ai injectés *sous la peau* chez l'homme (« eau de *Croizat en nature*, ou eau de *Choussy-Perrière isotonique* »,) puisque eux-mêmes ont pu souligner la « superbe indifférence des animaux pour les doses colossales d'eau de La Bourboule injectées dans le torrent circulatoire », d'autant plus que les eaux dont je me suis servi sont des **eaux dites « mortes »** (*eaux de transport*), beaucoup moins actives certainement que les eaux « **vivantes** » utilisées au griffon même ! Leur étonnement me semble vraiment peu en rapport avec la conception de l'eau de La Bourboule comme sérum artificiel !

Question des doses d'eaux de La Bourboule à injecter

En ce qui concerne les doses d'eaux de La Bourboule à injecter, on vient de voir que MM. Billard et Ferreyrolles ne sont pas partisans des doses élevées et on se rappelle que j'ai cité plus haut l'argument qu'ils allèguent contre l'emploi de ces doses (« leucopénie brutale » se manifestant, à la suite d'une injection massive, autour de la région injectée, « ainsi est bouleversée la circulation lymphatique »). Pour donner plus d'autorité à leur opinion, ils ajoutent encore : « D'une conversation que nous avons eue
» avec M. le professeur Langlois, nous avons pu conclure que
» celui-ci partageait absolument nos idées en les poussant mê-
» me beaucoup plus loin, puisqu'il estime qu'on ne devrait
» pas dépasser 50 cc. chez l'adulte et qu'il a obtenu d'excel-
» lents résultats en injectant des sérums thérapeutiques à
» la dose de 5 ou 6 cc. chez l'enfant, aussi ne sommes-nous
» pas de l'avis de M. Ch. Fleig lorsqu'il propose pour le
» traitement bourboulien une injection de 500 cc. deux fois
» par semaine ; par exemple, nous estimons qu'il vaut mieux
» employer des doses relativement peu élevées tous les
» deux jours. »

Remarquons de suite que, dans ma note à la *Société de Biologie* du 5 décembre 1908, j'ai écrit, à propos des eaux

4

de La Bourboule : « On peut injecter soit deux fois 500 cc. par semaine, **soit de plus petites quantités plus souvent répétées.** » Je ne parlais donc pas seulement du traitement par les injections de grandes quantités, et si la limite imposée par le *Bulletin* de la Société ne m'avait pas interdit un développement plus complet à ce sujet, je me serais étendu plus longuement pour montrer l'intérêt que pouvait avoir, suivant les cas, chacune des deux méthodes de traitement, par petites injections répétées d'une part, par grandes injections espacées d'autre part. A mon avis, ces dernières seront à employer surtout dans les cas cliniques où les injections de sérum artificiel ordinaire ou de sérums à minéralisation plus ou moins complexe sont indiquées et où, à côté de l'effet mécanique de l'injection banale de sérum, on recherche une action reconstituante ou la mise en œuvre d'une des propriétés thérapeutiques spécifiques de l'arsenic. Les petites injections répétées me paraîtraient plus spécialement indiquées dans les cas où l'on vise simplement à instituer un traitement hydrominéral agissant directement sur les tissus eux-mêmes, une *balnéothérapie cellulaire* en quelque sorte; elles répondraient plus particulièrement au second but que j'ai visé dans l'étude des injections intra-tissulaires d'eaux minérales, c'est-à-dire à l'emploi de ces injections en *tant que moyen spécial d'application intégrale de la cure hydrominérale*, alors qu'on veut soumettre les éléments vivants au traitement par l'eau minérale *totale*, sans altération, sans modification aucune de ses propriétés physiques, chimiques et peut-être biologiques. *Ce sera à l'œuvre lente, mais sûre, de l'observation clinique, d'établir et de préciser les cas à traiter par les grandes injections ou les injections massives et les cas réservés au traitement par les petites injections répétées.* Une loi simple ne suffit pas et il faut savoir attendre le fruit et l'enseignement des diverses méthodes possibles, sans vouloir substituer d'emblée *une* opinion personnelle à la comparaison utile, et nécessaire même, des idées qui, de prime abord, peuvent lui paraître opposées et qui — c'est le cas ici — ne font souvent que la compléter.

Quant à la *leucopénie brutale manifestée autour de la région de l'injection*, dans le cas d'injection massive, *je ne la considère nullement comme un argument contre la méthode*, car 1º elle n'est nullement démontrée en ce qui concerne l'eau de La Bourboule, puisque MM. BILLARD et FERREYROLLES ne citent aucun fait à l'appui; 2º certains cas mis à part, contre lesquels un bon clinicien saurait se mettre en garde, je ne vois pas en quoi elle pourrait être nuisible, puisque, de l'aveu des auteurs eux-mêmes, « après la leucopénie un afflux de lymphe plus abondant se produit » ; 3º il y a certainement des cas où ces modifications lymphatiques (si, je le répète, elles existent au degré indiqué par les auteurs) ne pourraient être que salutaires, où même elles seraient à rechercher et où « l'hydrotomie » abondante d'une région malade serait susceptible d'effets thérapeutiques efficaces (régions adénopathiques par exemple, d'après mon expérience personnelle); 4º enfin, si l'on veut être pessimiste à outrance et admettre que la leucopénie en question, même suivie du phénomène de réaction inverse, doive être nécessairement nuisible, je crois que l'emploi des injections intra-veineuses peut tourner facilement la difficulté.

La discussion se résume bien simplement : *les injections de grandes quantités d'eau de La Bourboule ne produisent pas d'effet toxique; ce fait seul suffit à leur donner droit de cité dans l'arsenal thérapeutique.* Il y a donc lieu de ne pas en faire fi, mais de les employer logiquement en vue de préciser de plus en plus leurs indications. N'oublions pas qu'elles existent et qu'en thérapeutique, moins que partout ailleurs peut-être, il ne faut être chauviniste ! N'oublions pas non plus que les mêmes données doivent être prises en considération pour les eaux minérales autres que celles de La Bourboule.

Question de l'injection, aux sources mêmes, des eaux minérales « vivantes »

Enfin il est un dernier point au sujet duquel je dois m'expliquer, c'est celui de l'injection, aux sources mêmes, des eaux minérales telles qu'elles sortent du griffon, avec l'intégralité de leurs propriétés et en particulier de celles qui peuvent se modifier dès que les eaux viennent en contact avec l'atmosphère. MM. BILLARD et FERREYROLLES me paraissent n'avoir pas très exactement compris mon texte à ce sujet; j'insistais en particulier sur « *l'intérêt qu'il y aurait à réaliser auprès des sources des dispositifs simples permettant l'injection directe des eaux dans les tissus des malades* ». Or les auteurs ajoutent qu'à ce propos ils croient devoir signaler qu'ils ont pu se « procurer des ampoules d'eau recueillie aseptiquement au griffon et fraîchement préparée. » (*Gazette des Eaux, loc. cit.*, p. 50.) Mais l'idée que j'ai émise est bien différente de celles qu'ils ont ainsi réalisée; il s'agirait, d'après moi, **pour utiliser l'eau à injecter sans lui donner le temps de subir la plus minime altération, de la faire passer directement de la canalisation du griffon dans les tissus du malade** (après l'avoir ramenée à la température voulue); aussi ajoutais-je : « **L'organisme malade serait ainsi soumis à l'action directe de ces sérums naturels, tels qu'ils sortent de leurs nappes productrices, à leur état de vitalité maximum** ». (*Société de thérapeutique*, 18 octobre 1908.) C'est bien différent, on le conçoit, du simple emploi d'ampoules même fraîchement remplies.

Tels sont les divers points au sujet desquels des rectifications s'imposaient; ils m'ont permis non seulement de montrer la part à accorder à MM. BILLARD et FERREYROLLES et celle qui pourrait me revenir aussi dans la question des injections d'eaux minérales envisagées au double point de vue de leur application en tant que sérums artificiels et en tant que nouveau moyen d'application de la cure hydrominérale, mais aussi de préciser divers détails dont je n'avais pas eu l'occasion de parler dans mes communications précédentes et même de mettre en garde l'expérimentateur et le praticien contre certaines opinions qui pourraient être nuisibles au développement et à l'application rationnelle de la nouvelle méthode thérapeutique.

J'aurais préféré n'être point obligé si souvent de faire valoir, à la lumière de citations multiples, des droits que je crois justes, mais auxquels le lecteur ne trouvera qu'un minime intérêt; je devais pourtant mettre au point une question dont on saisit déjà l'importance, faite pour intéresser autant le médecin que le physiologiste.

DEUXIÈME PARTIE

DES EAUX MINÉRALES EN VUE DE LEUR EMPLOI
COMME SÉRUMS ARTIFICIELS
ET MILIEUX VITAUX

DEUXIÈME PARTIE

DES EAUX MINÉRALES EN VUE DE LEUR EMPLOI
COMME SÉRUMS ARTIFICIELS
ET MILIEUX VITAUX

Quelques données précises sont nécessaires sur la nature des eaux à étudier en tant que sérums artificiels et sur les modifications possibles à leur faire subir en vue de cet emploi suivant les cas. Elles vont être passées brièvement en revue.

CHAPITRE PREMIER

EAUX MINÉRALES
UTILISÉES DANS CES RECHERCHES

Eaux à minéralisation *banale* et eaux à minéralisation *spéciale*.
Eaux isotoniques ou para-isotoniques, hypotoniques et hypertoniques par rapport au sérum sanguin.

Elles doivent être classées à un double point de vue, chimique d'abord, celui de la nature de leur minéralisation ; physique ensuite, celui de leur concentration moléculaire.

Eaux à minéralisation banale et eaux à minéralisation spéciale

Les eaux minérales que j'ai étudiées au point de vue de leur emploi comme sérums artificiels et des propriétés physiologiques qui peuvent, dans certaines conditions, leur faire jouer le rôle de milieux vitaux, répondent à des compositions des plus variées. Beaucoup ne contiennent *en proportions notables* que les éléments minéraux communément rencontrés dans la plupart des eaux et dont j'ai passé rapidement en revue la diversité dans l'introduction de ce travail; elles présentent une minéralisation que, pour la clarté et la simplicité du langage, j'ai proposé d'appeler *minéralisation banale*. D'autres offrent, à côté de cette minéralisation banale, une constitution plus particulièrement remarquable par la présence, en quantités très appréciables, d'éléments plus spéciaux, tels que l'arsenic, le fer, l'hydrogène sulfuré, les bicarbonates, par exemple, qui leur donnent une structure chimique plus particulière, et s'accompagnent d'effets physiologiques et d'indications thérapeutiques pouvant les distinguer nettement des précédentes; ce sont les eaux à *minéralisation spéciale*.

Je m'empresse de faire remarquer qu'à un point de vue absolu cette division est quelque peu schématique et arbitraire, la plupart des eaux à minéralisation banale ayant dans leur constitution certains éléments très spéciaux, tels que le fer, l'iode, le brome, l'arsenic, etc. L'eau de Balaruc par exemple ne contient-elle pas de petites quantités de fer, de manganèse, de cuivre....., celles de Kreuznach et de Hombourg des quantités dosables d'iode, de brome, de fer, de manganèse, de nickel et d'autres corps plus rares, tels que le fluor, le rubidium, le cœsium, etc., etc.....? Il est même certain que toutes les eaux minérales, même celles qui, à une analyse sommaire, ne semblent répondre qu'à une minéralisation très banale, recèlent des séries de composés que des analyses chimiques approfondies et aidées de l'analyse spectroscopique nous apprennent de plus en plus à connaître.

Donc en réalité on ne saurait trancher de limite absolument distincte entre les eaux à minéralisation banale et les eaux à minéralisation spéciale, mais je crois que, ces restrictions faites, le schéma proposé peut être conservé: retenons bien que la notion de spécificité de la minéralisation, au point de vue où nous nous plaçons, est en relation surtout avec la valeur *quantitative* des éléments qui la caractérisent, plutôt qu'avec leur valeur qualitative.

Eaux minérales isotoniques ou para-isotoniques, hypotoniques et hypertoniques par rapport au sérum sanguin.

Dans l'étude des eaux minérales à injecter dans l'organisme ou à mettre en contact direct avec les éléments cellulaires vivants, une question capitale est celle de la concentration moléculaire. Cette question, dont il y a déjà lieu de se préoccuper à un haut degré lorsqu'il s'agit simplement de l'administration des eaux par la voie digestive (1) ou même par les voies externes, acquiert une importance primordiale dès qu'on vise à l'introduction des mêmes eaux dans le milieu vital lui-même ou, mieux encore, à les utiliser comme milieux nutritifs pour entretenir le fonctionnement de divers systèmes organiques. Le maintien, dans des limites de variation assez étroites, de l'équilibre osmotique du milieu où baignent les éléments vivants

---

(1) A ce point de vue, donnons quelques détails sur les conclusions de la communication de P. Casciani que j'ai citée au début de ce travail, postérieure à la publication de mes premières recherches), d'après le compte rendu publié par la *Gazette des Eaux*, et sur quelques vues personnelles sur le même sujet.

« L'action physiologique et l'indication thérapeutique des eaux minérales ne peut »pas être déduite seulement par la présence d'un ou de plusieurs éléments chimiques »prédominants; la proportion dans lesquelles ces éléments y sont contenus, la pression »osmotique et la tension électrique ont aussi beaucoup d'importance dans la détermination de leur action curative. En effet, des eaux minérales ayant une constitution »analogue, mais une pression osmotique différente, malgré les analyses de constitution »chimique, déterminent des effets différents qui peuvent être parfois même opposés. »Ce fait nous explique pourquoi quelques expérimentateurs ont obtenu des résultats »contradictoires avec des eaux minérales appartenant au même groupe chimique.

» Une étude systématique des eaux minérales.... ne peut pas être faite par classes, »mais bien par les sources prises en particulier ou au moins par groupes d'eaux ayant »une constitution chimique analogue, et une pression osmotique identique ou semblable. Une eau qui contient du chlorure, du sulfate, du bicarbonate de soude, bien »qu'elle soit composée des mêmes éléments chimiques, est absorbée plus ou moins »rapidement, et elle détermine des effets locaux et généraux différents selon les quantités des mêmes éléments chimiques qui la composent et par conséquent selon la »pression osmotique et la tension électrique que cette eau possède.

»La vérité de cette affirmation a été parfaitement démontrée par une série de recherches expérimentales que j'ai faites moi-même sur différents types d'eaux minérales, »et spécialement sur les eaux chlorurées sodiques, qui ont été soumises à des recherches de laboratoire avec les mêmes procédés que l'on emploie pour étudier l'action »des remèdes ordinaires que la pharmacologie nous offre, parce que les eaux miné-

est en effet la condition la plus nécessaire à l'intégrité de leurs manifestations vitales : l'équilibre physique prime l'équilibre chimique; aussi devons-nous avoir une notion exacte des modifications que nous pouvons lui faire subir sous l'influence du contact des solutions minérales étudiées et bien connaître tout ce qui se rapporte aux phénomènes de tension osmotique concernant ces dernières.

»rales ne sont pas autre chose qu'un remède complexe qu'il est nécessaire d'étudier »dans son ensemble et non dans les éléments particuliers qui le composent.

» Les eaux chlorurées sodiques simples, soumises à l'expérience, diffèrent princi-»palement par la quantité de chlorure sodique qu'elles contiennent. Certaines eaux en »contiennent une quantité élevée, et par conséquent elles ont une pression osmotique »supérieure à celle du sang; d'autres en contiennent une quantité bien moindre, et »ont une pression osmotique inférieure de ce fait.

» Pour examiner si elles se comportent de la même manière, ou bien différemment » pour l'absorption, pour l'action locale et générale, j'ai étudié séparément les premières »(hypertoniques), et les deuxièmes (hypotoniques). Des unes et des autres, avec des »expériences de laboratoire effectuées sur les animaux et sur l'homme, j'ai recherché »l'action physiologique sur la sécrétion gastrique, sur les mouvements péristaltiques »intestinaux, sur la flore intestinale, sur la toxicité fécale, sur l'absorption intestinale, »sur l'élimination des éthers sulfureux, sur l'échange organique, sur l'excrétion rénale »et sur la sécrétion biliaire. Il résulte de ces expériences que les deux groupes d'eaux »chlorurées se comportent différemment, par rapport à la quantité des éléments chi-»miques que les eaux contiennent, et par conséquent, selon leur pression osmotique.

» J'ai ensuite fait des études spéciales sur plusieurs autres eaux minérales, d'une »minéralisation différente, mais d'une pression osmotique analogue.

» *Sécrétion gastrique.*— Les eaux chlorurées sodiques hypotoniques augmentent la »sécrétion gastrique et la quantité d'acide chlorhydrique du suc gastrique... Les eaux »fortement hypertoniques diminuent au contraire la sécrétion gastrique et la quan-»tité d'acide chlorhydrique.

» *Péristaltisme intestinal.* — Les eaux chlorurées sodiques hypertoniques déter-»minent une action cathartique qui est en rapport avec la quantité de chlorure de »sodium qu'elles contiennent. Les eaux hypotoniques produisent une faible action »cathartique; cette action est d'autant moins appréciable que leur hypotonie est »plus grande.

» *Absorption intestinale.* — Les eaux chlorurées hypertoniques sont rapidement

Ces notions rendent rationnel le groupement des eaux minérales en eaux *isotoniques ou para-isotoniques* (c'est-à-dire assez voisines de l'isotonie), eaux *nettement hypotoniques* et eaux *nettement hypertoniques*.

»éliminées au moyen de l'intestin, et seulement une petite partie de chlorure de »sodium est absorbée. Les eaux chlorurées hypotoniques sont rapidement absorbées. » L'absorption est d'autant plus forte que leur pression osmotique l'est moins...

» *Echanges organiques.* — Les eaux chlorurées hypotoniques favorisent plus l'éli-»mination de l'acide urique que les eaux hypertoniques.

» *Sécrétion rénale.* — Avec les eaux chlorurées hypotoniques, la diurèse augmente »sensiblement; mais une augmentation aussi forte ne se manifeste pas avec les » eaux hypertoniques. L'élimination du chlorure de sodium augmente plus fortement » avec les eaux chlorurées hypotoniques qu'avec celles qui sont hypertoniques.... »

La principale conclusion générale de l'auteur est que « l'absorption intestinale »des eaux minérales est plus grande dans les eaux hypotoniques que dans les eaux »hypertoniques ».

Ces résultats sont en parfait accord avec ceux d'expériences encore inédites que j'ai faites sur les diurèses comparatives provoquées par l'ingestion de grandes quantités d'eau ordinaire, d'eau salée isotonique, d'eau salée hypertonique et de solutions sucrées isotoniques et hypertoniques (glucose et lactose). C'est *dans le cas de l'ingestion de l'eau ordinaire que la diurèse est la plus abondante ; la diurèse est d'autre part plus intense avec les solutions isotoniques qu'avec les solutions hypertoniques. Les mêmes différences s'observent du côté de l'absorption gastro-intestinale,* car, dans le cas des substances employées, l'intensité de la diurèse est en fonction directe de l'intensité de l'absorption digestive. De plus, c'est encore dans le cas de l'eau ordinaire que la diurèse et l'absorption digestive se font *le plus rapidement.*

Chez le même individu par exemple, l'ingestion de 3 litres d'eau ordinaire (prise le matin, en une heure et demie) m'a donné 3741 cc. d'urine en 24 heures (D = 1007) et aucun phénomène spécial d'évacuation intestinale ne s'est produit; l'ingestion de 3 litres de solution isotonique de lactose pur cristallisé (en une heure et demie aussi) ne m'a donné au contraire que 2700 cc. d'urine (D = 1008,5) et 621 cc. de liquide d'évacuation intestinale, soit en tout 3328 cc. de liquide éliminé par le rein et le tube digestif. De plus, alors que dans le cas de l'eau, les 3 litres étaient éliminés par l'urine au bout de 6 heures environ, dans le cas de la solution de lactose le volume urinaire au bout de 24 heures n'avait pas atteint ce chiffre. L'expérience, faite avec une solution de chlorure de sodium isotonique, au lieu de lactose isotonique, donne des résultats analogues.

Chez le même individu encore, soumis au même régime pendant toute la durée de

Les eaux de *Balaruc, Hombourg, Kreuznach, Kissingen, Wiesbaden (Kochbrunnen), Nauheim (Karlsbrunnen), Pyrmont (Salztrinkquelle, Alte Badequelle), Uriage, Tarasp-Schuls, La Bourboule source Croizat* ont des points cryoscopiques assez voisins de celui du sang (certaines sources du moins) et peuvent être classées comme *isotoniques* ou para-isotoniques; l'eau de Balaruc, d'après mes déterminations personnelles, a même le point cryoscopique du sérum sanguin, $\Delta = -0°55$.

Les eaux de *Bourbonne, La Motte, Santenay, Saint-Nectaire, Châtel-Guyon, La Bourboule - Choussy-Perrière, Vichy, Royat, Le Boulou, Contrexéville* et la plupart des sources de *Vals* sont *nettement hypotoniques.*

Celles de *Briscous-Biarritz, Salies-de-Béarn, Ischl* (Autri-

---

ces expériences, je note, après l'injection de 400 cc. de solution de glucose pur cristallisé à 50 pour 100, 1164 cc. d'urine en 24 heures, alors qu'après l'ingestion de la même quantité d'eau que celle qui est contenue dans les 400 cc. de la solution de glucose le volume total des 24 heures est de 1200 à 1300 cc. environ; chez le même individu toujours, l'ingestion de 400 cc. de solution de lactose pur cristallisé à 50 pour 100 donne un volume d'urine de 893 cc. en 24 heures. Des résultats de même ordre s'obtiennent par l'ingestion de solutions hypertoniques de sel (avec cette différence que celles-ci purgent fortement, tandis que celles de sucre ne purgent pas appréciablement).

Remarquons accessoirement que ces expériences établissent, contrairement aux idées classiques, que l'ingestion de sucres par la voie digestive n'a pas d'effet diurétique *vrai* (c'est-à-dire plus grand que celui qui succède à l'ingestion de quantités d'eau correspondantes).

En tout cas elles mettent bien en évidence les relations qui existent entre la pression osmotique et l'effet physiologique uro-intestinal des solutions introduites dans le tube digestif et sont bien faites pour montrer toute *l'importance qu'il faudra attribuer à la notion de concentration moléculaire dans l'étude des eaux minérales mises au contact des tissus.* Ce fait suffit à justifier la digression aussi longue que je viens de faire ici.

che), *Rheinfelden, Bex, Salins, Salins-Moutiers, Nauhein* (*Friedrich Wilhelmquelle, Grosser Sprudel, Kurbrunnen*), *Pyrmont* (*Bohrlachsole*), sont au contraire *nettement hyper-toniques*.

Telles sont les eaux que j'ai étudiées au point de vue de leur emploi comme sérums artificiels ou en injections dans les tissus comme moyen d'application du traitement hydro-minéral. Pour la plupart d'entre elles, j'ai eu aussi, au cours de mes recherches, à déterminer le point cryosco-pique.

A première vue, on pourra peut-être s'étonner de voir placées parmi les eaux minérales nettement hypotoniques certaines eaux telles que celles de Vichy, Châtel-Guyon, Saint-Nectaire, La Bourboule - Choussy-Perrière, qu'on peut voir citées dans de nombreux ouvrages, même d'ordre scientifique, comme isotoniques ou très voisines de l'isoto-nie. Il faut remarquer que les auteurs qui donnent ces eaux comme isotoniques ou voisines de l'isotonie se basent uni-quement sur le chiffre de leur minéralisation totale. Ce chiffre est par exemple pour Châtel-Guyon (source *Gubler*) de plus de 8 gr. par litre, pour Saint-Nectaire (*Parc*) de plus de 7 gr., pour La Bourboule-Choussy-Perrière de 5 gr., pour Vichy de 8 à 9 gr.; mais il comprend le poids de l'acide carbonique libre et résulte en outre le plus souvent de l'expression des carbonates ou bicarbonates. Or on sait que le gaz carbonique libre, dissous dans l'eau, même sous une certaine pression, ne contribue que *dans de très faibles limites* à abaisser le point cryoscopique de cette eau

(Esmonet (1), Lucien Graux (2) et que d'autre part, comme l'a montré Graux, « dans une solution de bicarbonate sodique, seule la molécule de carbonate influe sur la pression osmotique » : « l'acide carbonique demi-libre ne se comporte pas autrement au point de vue cryoscopique que s'il était entièrement libéré (3). » Les chiffres calculés comme il vient d'être dit peuvent parfois arriver à doubler le taux de la minéralisation vraie et celui qui résulte de la détermination directe du poids du résidu. Si on exprime les bicarbonates sous forme de monocarbonates, on a, pour l'eau de *Châtel-Guyon*, **5 gr. 832** au lieu de 8 gr. 39 et, pour l'eau de *Vichy (Célestins)*, **4 gr. 86** au lieu de plus de 8 grammes

Les eaux en question étaient donc bien à placer parmi les eaux nettement hypotoniques. On peut s'assurer d'ailleurs que, mises en contact *in vitro* avec des globules rouges, elles les laquent plus ou moins fortement ou rapidement.

---

(1) Esmonet. *Société d'Hydrologie médicale de Paris*, 6 mars 1905.

(2) Lucien Graux. Application de la cryoscopie à l'étude des eaux minérales. *Thèse doct. méd. Paris*, 29 nov. 1905.

(3) *Loc. cit.*, p. 158.

CHAPITRE II

DE L'ÉTAT DES EAUX MINÉRALES A EMPLOYER COMME MILIEUX VITAUX ET EN INJECTIONS INTRA-TISSULAIRES. — DES VOIES D'INJECTION.

Stérilité et stérilisation des eaux à injecter. Tyndallisation. Stérilisation à froid, par *filtration* à la pression atmosphérique, par aspiration, par refoulement (sous pression d'air atmosphérique, sous pression d'acide carbonique avec ou sans isolant intermédiaire, sous pression d'oxygène ou d'autres gaz... Récolte des eaux stérilisées. Opérations au griffon.

Conservation des eaux à injecter.

Eaux minérales contenant en suspension des éléments *insolubles*.

Isotonie, hypotonie, hypertonie des eaux minérales à injecter.

Des gaz dissous dans les eaux minérales à injecter.

Diverses voies d'injection. Vitesse d'injection. Température.

Pour les eaux à injecter dans les tissus, on recherchera le plus souvent, dans les limites où leur état physique le permettra, à les employer en les empêchant de subir des modifications importantes, afin de conserver à l'agent thérapeutique son maximum possible d'activité. Il faut néanmoins s'assurer de la stérilité des eaux, leur donner une concentration moléculaire qui varie suivant l'effet à obtenir et, quelquefois, leur faire subir encore certaines manipulations dont il va être question.

De la stérilité et de la stérilisation des eaux à injecter.

Si les eaux minérales sont recueillies et conservées aseptiquement, il sera le plus souvent inutile de les stériliser: si le griffon est bien protégé contre les agents de contamination extérieure, l'eau sourd de la terre presque toujours stérile par suite de son trajet plus ou moins prolongé à travers les nappes filtrantes naturelles. Un facteur qui, pour d'assez nombreuses sources augmente encore les chances de garantie, est la température, qui peut être très élevée.

D'ailleurs des eaux qui, par elles-mêmes aseptiques, ne sortent plus telles du griffon par suite d'une protection insuffisante de ce dernier contre l'extérieur, pourraient être, en vue de leur emploi pour les injections dans les tissus, captées de façon à conserver leur pureté initiale.

Pour donner une idée globale de l'état de stérilité des eaux minérales en général, je dirai qu'en ce qui concerne l'expérimentation animale, chez le chien et chez le lapin, je n'ai jamais observé le moindre accident d'ordre infectieux après injection, par les diverses voies connues, de grandes quantités d'eau n'ayant subi aucune manœuvre de stérilisation et, le plus souvent, provenant directement des bouteilles que fournit le commerce. Après de très prudents et timides essais successifs chez l'homme, j'ai même pu, dans certains cas (m'étant assuré d'abord de la pureté suffisante de l'eau), me servir directement aussi de l'eau de bouteille pour les injections. Le résultat a toujours été satisfaisant.

Chez l'animal, il ne m'a pas été possible de saisir de différence d'action physiologique entre l'eau de bouteille et l'eau stérilisée.

Ajoutons que beaucoup d'eaux minérales non seulement sont aseptiques, mais possèdent par elles-mêmes un *pouvoir bactéricide* non douteux, en relation avec certaines de leurs propriétés physiques, telles que la *radioactivité* et quelquefois simplement le taux d'une *minéralisation assez forte*. On sait que l'ingestion d'eau radioactive peut arrêter les fermentations lactiques de l'estomac; BOUCHARD et BALTHAZARD ont montré d'autre part l'action de l'émanation du radium sur les bactéries chromogènes (1); ASCH-KINASI, CASPARI et RHEINBOLDT (2), le pouvoir bactéricide des eaux radioactives, PHISALIX (3) leur action sur la toxicité des venins, etc... Certains éléments chimiques des eaux peuvent aussi contribuer à expliquer leur pouvoir bactéricide : par exemple les petites quantités de certains métaux qui s'y trouvent. Ne sait-on pas l'influence énorme que peuvent exercer sur le développement des microorganismes de très faibles proportions de métaux comme ceux qui peuvent exister dans les eaux minérales?

---

(1) BOUCHARD et BALTHAZARD. Action de l'émanation du radium sur les bactéries chromogènes. *C. R. Acad. Sciences*, CXLII, 2 avril 1906, p. 819.

(2) RHEINBOLDT. *Berliner Klinische Woche*, 14 mai 1906.

(3) PHISALIX. Influence de l'émanation du radium sur la toxicité des venins. *C. R. Soc.*, *Biol.*, LVII, 25 février 1906, p. 366.

La *stérilisation* des eaux minérales peut se faire à froid ou à chaud.

La **stérilisation à chaud,** à l'ébullition ou à l'autoclave, modifie, on le conçoit, dans de grandes limites, les propriétés chimiques, physiques et biologiques de ces eaux. Le dégagement gazeux produit dans ces conditions amène la plupart du temps une précipitation saline notable. Il est à peine besoin de dire que les propriétés plus ou moins durables, telles que radioactivité, état électrique, etc., doivent être fortement atteintes et que celles qui peuvent être d'ordre diastasique disparaissent complètement. S'il est vrai de dire que les eaux minérales en nature sont des milieux liquides vivants, il ne doit pas moins l'être qu'**une eau stérilisée à chaud est une eau morte.**

De plus, la simple analogie des eaux minérales avec l'eau de mer permet de penser que, comme cette dernière, elles seront plus toxiques, ou moins bien tolérées tout au moins, que les mêmes non chauffées. C'est en effet ce que j'ai observé pour certaines eaux, en particulier celle de Balaruc : après une ébullition d'un quart d'heure ou un passage à l'autoclave à 130°, elle provoque, injectée dans les veines chez le chien, une diurèse nettement moins abondante que la même eau non chauffée, ce qui est en relation avec l'existence d'une toxicité plus élevée. *Cependant les eaux minérales portées à l'ébullition ou à l'autoclave sont encore injectables sans danger comme sérums artificiels.* Mais leurs diverses propriétés étant très modifiées ou certaines même supprimées, on peut penser que le champ de leurs effets thérapeutiques sera diminué.

Un moyen de stérilisation qui s'accompagne de modifications moins profondes, utile surtout dans le cas des eaux contenant un excès notable d'acide carbonique, est le passage à l'autoclave, *en ampoules préalablement scellées :* c'est une façon de conserver à l'eau son excès de gaz et d'empêcher la précipitation.

La **tyndallisation**, réalisée en laissant l'eau quelques heures à l'étuve vers 60° pendant trois jours consécutifs, modifie moins que les précédents moyens les propriétés des eaux minérales, mais elle n'est certainement pas sans action sur les éléments dissous pouvant fonctionner comme ferments, ainsi que le remarque TRÉMOLIÈRES. Elle n'est donc pas à recommander non plus.

La **stérilisation à froid** est de tous points préférable. Elle peut s'obtenir par filtration sur bougie, soit à la pression atmosphérique, soit par aspiration, soit par refoulement.

La *filtration à la pression atmosphérique,* réalisée en laissant simplement filtrer, sous l'influence de la pesanteur, l'eau placée dans le récipient au-dessus de la bougie du filtre de Kitasato, est d'une lenteur extrême; de plus, s'il s'agit d'eaux où divers sels sont dissous à la faveur de l'excès d'acide carbonique, on les voit plus ou moins tardivement précipiter des carbonates ou d'autres sels, par suite de la décompression et des phénomènes d'oxydation produits; ces derniers notamment modifient beaucoup la composition des eaux sulfureuses. En somme, il s'agit d'un procédé qui ne présente aucun intérêt pratique.

La *filtration par aspiration*, à travers bougie Chamberland, filtre Kitasato ou Martin, est mauvaise encore dans le cas des eaux gazeuzes, la décompression intense qui se produit amenant la précipitation rapide de divers sels (carbonates, composés ferriques, etc.) et la disparition d'une quantité importante des gaz dissous (CO^2, H^2S), etc..., gaz rares). Ce mode de filtration *peut convenir très bien cependant aux eaux très peu ou pas gazeuses ou aux eaux dont on veut diminuer la teneur en gaz et dans les cas où l'on ne voit pas d'inconvénient à la précipitation saline qui en résulte.*

La *filtration par refoulement*, au moyen du *dispositif Chamberland* bien connu, est certainement le meilleur genre de procédé. Elle peut s'effectuer, soit sous pression d'air atmosphérique pur, soit sous pression faible d'acide carbonique, ainsi que l'a fait TRÉMOLIÈRES (1) et que je l'avais déjà fait moi-même, soit, comme je l'ai essayé, sous pression, suivant les cas, d'oxygène pur ou d'un gaz inerte tel que l'hydrogène ou encore d'air atmosphérique séparé de la surface aqueuse par une couche d'huile d'olive ou d'huile de vaseline.

---

(1) TRÉMOLIÈRES, pour filtrer les eaux minérales sous pression faible d'acide carbonique, utilise un ballon en verre épais à deux tubulures dont l'une s'engage dans un tube en caoutchouc (tube à vide) ajusté sur une « bouteille » d'acide carbonique munie d'un manomètre détendeur suffisamment sensible ; le col du ballon, fermé par un bouchon traversé par la bougie filtrante en relation avec le tube à acide carbonique, porte à sa partie supérieure un renflement sous lequel prend appui une armature de fil de laiton destinée à maintenir l'occlusion du système pendant le filtrage sous pression. La seconde tubulure, effilée en pointe scellée, sert à la vidange du ballon. (Les eaux minérales en injections hypodermiques, *Loc. cit.*, p. 12.)

Ce procédé me paraît beaucoup moins pratique que celui dont je me sers, basé sur l'emploi du dispositif Chamberland classique.

La *filtration sous pression d'air atmosphérique pur* présente les mêmes inconvénients de précipitation de sels que la filtration à l'air libre dont il a été précédemment question, mais elle a l'avantage d'être beaucoup plus rapide; elle peut convenir aux eaux non gazeuses.

La *filtration sous pression plus ou moins forte d'acide carbonique* s'applique très bien aux eaux bicarbonatées gazeuzes et évite bien la précipitation ultérieure. Elle pourrait servir aussi dans les cas où l'on voudrait augmenter la teneur d'une eau en acide carbonique.

Il suffit, pour mettre en œuvre ce procédé, de relier le réservoir métallique du dispositif Chamberland à une bombe d'acide carbonique dont on règle l'ouverture d'échappement du gaz d'après la pression à réaliser dans le réservoir en question (pression indiquée par le manomètre fixé sur le couvercle du réservoir).

Si au contraire on veut filtrer une eau sans y introduire d'acide carbonique et si l'on veut éviter la production de phénomènes d'oxydation par contact avec l'air, il suffit de substituer à la bombe d'acide carbonique une bombe d'hydrogène ou d'interposer, entre l'eau du réservoir et l'air atmosphérique comprimé par la pompe à refoulement, une couche d'un liquide inerte et non miscible au repos, tel que l'huile d'olive ou l'huile de vaseline. Cette *filtration sous pression d'hydrogène* ou *sous pression d'air avec isolant intermédiaire* est excellente pour la plupart des eaux minérales; elle convient aux eaux gazeuses qui ont conservé en dissolution assez de gaz pour empêcher les précipitations salines, mais est *surtout indiquée pour les eaux ne contenant pas ou ne contenant que très peu d'acide carbonique et pour les eaux sulfureuses*, dont on cherche à maintenir le plus possible l'intégrité de composition. La plupart des eaux ainsi traitées peuvent conserver indéfiniment leur état de limpidité initial.

Si l'on veut *saturer une eau minérale d'oxygène* (eau non gazeuse naturellement), ce qui peut avoir un intérêt tout particulier dans certains cas, il suffira, après y avoir fait barboter pendant un quart d'heure à demi-heure un courant de ce gaz, de la filtrer de même *sous pression d'oxygène pur* (fourni par une bombe).

La même méthode pourra être utilisée, ainsi que je l'ai essayé, *pour renforcer la teneur en hydrogène sulfuré de certaines eaux sulfureuses naturelles*, en substituant à la bombe d'oxygène une bombe d'hydrogène sulfuré.

Au lieu de se servir de bombe, on peut, au moyen de la pompe, *refouler* dans le réservoir qui contient l'eau minérale *l'atmosphère d'un gazomètre à eau.*

Les récipients à mettre en relation avec la tétine de la bougie du dispositif Chamberland devront, suivant les desiderata, avoir des formes et des moyens de fermeture variés. *Pour les eaux dans lesquelles on ne cherche pas à maintenir en solution un excès d'acide carbonique*, les ballons ou flacons à trois tubulures dont on se sert habituellement pour la récolte des liquides filtrés au dispositif Chamberland conviennent très bien : la tubulure médiane est adaptée à la tétine par un tube de caoutchouc, une des tubulures latérales étant simplement bouchée avec de l'ouate, l'autre fermée en pointe et destinée au prélèvement du liquide. Une fois le récipient rempli, la tubulure bouchée à l'ouate et la tubulure médiane seront simplement fermées par un tube de caoutchouc épais, écrasé par une pince pour avoir une occlusion hermétique; l'une des deux ou toutes les deux pourront même être fermées à la lampe. Remarquons qu'un flacon à deux tubulures peut très bien être employé; il suffit de laisser ouverte la tubulure effilée, qu'on ferme après remplissage.

Le récipient peut aussi être constitué *par une éprouvette allongée et graduée*, munie d'un bouchon à deux ou à trois trous, l'un d'eux étant réservé au passage d'un tube plongeant jusqu'au fond; l'eau à injecter n'aura ainsi pas besoin d'être transvasée à nouveau au moment de l'injection. Au lieu d'une éprouvette, on peut se servir *d'ampoules à deux tubulures* dans lesquelles on fait arriver l'eau filtrée par la tubulure inférieure au moyen d'un tube de caoutchouc, l'ampoule elle-même étant maintenue en position verticale et sa tubulure supérieure fermée par un tampon d'ouate; le remplissage fait, on ferme les deux bouts à la lampe.

Pour les *eaux où l'on cherche à maintenir en solution un excès d'acide carbonique (eaux ferrugineuses par exemple) ou pour lesquelles on veut éviter la moindre perte des gaz qui s'y trouvent* (H^2S par exemple), il faut, pendant la filtration, maintenir hermétiquement fermé le vase récepteur; on se sert alors d'un flacon, d'un ballon ou d'une ampoule en verre épais et à *deux tubulures*, l'une en rapport avec la tétine, l'autre fermée à la lampe ou par un tube de caoutchouc écrasé par une pince; le caoutchouc qui réunit la tétine à la tubulure du récipient est lui-même, celui-ci une fois rempli,écrasé aussi par une pince et la pression gazeuse se maintient ainsi à l'intérieur du système.

Si l'on veut éviter la présence de l'air dans le récipient — ce qui, dans le cas de l'air comprimé, peut avoir son importance —, on a soin, avant de fixer le récipient à la tétine, de le remplir sous l'eau (distillée) d'une atmosphère de gaz carbonique ou d'hydrogène.

Dans le cas où on ne cherche pas à maintenir en solution un excès d'acide carbonique et où on veut éviter quand même la présence de l'air dans le récipient, on a soin aussi de remplir celui-ci préalablement d'une atmosphère de gaz carbonique ou d'hydrogène. (Pour l'atmosphère d'hydrogène, vu la faible densité de ce gaz, qui s'échapperait du flacon simplement bouché à l'ouate, il faut, après avoir rempli ce dernier d'hydrogène, continuer à y faire passer un courant du gaz pendant tout le temps de la filtration.)

Les eaux filtrant d'autant plus rapidement que leur concentration moléculaire est plus faible, il est préférable, lorsqu'on a affaire à des *eaux hypotoniques* qu'on doit rendre ensuite isotoniques, *d'effectuer l'addition de sel après la filtration* et, dans le cas des eaux *hypertoniques* à rendre isotoniques, de les *diluer au contraire avant de les filtrer*.

Les eaux minérales *au griffon* étant généralement stériles, le remplissage des ampoules ne présente aucune particularité spéciale; celles qui ne seraient pas suffisamment stériles seraient stérilisées en adaptant aux robinets d'écoulement la bougie Chamberland au moyen de l'armature métallique habituellement utilisée pour les robinets à eau ordinaire.

Enfin il y aurait lieu de penser à un autre mode de stérilisation, d'innovation récente et qui semble appelé à un grand avenir pratique, la stérilisation par les *rayons ultraviolets*; mais je ne crois pas qu'il soit applicable ici, les les radiations chimiques de la lumière pouvant modifier profondément diverses propriétés des eaux minérales.

En résumé, la stérilisation des eaux minérales doit se faire à *froid* et *par filtration sur bougie*. Le meilleur procédé me paraît être la *filtration par refoulement*, au moyen du dispositif Chamberland, et les meilleures modalités de ce procédé sont *la filtration sous pression plus ou moins forte d'acide carbonique, sous pression d'hydrogène ou sous pression d'air avec couche isolante d'huile intermédiaire, excellentes pour les eaux bicarbonatées, ferrugineuses et sulfureuses; la filtration sous simple pression d'air convient pour les eaux non gazeuses*, et la filtration *sous pression d'oxygène pur ou d'hydrogène sulfuré* est applicable à des cas spéciaux.

Conservation des eaux minérales à injecter

Pour les injections dans les tissus, les eaux minérales doivent être employées le plus rapidement possible après leur sortie du griffon : elles ont ainsi le maximum de chance d'activité. Mais pratiquement il ne faut pas songer à n'utiliser que des eaux récemment puisées et l'on se doute bien que, même conservées — et surtout dans de bonnes conditions — elles sont loin d'être inactives Aussi doit-on leur assurer l'état de conservation le plus parfait possible.

La conservation en ampoules scellées est préférable aux autres moyens, l'eau n'étant en contact avec aucun élément qui puisse agir sur elle pour la modifier. C'est le seul moyen qu'il faille vraiment conseiller lorsqu'il s'agit d'eaux à transporter au loin. Pour les eaux qui doivent être utilisées sur place, ou qui servent de provision au laboratoire ou à l'hôpital, on peut se contenter de récipients en verre, hermétiquement fermés : une fermeture très pratique est le système de *bouchon à pression* en porcelaine ou en verre, s'appliquant sur le goulot par l'intermédiaire d'un cercle de caoutchouc, ordinairement employé pour les bouteilles de boissons fermentées. Il faut absolument éviter la fermeture au liège; le bouchon de caoutchouc est bien meilleur.

L'idéal serait, je crois, la *conservation en ampoules de verre jaune ou rouge*, pour protéger l'eau contre l'action des radiations chimiques de la lumière; quelques stations thermales ont bien voulu, sur ma demande, m'adresser des eaux dans ces conditions. En l'absence de verre de couleur, il faut avoir soin de mettre les ampoules à l'abri de la lumière en les enveloppant de papier noir.

Il faut les tenir enfin *dans un endroit le plus frais possible.*

Dans ces conditions, la plupart des eaux minérales, stériles ou convenablement stérilisées, en contact dans l'ampoule avec l'atmosphère gazeuse appropriée à leur nature et maintenue à la pression nécessaire, peuvent se conserver indéfiniment avec leur aspect physique originel.

Disons en passant que les mêmes précautions pour la récolte et la conservation des eaux minérales destinées à être administrées par d'autre voies que celle des injections dans les tissus ne pourraient être que des plus utiles.

Des eaux minérales à injecter contenant en suspension des éléments insolubles

Il peut arriver que des eaux minérales, ferrugineuses ou bicarbonatées surtout, au bout d'un temps plus ou moins long après leur puisement, si l'on n'a pas pris les précautions nécessaires pour les maintenir sous une pression d'acide carbonique suffisante, donnent lieu à la formation *de précipités, de carbonates terreux ou ferriques ou d'autres sels insolubles* encore.

Ces précipités n'offrent nul obstacle à l'emploi de ces eaux telles quelles pour les injections sous-cutanées ou intra-musculaires, les injections insolubles pratiquées par ces voies faisant partie de la thérapeutique courante. Mais en est-il de même pour l'injection intra-veineuse?

J'ai montré qu'on pouvait injecter dans les veines de grandes quantités d'un sérum à minéralisation complexe répondant schématiquement à la composition minérale du plasma sanguin et contenant en outre de l'hydrate ferrique insoluble, non colloïdal (1) : l'innocuité de ce sérum se

---

(1) C. FLEIG. Les sérums artificiels à minéralisation complexe et à sels insolubles, injectables dans les veines. *C. R. Acad. Sciences,* CXLV, 22 juillet 1907, p. 286.

Une formule de sérum de ce genre est la suivante :

constate à la fois chez l'animal normal (chien, lapin), chez les animaux soumis préalablement à des saignées plus ou moins abondantes (chez lesquels par conséquent l'augmentation de coagulabilité du sang facilitait la coagulation intra-vasculaire), et chez l'homme, sain ou malade. Dans divers cas d'anémie même, des injections intra-veineuses de 500 cc. et au-delà de ce sérum, répétées deux à trois fois par semaine, n'ont jamais provoqué la moindre gêne respiratoire, ni la moindre complication du côté du système vasculaire. Bien au contraire, ce sérum a produit d'*excellents effets thérapeutiques* : par exemple, chez une chlorotique ainsi traitée, les globules rouges se sont élevés, au bout d'un mois, de 3.150.000 à 4.950.000 et la valeur globulaire de 0,60 à 0,85 ; dans une anémie grave, chez une hémophilique, ils sont montés en 20 jours de 1.400.000 à 3.400.000, en un mois et demi à 3.950.000 et les hémorragies se sont arrêtées (1). J'ai

Chlorure de sodium	7 gr. 5
Chlorure de potassium	0 — 3
Chlorure de calcium	0 — 2
Sulfate de magnésie	0 — 3
Bicarbonate de soude	1 —
Glycérophosphate de soude	1 —
Glucose	1 — 5
Chlorure ferrique	0 — 055
Eau dist. q. s. pour	1000 cc.
Oxygène dissous à saturation.	(C. FLEIG.)

Ce sérum, une fois préparé, laisse séparer un précipité *d'oxyde ferrique hydraté insoluble.*

(1) C. FLEIG et de ROUVILLE. Métrorragies chez une hémophilique vierge traitées par des injections intra-veineuses de sérum artificiel à minéralisation complexe et à fer insoluble. *XXIe Congrès de l'Association franç. de chirurgie*, tenu à *Paris*, octobre 1908.

pu établir expérimentalement que le fer insoluble introduit *dans le sang* séjourne beaucoup plus longtemps dans l'organisme que s'il est injecté sous forme soluble; l'injection intra-veineuse de fer insoluble a le double avantage de prolonger d'une part l'action du fer dans l'organisme et d'autre part de le mettre rapidement en contact avec celui-ci tout entier, soit directement grâce au pouvoir solubilisant du sang et des humeurs, soit indirectement par la collaboration de l'action leucocytaire. L'innocuité de ces injections intra-veineuses s'explique par l'état physique très spécial du précipité d'hydrate ferrique, corps gélatineux, peu dense, peu tassé, dont les particules doivent s'écraser facilement dans les fins capillaires et sont, comme les globules rouges, déformables et élastiques en quelque sorte. D'autres substances minérales à l'état gélatineux, telles que la silice, l'hydrocarbonate de cobalt, l'oxyde de nickel ou le sesquioxyde de chrome hydratés, etc., injectés dans les veines en suspension dans divers sérums artificiels, se comportent aussi comme l'hydrate ferrique et leurs caractères physiques expliquent encore ces résultats. L'état gélatineux n'est même pas nécessaire. *Il suffit d'avoir un précipité ténu et dont les particules s'émulsionnent assez facilement par agitation, sans avoir tendance à rester agglomérées* (1).

Ces résultats, qui peuvent être féconds en conséquences thérapeutiques, m'avaient amené à rechercher si l'on pouvait injecter dans les veines les *eaux minérales ferru-*

____

(1) C. Fleig. Les injections intra-veineuses insolubles. *C. R. Soc. Biol.*, LXIII, 13 juillet 1907, p. 91.

gineuses et bicarbonatées contenant des précipités abondants de carbonates insolubles et d'oxyde ferrique hydraté (eaux de certaines sources de Hombourg, Kreuznach, eau ferrugineuse d'une source régionale). *Or, si chez l'animal j'ai pu faire passer dans les veines, en injections lentes*, 100 *et* 200 cc. *de ces eaux sans constater d'accident, il n'en a pas été de même quand l'injection a été poussée rapidement ou a été faite à hautes doses* : les animaux ont alors présenté de la dyspnée de suite après l'injection ou quelquefois pendant l'injection même, alors que les mêmes eaux, débarrassées de leurs précipités par simple filtration sur papier ou utilisées avant que la précipitation se soit produite, n'avaient donné lieu à aucune manifestation de ce genre.

Ces résultats ne sont pas étonnants si l'on considère l'aspect physique des précipités en question, qui n'ont rien de gélatineux, ne sont pas constitués par des particules ténues facilement divisibles par agitation du liquide, mais au contraire plus ou moins fortement *agglomérées* entre elles et assez *adhérentes* même aux parois du récipient. En un mot, ces précipités ne ressemblent en rien à celui qu'on obtient dans la préparation du sérum à minéralisation complexe et à fer insoluble dont j'ai indiqué la composition. Ces faits m'interdisaient donc de tenter l'injection intra-veineuse chez l'homme. Il est probable cependant, d'après les données de l'expérimentation animale, que de petites quantités de ces eaux avec précipité pourraient être injectées dans les veines chez l'homme, mais j'ai jugé plus prudent de m'abstenir complètement.

Il sera donc nécessaire, *lorsqu'on voudra injecter dans les veines des eaux bicarbonatées et ferrugineuses ayant déjà précipité*, de les *filtrer sur filtre de papier ou d'amiante aseptique* pour se mettre à l'abri de toute complication d'origine mécanique.

Pour les injections sous-cutanées ou intra-musculaires de ces mêmes eaux, on peut au contraire sans crainte utiliser les eaux en nature, avec la totalité de leurs éléments insolubles.

Il y a lieu, naturellement, de distinguer les *précipités vrais* de *simples troubles* que peuvent présenter ces eaux tout au début de la précipitation : l'injection intra-veineuse est sans danger tant qu'il ne s'agit que d'un simple trouble, et même tant qu'on n'arrive pas à distinguer *nettement* à l'œil nu les particules en suspension. Or le plus souvent il ne se forme pas de précipité vrai avant dix à quinze heures.

Isotonie, hypotonie, hypertonie des eaux minérales à injecter

On ne peut résoudre en une règle unique la question de la concentration moléculaire à donner aux eaux minérales à injecter dans les tissus. C'est une erreur, nous l'avons vu, de vouloir *toujours* injecter en nature, sans modification aucune, une eau minérale hypotonique, par exemple telle que celle de La Bourboule-Choussy-Perrière. C'est non moins une erreur de poser en principe général, comme le fait TRÉMOLIÈRES, que « les eaux minérales, avant d'être injectées, doivent être rendues isotoniques ». Les eaux miné-

rale; ne constituent pas une entité thérapeutique spéciale
pour laquelle on doive faire abstraction des principes qui
guident l administration des autres liquides médicamenteux injectables dans les tissus. Il y a des cas où on a intérêt à les employer isotoniques et d'autres où il vaut mieux
les employer hypotoniques ou hypertoniques. *Tout dépend
de l'indication à remplir et de l'effet auquel on vise.* Ici
comme ailleurs il faut savoir être éclectique et ce serait
souvent restreindre la limite des applications thérapeutiques de ces solutions naturelles et méconnaître certains
de leurs effets utiles possibles, que de vouloir par principe
les employer toujours telles quelles ou toujours ramenées à
l'isotonie.

On saisit en effet facilement que l'injection, soit dans le
sang, soit dans les tissus, de diverses eaux minérales de
constitution chimique analogue, mais de concentrations
moléculaires très différentes, produira des effets qui ne
seront nullement superposables entre eux et quelquefois
même s'opposeront les uns aux autres; j'ai déjà parlé plus
haut de l'importance de cette notion de concentration moléculaire et rappelé combien elle ressortait déjà
à l'examen des phénomènes produits par les eaux minérales
ou les solutions salines ou autres, introduites simplement
par la voie digestive.

Les eaux minérales à injecter pourront donc être, suivant les cas, hypotoniques, isotoniques ou hypertoniques
et une même eau pourra être étudiée à la fois à son état
de concentration moléculaire naturel et diluée ou concentrée par addition de substances appropriées.

Les eaux minérales qui devront être mises directement au contact d'appareils organiques isolés du corps, soustraits par conséquent à l'action du système de régulation osmotique normal, ne pourront au contraire qu'être employées isotoniques ou assez voisines de l'isotonie. Il en sera de même si l'on veut les injecter au niveau de tissus lésés, à vitalité amoindrie, à nutrition défectueuse, auxquels on aura par conséquent intérêt à donner immédiatement un milieu se rapprochant le plus possible du milieu vital normal et à épargner le surcroît de fatigue que leur imposerait la nécessité de rétablir l'équilibre osmotique détruit (1).

Moyens de ramener les eaux minérales à l'isotonie. — Pour rendre isotonique une eau minérale hypertonique, il n'y a qu'à la diluer convenablement d'eau distillée; la même observation que pour l'eau de mer est à faire ici : il faut avoir soin d'employer une eau distillée qui ne contienne pas de petites quantités d'éléments toxiques, tels que le plomb, ce qui modifierait sensiblement les résultats des injections massives ou prolongées.

Pour rendre isotoniques les eaux hypotoniques il ne faut pas songer à les concentrer, même par évaporation à froid dans le vide. Ce moyen, particulièrement mauvais pour les eaux gazeuses, est défectueux aussi pour les autres, à cause des précipitations qu'il amène fréquemment et du

____

(1) Cf. C. Fleig. L'isotonie des liquides médicamenteux mis au contact des surfaces cutanées ou muqueuses lésées ou des tissus profonds. *Bull. Soc. de thérapeutique*, 23 décembre 1908. Reproduit in *Bull. général de thérapeutique*, CLVII, 15 janvier 1909, 55-59 et *Montpellier médical*, juin 1909.

temps qu'il nécessite. On peut, simplement, réaliser l'isotonie par addition de chlorure de sodium ou d'un autre sel non ou peu toxique. Il semble cependant préférable, vu ce qu'on sait des propriétés différentes de l'eau de mer naturelle et d'une eau de mer artificiellement composée d'après l'analyse chimique (POUCHET et CHABRY, QUINTON), de *rendre les eaux isotoniques par addition d'eau de mer*, ainsi que l'indique TRÉMOLIÈRES, ou *par addition d'autres eaux minérales plus ou moins fortement hypertoniques*, comme je l'ai fait. Les eaux de *Salies-de-Béarn* et de *Biarritz* sont très commodes à ce point de vue, plus pratiques même que l'eau de mer, à cause de leur forte salure (respectivement 258 et 307 grammes de sels par litre); il suffit d'en ajouter un très faible volume par rapport au volume de l'eau à isotoniser.

Il est possible que certaines eaux minérales, *à minéralisation faible*, qui ont leurs indications thérapeutiques en tant que diurétiques ou en tant que modificatrices de certains états où la rétention chlorurée serait à redouter, aient avantage à être injectées dans les tissus ou dans le sang en vue d'un résultat plus rapide et plus sûr. Ayant montré que dans les cas suspects de rétention chlorurée et où des injections de sérum artificiel étaient cependant indiquées, on pourrait utiliser avec avantage des sérums achlorurés réalisés par de simples solutions de sucres isotoniques ou, pour injecter moins de sucre dans l'organisme, para-isotoniques (glucose, lactose) (1), j'ai pensé

---

(1) C. FLEIG. Les solutions de sucres isotoniques ou para-isotoniques employées comme sérums artificiels achlorurés. I. La diurèse liquide et l'élimination sucrée sous

à appliquer ces données au cas des eaux minérales. *En vue de la réalisation de l'isotonie* de ces eaux, j'ai donc proposé, surtout pour les eaux ne contenant que très peu de chlorures, d'employer le *lactose* ou mieux le *glucose* (cristallisés) (1) : la solution isotonique est, pour le glucose, à 47 pour 1000 (pratiquement 45) et, pour le lactose, à 92,5 p. 1000 (pratiquement 90). Mais on peut se contenter de solutions para-isotoniques, à 30 p. 1.000 de glucose par exemple ($\Delta = -\ 0^{\circ}35$) et à 50 ou 60 p. 1000 de lactose. Ces titres conviennent très bien pour les eaux à très faible minéralisa-

---

l'influence respective du glucose et du lactose. *C. R. Soc. Biol.*, LXIII, 20 juillet 1907, p. 190.

Les solutions de sucres isotoniques ou para-isotoniques..... II. La diurèse solide sous l'influence respective du glucose et du lactose. *C. R. Soc. Biol.*, LXIII, 27 juillet 1907, p. 229.

Valeur diurétique du sérum artificiel ordinaire et des solutions de sucres isotoniques ou para-isotoniques employées comme sérums achlorurés : glucose et lactose. *C. R. Soc. Biol.*, LXIII, 19 octobre 1907, p. 351.

Tout dernièrement, MM. Labougle et Boutin viennent d'apporter une confirmation clinique montrant l'intérêt pratique des sérums achlorurés réalisés par les solutions sucrées. (*Soc. de médecine milit. franc.*, 22 avril 1909, p. 176.)

A ce point de vue, cf. aussi :

C. FLEIG. Sur les sérums artificiels achlorurés diurétiques réalisés par les solutions isotoniques ou para-isotoniques de sucres (glucose, lactose, saccharose, mannite). *Bull. Soc. de thérapeutique*, 26 mai 1909 (paru dans le compte rendu de la séance du 9 juin 1909, p. 336-343). (Cf. Erratum relatif à cette communication dans le numéro suivant du *Bulletin.*) *Soc. de médecine milit. franc.*, mai 1909. Reproduit in *Bullet. général de thérapeutique* et in *Marseille Médical*, 1er juillet 1909.

Diurèse par injections intra-veineuses hypertoniques de sucres, chez l'homme et chez l'animal (glucose, lactose, mannite). *Bull. Soc. de thérapeutique*, 26 mai 1909 (paru dans le compte rendu de la séance du 9 juin 1909, p. 334-347). *Soc. de méd. milit. franc.*, mai 1909. Reproduit in *Bullet. général de thérapeutique*, et in *Marseille médical*, 15 juillet 1909.

(1) C. FLEIG. Isotonie des eaux minérales à injecter réalisée par les sucres. *Bull. Soc. de Thérap.*, 12 mai 1909 (paru dans le compte rendu de la séance du 26 mai 1909, p. 307). Reproduit in *Bullet. général de thérapeutique*, CLVII, 23 juin 1909, p. 904.

tion, telles que celles d'Evian, Vittel, Bagnoles-de-l'Orne, etc.
Si la minéralisation de l'eau, quoique très éloignée
du taux correspondant à l'isotonie, est cependant suffisante par elle-même pour élever le Δ de l'eau vers
— $0°15$, — $0°20$, on ajoutera moins de sucre, de façon à
réaliser un point cryoscopique global compris dans les
limites des solutions sucrées isotoniques ou para-isotoniques pures.

Faut-il injecter les eaux minérales avec leur gaz dissous ?

A la vaste question des diverses conditions auxquelles
doivent satisfaire les eaux minérales à injecter se rattache
celle de savoir s il faut les injecter dans l'organisme avec
les gaz qu'elles tiennent en dissolution, et dont le volume
est quelquefois très élevé.

Ici encore, pas de règle unique à adopter. Il y a seulement à poser en principe général *qu'une eau minérale
même très gazeuse, peut être injectée en quantité assez notable*
sans produire aucun accident. Si l'injection est intra-
veineuse, elle doit être simplement *assez lente* pour permettre aux gaz d être absorbés par le sang et éviter ainsi
les embolies gazeuses dues à une injection trop rapide.
On sait bien aujourd'hui que les injections de gaz non
toxiques dans les veines peuvent être tolérées par l'organisme à hautes doses pourvu qu'elles soient poussées lentement et dans une ramification veineuse éloignée du
cœur. Or les gaz des eaux minérales sont, nous l'avons vu,
des plus variés : à part l'acide carbonique, l'oxygène,

l'azote, l'hydrogène et quelquefois de faibles quantités d'hydrocarbures, certaines contiennent des quantités importantes de *gaz rares*, tels que l'hélium, l'argon, le néon, le crypton dont j'ai cité plus haut quelques particularités. Sur 3.000 litres de gaz fournis quotidiennement par les cinq sources de Bourbon-Lancy par exemple, il y a environ 91 litres du mélange argon et hélium et 55 litres d'hélium pur, certaines sources devenant ainsi de véritables mines de gaz rares. De plus, la présence constante de l'hélium dans les minéraux radioactifs a permis à M. Curie de conclure qu'il se produit régulièrement par la décomposition du radium; la présence de l'hélium dans une eau doit donc indiquer l'existence du radium dans les nappes profondes, d'autant plus que ce sont généralement les eaux les plus riches en hélium dont les gaz possèdent les propriétés radioactives les plus accusées. *Ces relations entre la radioactivité et les gaz rares des eaux minérales* ne font que donner plus d'intérêt à ces derniers et l'on comprend l'importance possible qui s'attache à l'étude de leur injection en solution dans les eaux minérales.

La quantité de ces gaz diminue progressivement dans l'eau après sa sortie du griffon; ils finiraient même par disparaître au bout d'un certain temps. Il ne m'est donc pas possible de dire exactement si pour certaines des eaux que j'ai expérimentées et qui au lieu d'émanation contiennent des gaz rares (Vichy par exemple), j'ai injecté ces gaz aussi, car je n'ai pu utiliser les eaux que 24 heures au minimum après leur puisement. Il y a cependant toute raison de penser qu'une grande partie des gaz rares a été ainsi injectée, leur diminution n'étant sans doute que de faible importance au bout de 24 heures.

Quant aux gaz des eaux minérales autres que les gaz rares, on peut très bien les injecter en totalité avec l'eau pour étudier l'effet global de cette eau.

Mais il y a des cas où l'on pourra songer à diminuer la forte proportion de certains gaz dissous dans une eau, notamment pour éviter une action globulicide (CO_2): on y arrivera par *décompression dans le vide* ou en faisant barboter dans l'eau un *courant d'air ou mieux d'un gaz inerte tel que l'hydrogène*. S'il se produit ainsi une précipitation en particules visibles à l'œil nu, il faudra, dans le cas d'injection intra-veineuse, filtrer comme il a été indiqué tout à l'heure. Pour avoir la précipitation la plus faible possible, il suffit de chasser le gaz peu de temps avant d'utiliser l'eau.

La nécessité d'enlever le grand excès d'acide carbonique, et souvent même d'oxygéner l'eau, s'impose lorsqu'on utilise celle-ci pour des études sur les organes isolés du corps, à moins qu'on veuille spécialement rechercher l'action de l'excès du gaz sur ces organes.

Diverses voies d'injection. — Vitesse d'injection. — Température.

Les voies *hypodermique, sous-cutanée* et *intra-musculaire* peuvent être employées, chez l'homme comme chez l'animal.

Pour les eaux *hypotoniques*, on peut faire les injections sous la peau, dans les muscles et même, en réalisant certaines conditions dont j'ai déjà parlé, directement dans le sang. Pour les eaux *hypertoniques*, dès que leur degré d'hypertonicité est notable, il faut faire uniquement des injections intra-veineuses, car sous la peau ou dans les muscles elles seraient douloureuses. Cependant dans certains cas il y aura lieu de les employer même par la voie sous-cutanée, notamment lorsqu'on voudra provoquer localement certaines modifications trophiques.

Les eaux *isotoniques* peuvent naturellement s'injecter par toutes les voies, même dans la cavité *arachnoïdienne*.

Pour les injections sous-cutanées, on aura souvent intérêt à les faire en d'autres points que ceux qui sont indiqués classiquement, en vue d'obtenir des effets locaux. Il ne faut pas craindre par exemple, de les pratiquer *au cou* dans les cas de polyadénite, si l'on veut essayer de bénéficier d'une action régionale possible, et même en pleine masse ganglionnaire. S'il s'agit de lésions cutanées de nature quelconque, une technique analogue est aussi applicable.

Je cite encore les injections *intra-péritonéales*, essayées chez l'animal par BILLARD et FERREYROLLES, TRÉMOLIÈRES, CLERMONT et, à un point de vue un peu spécial, par Gaston PARTURIER. En tant qu'injections proprement dites, elles ne paraissent présenter qu'un intérêt pratique limité. Cependant elles montrent que *le péritoine peut tolérer facilement le contact de diverses eaux minérales*, ce qui laisse prévoir la possibilité de certaines applications thérapeutiques. N'obtiendrait-on pas par exemple des effets intéressants dans le traitement

des péritonites et en particulier des péritonites tuberculeuses, en injectant dans le péritoine des eaux chlorurées
sodiques ou en lavant la cavité péritonéale avec ces eaux
au cours de l'intervention chirurgicale? Je me propose de
mettre ce point à l'étude, expérimentalement et cliniquement.

A propos des injections *intra-veineuses* d'eaux minérales
chez *l'homme*, je dois dire un mot de la *simplicité* et de la
*facilité — dont bien peu de médecins se doutent — avec
laquelle on peut faire des injections intra-veineuses*, du
moins chez les sujets dont le système veineux s'y prête.

Chez les individus, hommes ou femmes, dont les veines
de l'avant-bras, du pied et surtout du dos de la main se
dilatent suffisamment sous l'influence d'un bandage com-
pressif placé en amont, rien n'est plus facile que de faire
une ponction aseptique d'une ramification veineuse, même
de calibre relativement faible et, après s'être assuré que
l'aiguille est bien dans la veine en constatant l'apparition
du sang à son extrémité libre, d'injecter une aussi grande
quantité de liquide qu'on désire. L'injection finie, on retire
brusquement l'aiguille sous la pression d'un tampon de
coton imbibé d'alcool ou d'un antiseptique quelconque
et on peut protéger le point piqué par un fin nuage de
collodion.

Cette méthode d'injection intra-veineuse par simple
ponction peut être mise à la portée des plus maladroits;
elle permet de répéter très souvent l'injection intra-veineuse et ne m'a jamais occasionné le moindre déboire.
Si j'insiste sur elle, c'est qu'elle est beaucoup trop peu

employée par rapport aux services qu'elle peut rendre et que beaucoup de praticiens renoncent trop souvent aux injections intra-veineuses, dont ils réservent l'emploi pour les cas graves ou urgents. J'ajouterai qu'elle a l'avantage d'être *absolument indolore*, alors que l'injection sous-cutanée, ne serait-ce que par la distension mécanique qu'elle produit, s'accompagne toujours d'une sensation plus ou moins désagréable.

Dans le laboratoire, entre collègues, nous pratiquons souvent sur nous-mêmes ce genre de ponction veineuse en vue de prises de sang normal, sans jamais en avoir été incommodés de la moindre façon.

Ces injections intra-veineuses peuvent avoir encore un autre avantage sur les injections sous-cutanées ou intra-musculaires : à supposer que l'eau injectée ne soit pas absolument stérile, ce qui peut arriver malgré toutes les précautions d'asepsie prises, elles ont infiniment moins de chance de produire un accident d'ordre septique que les autres, les quelques microbes introduits étant immédiatement répandus dans toute la masse sanguine au lieu de rester plus ou moins longtemps fixés au niveau de la région injectée et d'avoir ainsi tendance à favoriser la formation locale d'un abcès.

La vitesse des injections, pour les intra-veineuses, doit être plus lente dans le cas des eaux hypertoniques et hypotoniques que dans les cas des isotoniques ; on en comprend facilement les raisons.

Pour ces dernières eaux, on n'a qu'à opérer à la vitesse habituelle des injections de sérum artificiel ordinaire.

La température des eaux doit, autant que possible, être voisine de celle du corps.

———

Les divers points se rapportant à la technique de l'utilisation des eaux minérales en injections étant ainsi étudiés, examinons les diverses données expérimentales ou cliniques qui justifient la conception qu'on peut s'en faire pour la plupart en tant que sérums artificiels et milieux vitaux.

TROISIÈME PARTIE

THÉORIE ET DÉMONSTRATION EXPÉRIMENTALE DES EAUX MINÉRALES MILIEUX VITAUX, SÉRUMS ARTIFICIELS

TROISIÈME PARTIE

THÉORIE ET DÉMONSTRATION EXPÉRIMENTALE DES EAUX MINÉRALES MILIEUX VITAUX, SÉRUMS ARTIFICIELS

Les analogies de composition que présentent avec l'eau de mer diverses eaux minérales, et dont il a déjà été question au début de ce travail, permettaient de penser, *a priori*, que, tout comme l'eau de mer, ces mêmes eaux pourraient servir, dans certaines conditions, de milieu organique aux éléments vivants et posséder une certaine similitude d'effets. C'était d'autant plus logique que, comme nous le verrons, *les eaux minérales ont pour la plupart leur origine dans des couches salines représentant les restes d'une évaporation marine.* On saisit donc bien le trait d'union étroit qui relie la nature de ces eaux à celle de l'eau de mer et la question se rattache de ce fait directement à celle des cures marines proprement dites.

Certaines eaux minérales cependant, telles que les eaux

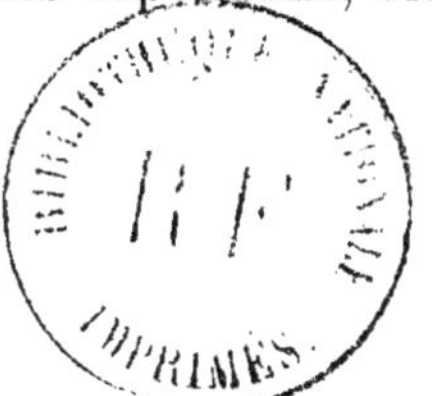

ferrugineuses, bicarbonatées ou autres, ont une composition bien différente de celle de l'eau de mer : le lien avec cette dernière est ici moins facile à saisir et les différences de constitution chimique avec la constitution minérale du plasma sanguin sont marquées, je veux parler non seulement des différences quantitatives globales, mais aussi des différences de rapport qu'affectent entre eux les divers éléments constitutifs dans ces trois sortes de milieu, plasma sanguin ou plasma interstitiel, eau de mer et eaux minérales en question. Néanmoins il ne me paraît pas impossible d'admettre une origine marine pour beaucoup de ces dernières, qui, on le conçoit, ont pu se modifier dans des limites considérables au cours de leur passage à travers les diverses nappes minérales qu'elles traversent.

Malgré cela, il ne faut pas vouloir trop généraliser et il est certain qu'*il existe des eaux minérales n'ayant aucun lien originel avec l'eau de mer*. Sans vouloir appliquer strictement à ces eaux la même conception qu'à celles dont la composition offre d'étroites analogies avec celle de l'eau de mer et les considérer comme pouvant jouer le rôle de milieux vitaux, on peut cependant, ces restrictions faites, les étudier au même point de vue que les autres, et il est possible, lorsqu'on les a modifiés de façon convenable au point de vue de leur concentration moléculaire, de démontrer leur non toxicité et la grande tolérance de l'organisme à leur égard.

Passons donc en revue les faits qui nous permettent de considérer la plupart des eaux minérales comme de vrais sérums organiques et milieux vitaux.

Ils comprennent l'étude des limites d'injectabilité de ces eaux dans l'organisme, de leur substitution possible au milieu vital naturel par saignées-transfusions et de leur action sur l'entretien de la vie des organes séparés du corps.

CHAPITRE PREMIER

LIMITES D'INJECTABILITÉ DES EAUX MINÉRALES DANS LES VEINES ET PAR D'AUTRES VOIES, CHEZ L'ANIMAL ET CHEZ L'HOMME

Dans une première série d'essais, j'ai injecté, chez l'animal, par les diverses voies, sous-cutanée, intra-musculaire et intra-veineuse, les différentes eaux minérales dont l'énumération a été faite plus haut, soit isotoniques ou voisines de l'isotonie, soit ramenées artificiellement à l'isotonie, par addition de chlorure de sodium ou d'eau de Salies-de-Béarn ou de Biarritz. Ces expériences ont été faites sans nulle préoccupation de filtrer les eaux sur bougie dans un but d'asepsie. Il s'est agi, la plupart du temps, d'eaux reçues directement des sources dans les bouteilles où le commerce les livre habituellement et, assez souvent, d'eaux envoyées des sources en ampoules scellées.

Les eaux qui avaient précipité étaient préalablement *filtrées*. Celles qui étaient très chargées en acide carbonique libre et qui devaient être injectées en grande quantité étaient parfois exposées à l'air pendant quinze ou trente minutes dans le but de laisser échapper l'excès de gaz. Pour se débarrasser d'une plus grande quantité de gaz, on faisait barboter quelquefois dans l'eau un *courant d'air ou d'oxygène* et, si sous cette influence une précipitation s'était produite, on filtrait l'eau sur papier avant l'injection.

Enfin, l'eau utilisée était portée au bain-marie à la température du corps; dans le cas d'injections prolongées, on ne mettait pas au bain-marie le récipient lui-même contenant l'eau à injecter, mais simplement les spires plusieurs fois enroulées d'un long tube de caoutchouc réunissant la canule veineuse au récipient : de cette façon, l'eau de ce dernier n'était pas chauffée inutilement pendant la longue durée de l'injection, mais amenée à la température voulue très peu de temps seulement avant son passage dans la veine, ce qui diminuait d'autant les modifications possibles dues à l'action prolongée de la chaleur.

Injections intra-veineuses massives d'eaux minérales

Dans ces conditions, *la plupart des eaux énumérées peuvent êtres injectées, chez le chien et chez le lapin, directement dans les veines et en quantités énormes sans produire d'autres troubles que ceux qui succèdent aux injections massives d'eau salée pure isotonique.*

INJECTIONS CHEZ LE CHIEN

Chez des chiens de 15 à 20 kilogrammes par exemple, on peut introduire dans le veines plus d'un litre d'eau minérale en quelques minutes sans observer par la suite le moindre effet toxique. Il en est ainsi notamment pour les eaux (isotoniques ou isotonisées ou para-isotoniques) de *Balaruc, Hombourg, Kreuznach, Kissingen, Wiesbaden, Uriage, Tarasp, La Bourboule, Santenay, Saint-Nectaire, Châtel-Guyon, Vichy, Salins, Salins-Moutiers,* etc.

Après ces injections, les animaux ont le plus souvent un aspect normal. Il en est ainsi aussi pour l'eau de *La Bourboule* spécialement, malgré sa haute teneur en arsenic; après des injections massives d'un litre dans les veines, les animaux restent vifs et gais, urinent abondamment et ne paraissent pas plus incommodés qu'après celles d'eau salée ordinaire.

La dose d'un litre peut être même dépassée de beaucoup si l'injection est moins rapide : par exemple *deux litres* d'eau de *Balaruc* ou *d'Uriage* injectés en demi-heure à des chiens de 20 kilogrammes sont très bien supportés. De même pour 3 *litres* d'eau de *Hombourg, de Kreuznach, de Balaruc,* injectés en une heure.

INJECTIONS CHEZ LE LAPIN

Chez le lapin, les résultats sont exactement de même nature. On arrive à injecter des quantités colossales d'eaux minérales sans aucune intoxication de l'animal.

Un *lapin de 2 kil.* 270 entre autres reçoit en quinze minutes 450 cc. *d'eau de La Bourboule source Croizat* (en nature) dans la veine marginale de l'oreille : diurèse abondante pendant 24 heures; pas de symptômes d'intoxication.

Un autre *lapin, de même poids,* reçoit en vingt minutes 480 cc. *de la même eau* par la même voie, à la température de 39º. Pendant l'injection, on n'observe absolument aucune réaction ni agitation ; à la fin apparaissent de *violents mouvements péristaltiques,* qu'on voit très nettement se dessiner à travers la paroi abdominale (poils préalablement coupés). A la fin du premier quart d'heure de l'injection, l'animal émet **59** cc. d'urine polyurique (Densité = 1005) et à la vingtième minute **46** cc. (Densité = 1004,5); point cryoscopique des deux urines mélangées = — 0º515; NaCl pour 1000 = 5 gr. 20. Après l'injection, l'animal se montre extrêmement vif. Dix minutes après l'injection, l'animal, mis en cage, urine encore 32 cc., et 8 minutes plus tard 36 cc. (Densité = 1004). Six minutes plus tard, émission de 21 cc. d'urine (Densité = 1004). Cinq minutes plus tard, nouvelle émission de 16 cc. (Densité = 1004). Quatorze minutes plus tard, nouvelle émission de 32 cc. (Densité = 1004).

La quantité totale d'urine émise après l'injection est de **137** cc. (D = 1005; Δ = — 0°475; NaCl = 5,8 %₀). — L'animal mange comme à l'ordinaire. — Quatorze heures plus tard, il a encore émis **290** cc. d'urine (D = 1011; Δ = — 0°80; NaCl = 5,70 %₀). *Le volume total éliminé depuis le début de l'injection est alors de 532 cc.* Pendant les 24 heures qui suivent, émission de **420** cc. (D. = 1015; Δ = — 1°08; NaCl = 8,3 °/₀₀). Il y a eu d'abondantes *évacuations intestinales.* L'animal n'a présenté aucun trouble; son poids, au bout de huit jours, était de 2 kil. 260 (effet de la diurèse abondante) et au bout de 15 jours, de 2 kil. 300.

Cette expérience d'injection massive, prise entre beaucoup d'autres analogues faites avec diverses eaux minérales, démontre bien la non toxicité de ces solutions, même pour certaines qui, à en juger d'après leur composition chimique, paraîtraient devoir être mal supportées.

Injections intra-veineuses d'eaux minérales, prolongées et à vitesse lente

Mais c'est surtout au moyen des *injections intra-veineuses prolongées et à vitesse lente* que la démonstration de l'innocuité de ces sérums naturels peut être faite avec le maximum de netteté. Avec une vitesse d'injection allant de 0 cc. 7 à 1 cc. par kilogramme d'animal et par minute, j'ai pu arriver, chez le chien, à *faire passer dans le sang en une seule fois des quantités d'eaux minérales arrivant à égaler le poids de l'animal* : celui-ci à part quelques troubles passagers d'origine mécanique (œdème) et les difficultés qu'il éprouve à maintenir son équilibre par suite du temps très long pendant lequel il est resté attaché, présente dès le lendemain un aspect normal. La diurèse est extrêmement abondante et se fait d'autant mieux que l'injection est poussée plus lentement : si la vitesse d'injection est inférieure à 0 cc. 9 par minute et par kilogramme d'animal, il arrive un moment où l'animal, dans une période de temps déterminée, élimine par l'urine à peu près la quantité de liquide qu'il reçoit par les veines, ainsi que cela a lieu pour les injections lentes et prolongées d'eau de mer; si la vitesse d'injection est de 1 cc. ou au-dessus, l'animal s'hydrate de plus en plus et s'œdématie, mais, dans la période qui suit l'injection, la diurèse à raison de l'hydropisie produite et peu à peu l'animal revient à la normale.

En faisant *sur un même animal* des *expériences comparatives*, on constate en outre que *beaucoup des eaux minérales citées*, surtout les eaux à minéralisation banale à prédominance chlorurée sodique, administrées en injections prolongées et à vitesse lente, sont *mieux supportées que le sérum physiologique ordinaire*. Il en est ainsi pour les eaux de *Balaruc*, de *Salins-Moutiers* et *Salins* isotonique, de *Hombourg* et *Kreuznach* isotoniques, etc.

Ces conclusions résultent de l'examen de la diurèse produite sous l'influence des injections prolongées à vitesse lente : l'élimination du liquide injecté se fait plus abondamment et plus rapidement sous l'influence des eaux minérales en question que sous l'influence du sérum artificiel ordinaire employé dans les mêmes conditions; l'élimination des matières solides est aussi plus abondante, ainsi que le montre le détail des expériences. Le travail d'élimination rénale globale est donc plus intense dans le cas des eaux minérales que dans le cas du sérum artificiel ordinaire. Or on sait que, pour des injections comparables entre elles, ce travail, représenté par les volumes liquides et le nombre des molécules solides éliminées par le rein, est fonction inverse du degré toxique du liquide injecté et fonction directe du degré d'intégrité du milieu vital (QUINTON). Les eaux minérales dont il est question réalisent donc des *milieux moins toxiques encore que le sérum physiologique ordinaire et l'altération qu'elles apportent au milieu vital intercellulaire naturel est moindre encore que celle que produit la solution chlorurée sodique simple.* La conclusion est ici la même que celle que j'ai formulée à propos des sérums artificiels à minéralisation complexe, étudiés comparativement à l'eau salée ordinaire.

Dans ce travail d'ensemble, qui n'est, je l'ai dit, qu'un résumé détaillé, je ne peux pas citer tous les protocoles d'expérience sur lesquels s'étayent ces conclusions. J'en rapporte seulement quelques-uns, qui permettront de juger de la marche générale des expériences et de comparer, en se basant sur les données que je viens d'exposer, la tolérance de l'organisme animal vis-à-vis des injections de diverses eaux minérales par rapport à celles d'eau salée ordinaire, de sérums plus complexes ou d'eau de mer.

Il s'agit d'*injection intra-veineuses* d'une durée de *trois heures*, poussées à raison de 1 *cc. par minute et par kilo d'animal*, à une vitesse donc un peu supérieure dans ces cas à celle qui convient au sérum artificiel ordinaire pour que l'égalité s'établisse à partir d'un moment déterminé entre la quantité de liquide qu'on injecte et la quantité qui s'élimine. Les résultats n'en seront que plus démonstratifs, la vitesse d'injection de 1 cc. étant naturellement moins favorable à la tolérance de l'eau par l'organisme que la vitesse de 0 cc. 7.

Remarquons que, pour apprécier la valeur globale de la diurèse due à chaque injection, il faut *tenir compte non seulement de l'urine éliminée pendant l'injection même, mais aussi de l'urine éliminée dans les périodes qui suivent celle-ci, c'est-à-dire pendant quelques jours encore après l'injection.*

Ces protocoles eux-mêmes ne sont pas relatés ici avec tous les détails et l'exposé complet de toutes les déductions auxquels les chiffres qu'ils fournissent peuvent conduire. On verra très bien que les données intéressant la cryoscopie et le dosage des chlorures des divers échantillons successifs d'urine recueillis pendant et après les injections permettent d'analyser plus à fond encore les phénomènes de tolérance des eaux et d'élimination dont il s'agit (étude des diurèses moléculaires, analogue à celle que j'ai faite dans le cas des sérums sucrés (1).)

Mais les détails nécessités par ces développements feraient sortir ce travail du cadre que je lui ai imposé au début et l'allongeraient considérablement; aussi me contenterai-je d'indiquer seulement, de la façon la plus brève possible,

---

(1) C. FLEIG. *C. R. Soc. Biol.*, LXIII, 20 juillet 1907, p. 190; 27 juillet 1907, p. 229; 19 octobre 1907, p. 351.

les déductions de ce genre d'étude au chapitre réservé plus spécialement à l'examen des phénomènes de nutrition et d'excrétion produits sous l'influence des injections d'eaux minérales. (*Quatrième partie, chapitre III.*)

PROTOCOLES D'EXPÉRIENCE

Expérience I

(Chien 4)

Injection intra veineuse prolongée et à vitesse lente d'eau salée pure à 9 pour 1000

Vendredi. — Chien de 29 kilogrammes, à jeun de 20 heures. Sonde à demeure dans la vessie, d'où on retire, en la vidant, à trois après-midi, 120 cc. d'urine.

Densité 1037
NaCl .... 6,30 ‰
Δ .... — 3°405

Température rectale = 38°9.

A 3 heures, on commence une injection intra-veineuse (par la pédieuse) de solution de *chlorure de sodium pur à* 9 pour 1000, à 38°, à la vitesse de 1 cc. par minute et par kilo d'animal.

HEURES		Tompé-rature rectale	LIQUIDE PASSÉ à partir du début de l'injection	URINE ÉCOULÉE pendant chaque quart d'heure successif	DENSITÉS	POINTS cryoscopiques	NaCl par litre
Ire heure	3 h. 15	$38°8$	450	5^{cc}	1040	— $3°665$	6,66
	3 h. 30	$39°$	950	12^{cc}	1030	— $2°365$	9,60
	3 h. 45	$39°1$	1350	26^{cc}	1020	— $1°620$	12,4
	4 h.	$39°4$	1800	48^{cc}	1011	— $1°175$	12,2
2me heure	4 h: 15	$39°5$	2250	53^{cc}	1011	— $1°205$	14,7
	4 h. 30	$39°5$	2700	103^{cc}	1008	— $1°025$	13,3
	4 h. 45	$39°3$	3150	129^{cc}	1007	— $0°885$	12,2
	5 h.	$39°2$	3600	175^{cc}	1006	— $0°810$	11,4
3me heure	5 h. 15	$39°2$	4050	228^{cc}	1006	— $0°765$	10,9
	5 h. 30	$39°2$	4500	197^{cc}	1005	— $0°735$	10,6
	5 h. 45	$39°3$	4950	238^{cc}	1005	— $0°765$	10 6
	6 h.	$39°4$	5400	260^{cc}	1005	— $0°750$	10,7

Le chien, détaché, est mis en cage et on recueille les urines des périodes qui suivent l'injection.

Le lendemain matin, samedi à 8 heures, température $= 38°6$; urine $= 3850$ cc.; D $= 1010$; $\Delta = -0°715$; NaCl par litre $= 7,6$.

Samedi soir à 6 heures 30, urine $= 450$ cc.; D $= 1011$.

Dimanche matin à 8 heures, urine $= 1080$ cc.; D $= 1010$.

Dimanche soir à 6 heures 30, urine $= 140$ cc.; D $= 1011$.

Lundi matin à 8 heures, urine $= 1030$ cc.; D $= 1014$.

La densité se maintient encore très abaissée par rapport à la normale pendant les jours qui suivent et la polyurie ne s'atténue que graduellement.

L'animal, pendant les périodes qui ont suivi l'injection, a eu à sa disposition sa nourriture habituelle (bouillon, viande et pain — pas d'eau de boisson surajoutée).

RÉSUMÉ SYNTHÉTIQUE DES TAUX D'ÉLIMINATION URINAIRE LIQUIDE		
VOLUMES D'URINE PENDANT L'INJECTION, COMPTÉS A PARTIR DU DÉBUT DE L'INJECTION	Rapportés au poid absolu du chien	Rapportés à 10 kilos d'animal
Au bout de la première heure.	91 cc	31,3 cc
Au bout de la deuxième heure.	550 cc	189 cc
Au bout de la troisième heure.	1.473 cc	507 cc
VOLUME D'URINE DEPUIS LA FIN DE L'INJECTION JUSQU'A 62 HEURES APRÈS	6.550 cc	2.258 cc

Expérience II

(Chien 4)

**Injection intra-veineuse prolongée et à vitesse lente
de sérum artificiel à minéralisation complexe, chez le même chien
que précédemment**

Le sérum répond à la composition suivante :

Chlorure de sodium.......... 6 gr. 0
Chlorure de potassium....... 0 gr. 3
Chlorure de calcium....... 0 gr. 2
Sulfate de magnésie....... 0 gr. 3 Δ du sérum $= - 0°535$
Glycérophosphate de soude. 2 gr. 0
Bicarbonate de soude....... 1 gr. 5
Glucose .... 1 gr. 0
Eau distillée q. s. pour..... 1000 cc.

L'expérience est faite treize jours plus tard que la précédente, pour laisser au chien le temps de rétablir son équilibre organique général primitif. Il pèse alors 28 kilogrammes.

Jeudi : chien à jeun depuis 20 heures. Sonde à demeure dans la vessie, d'où on retire, en la vidant, à 3 heures 30, 200 cc. d'urine normale.

Densité 1017
NaCl .... 1,60 ‰
Δ .... — 1°790

Température rectale $= 38°9$.

A 3 heures 30, on commence l'injection intra-veineuse du sérum à minéralisation complexe, à 38° et à la même vitesse que précédemment.

	HEURES	Température rectale	LIQUIDE PASSÉ à partir du début du l'injection	URINE ÉCOULÉE pendant chaque quart d'heure successif	DENSITÉS	POINTS cryoscopiques	NaCl par litre
1re heure	3 h. 45	$39°7$	450	4 cc.4	?	?	?
	4 h.	$39°5$	900	7 cc.8	?	?	?
	4 h. 15	$39°7$	1350	16 cc.	?	— $1°515$	1,70
	4 h. 30	$40°2$	1800	89 cc.	1007	— $0°520$	2,40
2e heure	4 h. 45	$40°2$	2250	134 cc.	1004	— $0°395$	2,80
	5 h.	$40°2$	2700	287 cc.	1001	— $0°285$	2,90
	5 h. 15	$40°$	3150	303 cc.	1001	— $0°345$	3,10
	5 h. 30	$40°$	3600	285 cc.	1002	— $0°345$	3,50
3e heure	5 h. 45	$40°$	4050	235 cc.	1003	— 0,365	$3°60$
	6 h.	$39°9$	4500	216 cc.	1003	— $0°430$	4,20
	6 h. 15	$39°9$	4950	172 cc.	1005	— $0°485$	4,30
	6 h. 30	$39°9$	5400	188 cc.	1003.5	— $0°435$	3,90

Le chien, détaché, est mis en cage et on recueille les urines des périodes qui suivent l'injection.

Le lendemain matin, vendredi à 8 heures, urine = 3100 cc.; D = 1010; Δ = — $0°745$; NaCl = 5,6 $°/_{oo}$.

Vendredi soir à 6 heures, urine = 1050 cc.; D = 1012.

Samedi matin à 8 heures, urine = 1100 cc.; D = 1009.

Samedi soir à 6 heures, urine = 470 cc.; D = 1020.

Dimanche matin à 8 heures, urine = 1710 cc.; D = 1008.

Dimanche soir à 6 heures, urine = 710 cc.; D = 1008.

Lundi soir à 6 heures, urine = 760 cc.; D = 1014.

La densité se maintient encore très abaissée pendant les jours qui suivent et la polyurie ne s'atténue que graduellement.

Pendant les périodes qui ont suivi l'injection, animal nourri comme précédemment.

RÉSUMÉ SYNTHÉTIQUE DES TAUX D'ÉLIMINATION URINAIRE LIQUIDE		
VOLUMES D'URINE PENDANT L'INJECTION, COMPTÉS A PARTIR DU DÉBUT DE L'INJECTION	Rapportés au poids absolu du chien	Rapportés à 10 kilos d'animal
Au bout de la première heure.	117 cc. 2	41 cc.
Au bout de la deuxième heure.	1.126 cc.	402 cc.
Au bout de la troisième heure.	1.937 cc.	691 cc.
VOLUME D'URINE DEPUIS LA FIN DE L'INJECTION JUSQU'A 61 h. 30 APRÈS	7.430 cc.	2.653 cc.

L'animal a très bien supporté ces injections successives et sert plus tard, à diverses reprises, à d'autres expériences, notamment pour une expérience de saignée suivie de transfusion d'eau de Kreuznach.

Expérience III

(Chien 12)

Injection intra-veineuse prolongée et à vitesse lente d'eau de mer isotonique chez le chien

Mercredi. — Chien de 12 kilogrammes, à jeun depuis 20 heures. Sonde à demeure dans la vessie, d'où on retire, en la vidant, à 3 heures, 30 cc. d'urine.

8

Densité.............................. 1037
NaCl .... 6,50 °/oo .
Δ.................................. — 3°090

Température rectale = 40°

A 3 heures, on commence une injection intra-veineuse (par la pédieuse) d'*eau de mer isotonique*, à la température et à la vitesse habituelles.

HEURES		Température rectale	LIQUIDE PASSÉ à partir du début de l'injection	URINE ÉCOULÉE pendant chaque quart d'heure successif	DENSITÉS	POINTS cryoscopiques	NaCl par litre
1re heure	3 h. 15	39°7	180	4 cc.4	moyenne 1020	moyenne — 1°520	moyen. 14,10
	3 h. 30	39°6	360	19 cc.			
	3 h. 45	39°5	540	16 cc.			
	4 h.	39°3	720	14 cc.			
2e heure	4 h. 15	39°	900	15 cc.	moyenne 1013	moyenne — 0°765	moyen. 8,80
	4 h. 30	38°7	1080	19 cc.			
	4 h. 45	38°4	1260	30 cc.			
	5 h.	38°2	1440	43 cc.	1008	— 0°535	6,60
3e heure	5 h. 15	38°	1620	58 cc.	1007	— 0°465	6,10
	5 h. 30	37°9	1800	73 cc.	1006	— 0°455	5,80
	5 h. 45	37°9	1980	88 cc.	1005—	— 0°440	5,80
	6 h.	37°8	2160	90 cc.	1005	— 0°420	5,80

Le chien, détaché, est mis en cage et on recueille les urines des périodes qui suivent l'injection.

Le lendemain matin, jeudi, à 9 heures, urine = 1370 cc.; D = 1008; Δ = — 0°615; NaCl = 5,80 °/oo.

Vendredi matin, à 8 heures, urine = 1300 cc.; D = 1014.

Samedi matin, à 8 heures, urine = 980 cc.; D = 1011.

Dimanche matin, à 8 heures, urine = 1125 cc.; D = 1010.

Pour la persistance des modifications plus tardives de l'urine et pour l'alimentation du chien, mêmes remarques que précédemment.

<table>
<tr><td colspan="3" align="center">RÉSUMÉ SYNTHÉTIQUE DES TAUX D'ÉLIMINATION URINAIRE
LIQUIDE</td></tr>
<tr><td>VOLUMES D'URINE PENDANT L'INJECTION,
COMPTÉS A PARTIR DU DÉBUT DE L'INJECTION</td><td>Rapportés
au poids absolu
du chien</td><td>Rapportés
à 10 kilos d'ani-
mal</td></tr>
<tr><td>Au bout de la première heure.</td><td>53 cc. 4</td><td>44 cc.</td></tr>
<tr><td>Au bout de la deuxième heure</td><td>160 cc.</td><td>133 cc.</td></tr>
<tr><td>Au bout de la troisième heure.</td><td>469 cc.</td><td>390 cc.</td></tr>
<tr><td>VOLUME D'URINE DEPUIS LA FIN DE L'IN-
JECTION JUSQU'A 62 HEURES APRÈS</td><td>3.650 cc.</td><td>3.041 cc.</td></tr>
</table>

Expérience IV

(Chien 12)

Injection intra-veineuse prolongée et à vitesse lente d'eau de Balaruc pure, chez le même chien que précédemment

L'expérience est faite quinze jours plus tard que la précédente. Le chien pèse alors 11 kilogrammes.

Jeudi. — Chien à jeun depuis 15 heures. Sonde à demeure dans la vessie, d'où on retire, en la vidant à 8 heures 45, quelques centimètres cubes d'urine normale.

Température rectale, 40°4.

A 8 heures 45, on commence l'injection intra-veineuse *d'eau de Balaruc* (1), à la température et à la vitesse habituelles.

HEURES		Températ. rectale	LIQUIDE passé à partir du début de l'injection	URINE écoulée pendant chaque quart d'heure successif	DENSITÉS	POINTS cryoscopiques	NaCl par litre
1re heure	9 h.	40°3	165	1 cc. 8	?	?	?
	9 h. 15	40°1	330	4 cc. 2	?	?	?
	9 h. 30	39°8	495	29 cc.	1019	— 1°695	12,60
	9 h. 45	39°5	660	55 cc.	1012	— 0°955	11,10
2e heure	10 h.	39°5	825	81 cc.	1009	— 0°745	9,20
	10 h. 15	39°5	990	60 cc.	1008	— 0°700	9
	10 h. 30	39°9	1155	76 cc.	1008	— 0°695	9
	10 h. 45	39°8	1320	68 cc.	1008	— 0°715	9,40
3e heure	11 h.	39°6	1485	78 cc.	1007	— 0°689	9,30
	11 h. 15	39°5	1650	74 cc.	1006÷	— 0°695	9,20
	11 h. 30	39°1	1815	86 cc.	1006	— 0°675	9,10
	11 h. 45	39°1	1980	63 cc.	1008÷	— 0°710	9,20

(1) L'analyse de l'eau de *Balaruc*, faite par Béchamp et Armand Gautier, a donné la composition suivante (par litre) :

Chlorure de sodium.. 7 gr. 0451

  — de magnésium... 0 — 8890

  — de lithium.. 0 — 0072

  — de cuivre.. 0 — 0007

Sulfate de potasse... 0 — 1459

  — de chaux.. 0 — 9960

Bicarbonate de chaux.. 0 — 8350

  — de magnésie.. 0 — 2167

Acide silicique.. 0 — 0228

  — borique.. 0 — 0080

Oxyde ferrique... 0 — 0012

Alumine, manganèse, acide phosphorique...................... 0 — 0011

Acide carbonique.. 0 — 0984

Bromures, nitrates... traces

TOTAL des principes fixes.................. 10 gr. 2671

L'animal, détaché de suite après l'injection, saute très vivement et ne paraît nullement incommodé.

On le met en cage, en vue de la récolte des urines des périodes qui suivent l'injection.

Le lendemain vendredi, à 8 heures du matin, urine = 1100 cc.; D = 1010 — ; Δ = — 0°875; NaCl par litre = 8,20.

Samedi matin à 8 heures, urine = 780 cc.; D = 1017.

Dimanche matin à 8 heures, urine = 1200 cc.; D = 1015.

De dimanche matin à mardi soir 6 heures, urine = 1040 cc.; D = 1015.

Mercredi soir à 6 heures, urine = 1080 cc.; D = 1013.

Jeudi soir à 6 heures, urine = 690 cc.; D = 1017.

Vendredi matin à 8 heures, urine = 400 cc.; D = 1017.

Pour la persistance des modifications plus tardives de l'urine et pour l'alimentation du chien, mêmes remarques que précédemment.

(*Suite de la note précédente.*)

Azote et oxygène.. 55 cc.

J'ai trouvé comme point cryoscopique de cette eau : Δ = — 0°55. Ce chiffre est bien en rapport avec les quantités de sels indiquées par l'analyse ci-dessus, qui n'est cependant pas de date récente.

RÉSUMÉ SYNTHÉTIQUE DES TAUX D'ÉLIMINATION URINAIRE LIQUIDE		
VOLUMES D'URINE PENDANT L'INJECTION, COMPTÉS A PARTIR DU DÉBUT DE L'INJECTION	Rapportés au poids absolu du chien	Rapportés à 10 kilos d'animal
Au bout de la première heure.	90 cc.	81 cc.
Au bout de la deuxième heure.	375 cc.	340 cc.
Au bout de la troisième heure.	469 cc.	614 cc.
VOLUME D'URINE DEPUIS LA FIN DE L'INJECTION JUSQU'A 68 HEURES APRÈS	3.080 cc.	2.800 cc.

L'animal a très bien supporté ces injections successives et sert plus tard, à diverses reprises, pour d'autres expériences.

Expérience V

(Chien 32)

Injection intra-veineuse prolongée et à vitesse lente d'eau de Hombourg (Landgrafenbrunnen) isotonique

Jeudi. — Chien de 18 kilogrammes, à jeun depuis 20 heures. Sonde à demeure dans la vessie, d'où on retire, en la vidant à 4 heures, 25 cc. d'urine normale.

Densité 1022

NaCl .... 8 $^o/_{oo}$

Δ .... — 2°255

Température rectale = 39°2.

A 4 heures, on commence une injection intra-veineuse (par la pédieuse) d'*eau de Hombourg (Landgrafenbrunnen)* (1), *diluée des 2 /5 de son volume d'eau distillée.* (Eau de Hombourg, 1000 cc.; eau distillée, 400 cc.); Δ de cette dilution = — 0°59.

La dilution a été faite avec l'eau de Hombourg employée en nature, avec ses gaz; le tout a été filtré ensuite sur papier.

Température et vitesse d'injection habituelles.

---

(1) L'eau de *Hombourg-Landgrafenbrunnen* présente, d'après l'analyse de H. Fresenius en 1904, la composition suivante :

Pour 100 grammes d'eau (les sels de l'acide carbonique sont exprimés en carbonates neutres).

Chlorure de sodium	9,878044
— de potassium	0,368389
— de lithium	0,020748
— d'ammonium	0,002594
— de calcium...	1,760640
Bromure de sodium	0,004135
Iodure de sodium	0,000018
Sulfate de baryum	0,001557
Sulfate de strontium	0,043435
Carbonate de strontium.	0,003652
— de chaux	0,696995
— de magnésium	0,728525
— ferreux.	0,047267
— manganeux	0,001257
Arséniate de chaux	0,000130
Phosphate de chaux	0,000334
Silice	0,034627
TOTAL	13,572347
Acide carbonique combiné aux carbonates neutres	0,697357
Acide carbonique litre	1,834179
TOTAL GÉNÉRAL	16,103883

Traces de rubidium, cœsium, fluor, acides borique et nitrique. Δ = — 0°82.

(H. FRESENIUS. Chimische u. physikalisch-chemische Untersuchung des Landgrafenbrunnens in Bad Hombourg v. d. Höhe. *Kreidel's Verlag, Wiesbaden,* 1905).

HEURES		Tempé-rature rectale	LIQUIDE PASSÉ à partir du début de l'injection	URINE ÉCOULÉE pendant chaque quart d'heure successif	DENSITÉS	POINTS cryoscopiques	NaCl par litre
1re heure	4 h. 15	39°3	270	8 cc.	?	moyenne	moyen.
	4 h. 30	39°5	540	12 cc.	?	= — 2°385	=17,20
	4 h. 45	39°5	810	31 cc.	1017	— 1°555	17,00
	5 h.	39°6	1080	46 cc.	1013	— 1°57	16,10
2e heure	5 h. 15	39°9	1350	115 cc.	1010	— 0°945	13,20
	5 h. 30	40°	1620	129 cc.	1010	— 0°875	12,70
	5 h. 45	40°	1890	175 cc.	1008	— 0°807	11,70
	6 h.	40°2	2160	226 cc.	1006	— 0°77	10,10
3e heure	6 h. 15	39°8	2430	195 cc.	1006+	— 0°765	11,00
	6 h. 30	39°7	2700	142 cc.	1007	— 0°757	11,10
	6 h. 45	39°4	2970	123 cc.	1007	— 0°71	10,70
	7 h.	39°1	3240	86 cc.	1006	— 0°59	9,80

Salivation assez marquée pendant toute la durée de l'injection ; mais on ne peut recueillir la plus grande partie de la salive.

Salive de la première heure : $\Delta = - 0°325$; NaCl $= 4,10$ %₀₀

Salive de la deuxième heure : $\Delta = - 0°255$; NaCl $= 3,70$ %₀₀

Salive de la troisième heure : $\Delta = - 0°265$; NaCl $= 3,90$ %₀₀

Le chien, détaché, est mis en cage et on recueille les urines des périodes qui suivent l'injection.

Le lendemain matin, vendredi à 8 heures, urine $= 800$ cc. ; D $= 1010$; $\Delta = - 0°655$; NaCl $= 6,90$ %₀₀.

Samedi matin, à 8 heures, urine $= 2100$ cc. ; D $= 1011$.

Dimanche matin, à 8 heures, urine $= 1990$ cc. ; D $= 1011$.

Lundi matin, à 8 heures, urine $= 1850$ cc. ; D $= 1012$.

Mardi matin, à 8 heures, urine $= 1700$ cc. ; D $= 1014$.

Persistance des modifications urinaires comme précédemment.

RÉSUMÉ SYNTHÉTIQUE DES TAUX D'ÉLIMINATION URINAIRE LIQUIDE		
VOLUMES D'URINE PENDANT L'INJECTION, COMPTÉS A PARTIR DU DÉBUT DE L'INJECTION	Rapportés au poids absolu du chien	Rapportés à 10 kilos d'animal
Au bout de la première heure.	97 cc.	53 cc. 8
Au bout de la deuxième heure.	742 cc.	412 cc.
Au bout de la troisième heure.	1.288 cc.	715 cc.
VOLUME D'URINE DEPUIS LA FIN DE L'INJECTION JUSQU'A 61 HEURES APRÈS	4.890 cc.	2 716 cc.

Le chien sert, trois semaines plus tard, à d'autres expériences Pendant ce laps de temps on n'a jamais constaté le moindre trouble.

Expérience VI

(Chien 5)

Injection intra-veineuse prolongée et à vitesse lente de liquide de Locke chez le chien

Samedi. — Chien de 15 kilogrammes, à jeun depuis 18 heures. Sonde à demeure dans la vessie, d'où on retire, en la vidant à 2 heures 30, quelques centimètres cubes d'urine normale. $\Delta =$ — 3°79; NaCl = 10,31 ‰.

Température rectale = 39°3.

A 2 heures 30, on commence une injection intra-veineuse (par la pédieuse) de *liquide de Locke* (NaCl 9 gr.; KCl 0,2; CaCl^2 0,2; CO^{3}NaHO,2; glucose 1,0; oxygène dissous à saturation, pour 1000 cc. de liquide).

Température et vitesse d'injection habituelles.

HEURES		Tempé-rature rectale	LIQUIDE PASSÉ à partir du début de l'injection	URINE ÉCOULÉE pendant chaque quart d'heure successif	DENSITÉS	POINTS cryoscopiques	NaCl par litre
1re heure	2 h. 45	39°5	225	1 cc.			
	3 h.	39°3	450	1 cc.5	?	moyenne — 2°56	moyen. 11,6
	3 h. 15	39°9	675	4 cc.5			
	3 h. 30	40°5	900	5 cc.			
2e heure	3 h. 45	41°2	1125	3 cc.8			
	4 h.	41°3	1350	14 cc.	moyenne 1013	moyenne — 1°135	moyen. 15,08
	4 h. 15	40°2	1575	50 cc.			
	4 h. 30	39°6	1800	48 cc.			
3e heure	4 h. 45	39°3	2025	118 cc.			
	5 h.	39°1	2250	115 cc.	moyenne 1010	moyenne — 1°095	moyen. 16,24
	5 h. 15	39°1	2475	134 cc.			
	5 h. 30	39°	2700	145 cc.			

Pendant les trois heures qu'a duré l'injection, ce chien s'est montré très excité; il l'a été particulièrement pendant la deuxième heure.

(La détermination des points cryoscopiques et des chlorures dans cette expérience est due à l'obligeance de mon collègue Jules Frézouls.)

Le chien, détaché, est mis en cage et on recueille les urines de périodes qui suivent l'injection.

Le lendemain matin, dimanche, à 8 heures, urine = 1800 cc.;

D $=$ 1009; $\Delta =$ — 0,85; NaCl $=$ 10,44 $°/_{oo}$.

Lundi matin, à 8 heures, urine $=$ 1000 cc.; D $=$ 1010.

Lundi soir, à 6 heures, urine $=$ 330 cc.; D $=$ 1010.

Mardi matin, à 8 heures, urine $=$ 400 cc.; D $=$ 1009.

Mercredi matin, à 8 heures, urine $=$ 950 cc.; D $=$ 1009.

Mercredi soir, à 6 heures, urine $=$ 250 cc.; D $=$ 1010.

Pour la persistance des modifications plus tardives de l'urine et pour l'alimentation du chien, mêmes remarques que d'habitude.

RÉSUMÉ SYNTHÉTIQUE DES TAUX D'ÉLIMINATION URINAIRE LIQUIDE		
VOLUMES D'URINE PENDANT L'INJECTION, COMPTÉS A PARTIR DU DÉBUT DE L'INJECTION	Rapportés au poids absolu du chien	Rapportés à 10 kilos d'animal
Au bout de la première heure.	11 cc.	7 cc. 3
Au bout de la deuxième heure.	126 cc. 8	84 cc. 5
Au bout de la troisième heure.	638 cc. 8	425 cc. 8
VOLUME D'URINE DEPUIS LA FIN DE L'INJECTION JUSQU'A 62 h. 30 APRÈS	3.530 cc.	2.353 cc.

Expérience VII

(Chien 5)

Injection intra-veineuse prolongée et à vitesse lente d'eau de Salins diluée, chez le même chien que précédemment

L'expérience est faite 13 jours plus tard que la précédente. Le chien pèse alors 14 kilogrammes.

Vendredi. — Chien à jeun depuis 18 heures. Sonde à demeure dans la vessie, d'où on retire, en la vidant à 3 heures, quelques centimètres cubes d'urine normale; NaCl = 3 ‰.

Température rectale = 39°3.

A 3 heures, on commence l'injection d'*eau de Salins diluée de trois fois son volume d'eau distillée.* (Eau encore un peu hypertonique : $\Delta = -0°721$) (1).

Température et vitesse d'injection habituelles.

---

(1) J'ai trouvé le point cryoscopique de l'*eau de Salins pure*, qui m'a été adressée par la station, égal à — **2°865** et un chiffre total de chlorures, exprimé en chlorure de sodium, égal à **44,4** (dosé sur l'eau diluée de 3 fois son volume d'eau). Ces chiffres ne coïncident pas avec ceux des analyses qu'on peut trouver dans les brochures publiées par les médecins de la station ; celles-ci sont probablement trop anciennes et il y aurait lieu de les refaire à nouveau, la composition d'une eau minérale pouvant notablement changer d'une époque à l'autre. (La même remarque s'applique à diverses autres des eaux minérales.)

Voici par exemple deux des analyses en question (par litre) :

Chlorure de sodium...........	22,745	Chlorure de sodium.........		23,757
— de magnésium.........	0,870	— de magnésium.........	}	1,126
— de potassium.	0,256	— de potassium.........	}	
Sulfate de chaux.	1,416	Bromure de potassium.......		0,0365
— de potasse	0,680	Sulfates..................		2,968
Bromure de potassium........	0,030			
Iodure de sodium........... }				
Carbonate de chaux......... }	traces			
— de magnésie. .... }				

HEURES		Température rectale	LIQUIDE PASSÉ à partir du début de l'injection	URINE ÉCOULÉE pendant chaque quart d'heure successif	DENSITÉS	POINTS cryoscopiques	NaCl par litre
1re heure	3 h. 15	39°5	210	1 cc. 7	moyenne 1029	moyenne — 2°365	moyen. 9,50
	3 h. 30	39°5	420	5 cc. 1			
	3 h. 45	39°8	630	5 cc. 7			
	4 h.	40°5	840	18 cc.			
2e heure	4 h. 15	41°3	1050	25 cc.	?	— 1°045	11,10
	4 h. 30	41°2	1260	42 cc.	1011	— 0°845	10
	4 h. 45	40°	1470	76 cc.	1008	— 0°755	9,80
	5 h.	40°	1680	96 cc.	1007	— 0°715	9,40
3e heure	5 h. 15	39°4	1890	110 cc.	1006+	— 0°720	9,30
	5 h. 30	39°3	2100	112 cc.	1007	— 0°725	9,70
	5 h. 45	39°1	2310	129 cc.	1006	— 0°715	9,80
	6 h.	39°1	2520	121 cc.	1006	— 0°708	10,20

Le chien, détaché, est mis en cage et on recueille les urines des périodes qui suivent l'injection.

Le lendemain matin samedi, à 8 heures, urine = 1600 cc.; $D = 1012$; $\Delta = -0°815$; NaCl = 8,40 ‰.

Dimanche matin, à 8 heures, urine = 1350 cc.; $D = 1010$.

Lundi matin, à 8 heures, urine = 1200 cc.; D 1009.

Mardi matin, à 8 heures, urine = 1100 cc.; $D = 1010$.

Mercredi matin, à 8 heures, urine = 800 cc.; D 1011.

Persistance des modifications urinaires plus tardives et alimentation du chien comme d'habitude.

RÉSUMÉ SYNTHÉTIQUE DES TAUX D'ÉLIMINATION URINAIRE LIQUIDE		
VOLUMES D'URINE PENDANT L'INJECTION, COMPTÉS A PARTIR DU DÉBUT DE L'INJECTION	Rapportés au poids absolu du chien	Rapportés à 10 kilos d'animal
Au bout de la première heure.	30 cc. 5	21 c.
Au bout de la deuxième heure.	269 cc. 5	192 cc.
Au bout de la troisième heure.	741 cc. 5	529 cc.
VOLUME D'URINE DEPUIS LA FIN DE L'INJECTION JUSQU'A 62 HEURES APRÈS	4.150 cc.	2.964 cc.

L'animal a très bien supporté ces injections successives et sert dans la suite à d'autres expériences.

Expérience VIII

(Chien 6)

Injection intra-veineuse prolongée et à vitesse lente de <u>liquide de Locke</u> chez le chien

Lundi. — Chien de 14 kilogrammes, à jeun depuis 18 heures. Sonde à demeure dans la vessie, d'où on retire, en la vidant, 35 cc. d'urine normale.

Densité............................ 1026

NaCl .... 5,70 °/₀₀

Δ................................... — 1°930

Température rectale = 39°.

A 2 heures 30, on commence une injection intra-veineuse (par la pédieuse) de *liquide de Locke*.

Température et vitesse d'injection habituelles.

HEURES		Tempé-rature rectale	LIQUIDE PASSÉ à partir du début de l'injection	URINE ÉCOULÉE pendant chaque quart d'heure successif	DENSITÉS	POINTS cryoscopiques	NaCl par litre
1re heure	2 h. 45	38°8	210	1 cc. 75	moyenne 1017	moyenne — 1°390	moyen. 12,10
	3 h.	38°5	420	5 cc.			
	3 h. 15	38°5	630	11 cc.			
	3 h. 30	38°5	840	25 cc.			
2e heure	3 h. 45	38°2	1050	73 cc.	1008	— 0°775	10,60
	4 h.	38°2	1260	88 cc.	1005	— 0°680	9,50
	4 h. 15	38°	1470	153 cc.	1005	— 0°655	9,10
	4 h. 30	38°2	1680	150 cc.	1005	— 0°645	9,10
3e heure	4 h. 45	38°2	1890	150 cc.	1005	— 0°615	8,70
	5 h.	38°8	2100	210 cc.	1005	— 0°610	8,50
	5 h. 15	38°9	2310	150 cc.	1005	— 0°585	8
	5 h. 30	38°9	2520	130 cc.	1005—	— 0°575	8

Pendant les 3 heures qu'a duré l'injection, ce chien n'a pas présenté la moindre agitation, contrairement au chien n° 5 injecté aussi de liquide de Locke.

Le chien, détaché, est mis en cage et l'on recueille les urines des périodes qui suivent l'injection.

Le lendemain matin mardi, à 8 heures, urine = 910 cc.; D = 1010; Δ = — 0°690; NaCl = 7,60 ‰.

Mercredi matin, à 8 heures, urine = 1400 cc.; D = 1009.

Jeudi matin, à 8 heures, urine = 1150 cc.; D = 1008.

Vendredi matin, à 8 heures, urine = 1000 cc.; D = 1010.

Samedi matin, à 8 heures, urine = 900 cc.; D = 1011.

Dimanche matin, à 8 heures, urine = 850 cc.; D = 1011.

Persistance des modifications urinaires plus tardives et alimen-tation du chien comme d'habitude.

RÉSUMÉ SYNTHÉTIQUE DES TAUX D'ÉLIMINATION URINAIRE LIQUIDE		
VOLUMES D'URINE PENDANT L'INJECTION, COMPTÉS A PARTIR DU DÉBUT DE L'INJECTION	Rapportés au poids absolu du chien	Rapportés à 10 kilos d'animal
Au bout de la première heure.	42 cc. 75	30 cc. 5
Au bout de la deuxième heure.	506 cc.	361 cc.
Au bout de la troisième heure.	1.146 cc.	818 cc.
VOLUME D'URINE DEPUIS LA FIN DE L'IN-JECTION JUSQU'A 62 h. 30 APRÈS	3.460 cc.	2.741 cc.

Expérience IX

Chien 6)

Injection intra-veineuse prolongée et à vitesse lente d'eau de Salins diluée, chez le même chien que précédemment

L'expérience est faite 10 jours plus tard que la précédente. Le chien pèse alors 13 kilogrammes.

Jeudi. — Chien à jeun depuis 18 heures. Sonde à demeure dans la vessie, d'où on retire, en la vidant à 3 heures, 40 cc. d'urine normale; D = 1037; NaCl = 5,80 ‰.

Température rectale = 39°.

A 3 heures, on commence l'injection d'*eau de Salins diluée de deux fois son volume d'eau distillée*. (Eau encore hypertonique : $\Delta = -0°945$).

Température et vitesse d'injection habituelles.

HEURES		Tempé-rature rectale	LIQUIDE PASSÉ à partir du début de l'injection	URINE ÉCOULÉE pendant chaque quart d'heure successif	DENSITÉS	POINTS cryoscopiques	NaCl par litre
1re heure	3 h. 15	38°8	175	4 cc.7	?	?	moyen.
	3 h. 30	39°	390	16 cc.	?	?	16,20
	3 h. 45	39°4	585	45 cc.75	1013+	— 1c150	15,80
	4 h.	39°4	780	82 cc.	1008+	-- 0°930	13,40
2e heure	4 h. 15	38°9	975	131 cc.	1007	— 0°777	11,20
	4 h. 30	39°	1170	162 cc.	1007—	— 0°740	10,70
	4 h. 45	39°2	1365	186 cc.	1006	— 0°745	10,60
	5 h.	39°2	1560	170 cc.	1006+	— 0°755	10,30
3e heure	5 h. 15	39°5	1755	182 cc.	1006	— 0c735	10,20
	5 h. 30	39°9	1950	157 cc.	1007	— 0c780	10,20
	5 h. 45	39°9	2145	124 cc.	1007	— 0°785	10,50
	6 h.	39°8	2340	131 cc.	1007	— 0°770	'0,80

Le chien présente une certaine agitation pendant la troisième demi-heure, puis redevient parfaitement calme.

Détaché, il se lève sur la table très vivement, très vif et offre absolument l'aspect d'un animal normal.

On le met en cage pour recueillir les urines des périodes qui suivent l'injection.

Le lendemain matin vendredi, à 8 heures, urine = 1300 cc.; D = 1008; $\Delta = -1°118$; NaCl = 11,8 ‰.

Samedi matin, à 8 heures, urine = 1370 cc.; D = 1008.

9

Dimanche matin, à 8 heures, urine = 1000 cc.; D = 1008.

Lundi matin, à 8 heures, urine = 1100 cc.; D = 1009.

Mardi matin, à 8 heures, urine = 1055 cc.; D = 1011.

Mercredi matin, à 8 heures, urine = 950 cc.; D = 1011.

Persistance des modifications urinaires plus tardives et alimentation du chien comme d'habitude.

RÉSUMÉ SYNTHÉTIQUE DES TAUX D'ÉLIMINATION URINAIRE LIQUIDE		
VOLUMES D'URINE PENDANT L'INJECTION, COMPTÉS A PARTIR DU DÉBUT DE L'INJECTION	Rapportés au poids absolu du chien	Rapportés à 10 kilos d'animal
Au bout de la première heure.	148 cc. 45	114 cc.
Au bout de la deuxième heure.	797 cc.	613 cc.
Au bout de la troisième heure.	1.391 cc.	1.070 cc.
VOLUME D'URINE DEPUIS LA FIN DE L'INJECTION JUSQU'A 62 HEURES APRÈS	3.670 cc.	2.823 cc.

Expérience X

(Chien 6)

Injection intra-veineuse prolongée et à vitesse lente d'eau d'Uriage pure, chez le même chien que précédemment

L'expérience est faite 12 jours plus tard que la précédente. Poids du chien : 13 kilogrammes.

Mardi. — Chien à jeun depuis 18 heures. Sonde à demeure

dans la vessie, d'où on retire, en la vidant à 2 heures 45, 50 cc. d'urine normale.

Densité 1027

λ .... — 2°71

NaCl .... 3,30 °/$_{\infty}$

Température rectale = 38°9.

A 2 heures 45, on commence l'injection d'*eau d'Uriage pure*, *telle qu'elle provient de bouteilles cachetées à la cire*, spécialement envoyées par la Direction de la station pour ces expériences et utilisées dès l'arrivée (λ de l'eau envoyée = — 0°62. λ de l'eau d'Uriage indiqué dans le travail déjà cité de Lucien Graux = — 0°59).

Température et vitesse d'injection habituelles.

HEURES		Tempé-rature rectale	LIQUIDE PASSÉ à partir du début de l'injection	URINE ÉCOULÉE pendant chaque quart d'heure successif	DENSITÉS	POINTS cryoscopiques	NaCl par litre
1re heure	3 h.	38°5	195	8 cc.	?	moyenne	moyen.
	3 h. 15	38°7	390	10 cc. 5	?	— 2°62	5,60
	3 h. 30	38°8	585	46 cc.	1018	— 1°37	8,80
	3 h. 45	38°7	780	85 cc.	1014	— 1°12	9,40
2e heure	4 h.	38°6	975	112 cc.	1012	— 0°97	8,20
	4 h. 15	38°6	1170	135 cc.	1011	— 0°91	7,50
	4 h. 30	38°5	1365	174 cc.	1010	— 0°85	7,10
	4 h. 45	38°7	1560	154 cc.	1010	— 0°86	6,80
3e heure	5 h.	38°8	1755	125 cc.	1010	— 0°83	6,60
	5 h. 15	38°8	1950	129 cc.	1009	— 0°80	6,30
	5 h. 30	38°8	2145	119 cc.	1009	— 0°78	6,0
	5 h. 45	38°8	2340	126 cc.	1008	— 0°772	5,80

Pendant toute la durée de l'injection, le chien est resté tout à fait tranquille.

Détaché, il est très vif et d'aspect tout à fait normal.

On le met en cage pour recueillir les urines des périodes qui suivent l'injection.

Le lendemain matin, mercredi, à 8 heures, urine $= 1400$ cc.; $D = 1010$; $\Delta = - 0°70$; $NaCl = 4,10 °/_{00}$.

Mercredi soir, à 6 heures, urine $= 850$ cc.; $D = 1010$.

Jeudi matin, à 8 heures, urine $= 430$ cc.; $D = 1009$.

Jeudi soir, à 6 heures, urine $= 930$ cc.; $D = 1010$.

Vendredi matin, à 8 heures, urine $= 1330$ cc.; D 1010.

Samedi matin, à 8 heures, urine $= 1400$ cc.; $D = 1011$.

Dimanche matin, à 8 heures, urine $= 1200$ cc.; $D = 1011$.

Lundi matin, à 8 heures, urine $= 985$ cc.; $D = 1012$.

Persistance des modifications urinaires plus tardives et alimentation du chien comme d'habitude.

RÉSUMÉ SYNTHÉTIQUE DES TAUX D'ÉLIMINATION URINAIRE LIQUIDE		
VOLUMES D'URINE PENDANT L'INJECTION, COMPTÉS A PARTIR DU DÉBUT DE L'INJECTION	Rapportés au poids absolu du chien	Rapportés à 10 kilos d'animal
Au bout de la première heure	149 cc. 5	115 cc.
Au bout de la deuxième heure.	724 cc. 5	557 cc.
Au bout de la troisième heure.	1.223 cc. 5	941 cc.
VOLUMES D'URINE DEPUIS LA FIN DE L'INJECTION JUSQU'A 62 h. 15 APRÈS	3.640 cc.	2.800 cc.

L'animal a très bien supporté ces injections successives et a été utilisé dans la suite pour d'autres expériences d'injection encore eau de Tarasp.

Expérience XI
(Chien 13)

Injection intra-veineuse prolongée et à vitesse lente d'eau de Briscous-Biarritz isotonique chez le chien

Mercredi. — Chien de 17 kilogrammes, à jeun depuis 18 heures. Sonde à demeure dans la vessie, d'où on retire, en la vidant, à 2 heures 45, 50 cc. d'urine normale. $\Delta = - 3°555$; $NaCl = 2,10$ ‰.

Température rectale $= 39°7$.

A 2 heures 45, on commence l'injection intra-veineuse d'*eau de Briscous-Biarritz* (1) *au quarantième* (un volume d'eau de

----

(1) L'eau dite de *Briscous-Biarritz* que j'ai utilisée est celle de *Briscous* amenée par canalisation à l'établissement des Thermes salins de *Biarritz*. Les analyses attribuent à l'eau de Briscous la composition suivante (par litre) :

Chlorure de sodium	295,659
— de potassium	2,606
— de magnésium	»
— de calcium	»
— de lithium	traces
Bromure de sodium	0,167
Iodure de sodium	traces
Sulfate de chaux	3,375
— de magnésie	4,707
— de soude	0,990
Silice, fer, albumine	0,090
Matières organiques et diverses	0,194
RÉSIDU SEC	307,790

D'après cette analyse, la composition de l'eau au quarantième serait :

Biarritz pure et 39 volumes d'eau distillée), dont le Δ est alors — 0°56.

Température et vitesse d'injection habituelles.

HEURES		Température rectale	LIQUIDE PASSÉ à partir du début de l'injection	URINE ÉCOULÉE pendant chaque quart d'heure successif	DENSITÉS	POINTS cryoscopiques	NaCl par litre
1re heure	3 h.	39°5	255	1 cc. 3	moyenne 1037	moyenne — 2°905	moyen, 9,30
	3 h. 15	39°2	510	2 cc. 2			
	3 h. 30	38°9	765	8 cc. 5			
	3 h. 45	38°6	1020	10 cc.			
2e heure	4 h.	38°9	1275	43 cc.	1013	— 0°955	9,70
	4 h. 15	39°2	1530	102 cc.	1010	— 0°775	8,30
	4 h. 30	39°5	1785	132 cc.	1009	— 0°755	8,60
	4 h. 45	39°8	2040	129 cc.	1009	— 0°745	8,60
3e heure	5 h.	40°	2295	147 cc.	1008	— 0°655	7,30
	5 h. 15	39°7	2550	190 cc.	1006	— 0°510	5,50
	5 h. 30	39°6	2805	150 cc.	1005	— 0°465	4,40
	5 h. 45	39°5	3060	177 cc.	1005	— 0°500	5

Le chien a été très agité pendant toute la durée de l'injection.

Détaché, il est très vif. On le met en cage pour la récolte des urines pendant les périodes qui suivent l'injection.

(Suite de la note précédente.)

Chlorure de sodium..	7,391
— de potassium..	0,065
Sulfate de chaux...	0,084
— de magnésie..	0,117
— de soude...	0,024
Bromure de sodium..	0,0041
Silice, fer, alumine..	0,0022
Chlorure de lithium, iodure de sodium..........................	traces
Matières organiques et diverses....................................	0,0048

En dosant le chlorure de sodium de cette dilution au quarantième, j'ai effectivement trouvé 7 gr. 38 par litre.

Le lendemain matin jeudi, à 8 heures, urine $= 1840$ cc.;
$D = 1010$; $\Delta = - 0^{\circ}785$; $NaCl = 4,50 \ ^{\circ}/_{\circ\circ}$.

Jeudi soir, à 6 heures, urine $= 1060$ cc.; $D = 1012$.

Vendredi matin, à 8 heures, urine $= 250$ cc.; $D = 1014$.

Vendredi soir, à 6 heures, urine $= 1500$ cc.; $D = 1013$.

Samedi matin, à 6 heures, urine $= 1300$ cc.; $D = 1014$.

Dimanche matin, à 8 heures, urine $= 900$ cc.; D 1014.

Lundi matin, à 8 heures, urine $= 845$; $D = 1015$.

Mardi matin, à 8 heures, urine $= 860$; $D = 1015$.

Mercredi matin, à 8 heures, urine $= 720$; $D = 1017$.

Persistance des modifications urinaires plus tardives et alimentation du chien comme d'habitude.

RÉSUMÉ SYNTHÉTIQUE DES TAUX D'ÉLIMINATION URINAIRE LIQUIDE		
VOLUMES D'URINE PENDANT L'INJECTION, COMPTÉS A PARTIR DU DÉBUT DE L'INJECTION	Rapportés au poids absolu du chien	Rapportés à 10 kilos d'animal
Au bout de la première heure.	22 cc.	12 cc. 9
Au bout de la deuxième heure.	428 cc.	251 cc.
Au bout de la troisième heure.	1.092 cc.	642 cc.
VOLUMES D'URINE DEPUIS LA FIN DE L'INJECTION JUSQU'A 62 h. 15 APRÈS	5.950 cc.	3.500 cc.

Expérience XII

(Chien 13)

Injection intra-veineuse prolongée et à vitesse lente d'eau de La Bourboule, source Croizat, en nature, chez le même chien que précédemment

L'expérience est faite deux mois et demi plus tard que la précédente. Poids du chien : 17 kilogrammes.

Vendredi. — Chien à jeun depuis 18 heures. Sonde à demeure dans la vessie, d'où on retire, en la vidant à 2 heures 30, 55 cc. d'urine normale.

$$\text{Densité} \dots\dots\dots\dots\dots\dots 1027$$
$$\text{NaCl} \dots\dots\dots\dots\dots\dots 2,30\,\%_0$$
$$\Delta \dots\dots\dots\dots\dots\dots -2^{\circ}35$$

Température rectale $= 39^{\circ}7$.

A 2 heures 30, on commence l'injection intra-veineuse d'*eau de La Bourboule, source Croizat* (1), dont un échantillon m'a

---

(1) La composition de l'eau de la *source Croizat*, d'après A. Carnot, de l'Ecole des Mines, est par litre la suivante (analyse faite en 1898) :

ARSÉNIATE DE SOUDE	0,0171
BICARBONATE DE SOUDE	1,8754
CHLORURE DE SODIUM	5,6363
Sulfate de sodium	0,4101
Acide carbonique libre	0,6812
Bicarbonate de chaux	0,6351
— de magnésie	0,1878
— de fer	traces
— de potasse	0,3775

donné comme point cryoscopique $\Delta = -0°47$. L'eau est injectée en nature, telle qu'elle sort des bouteilles et à la température et à là vitesse d'injection habituelles.

Cet animal, détaché, se montre particulièrement vif. Pas la moindre gêne respiratoire. Aspect absolument normal.

HEURES		Tempé- rature rectale	LIQUIDE PASSÉ à partir du début de l'injection	URINE ÉCOULÉE pendant chaque quart d'heure successif	DENSITÉS		POINTS cryoscopiques	NaCl par litre
1re heure	2 h. 45	39°6	255	3 cc.	moyenne 1024		moyenne — 1°930	moyen. 3,6
	3 h.	39°4	510	5 cc.				
	3 h. 15	39°	765	6 cc.5				
	3 h. 30	39°	1020	9 cc.				
2e heure	3 h. 45	39°4	1275	23 cc.	Moyenne des trois 1007 — 1005	Moyenne des quatre 1006	moyenne — 0°595	moyen. 3,7
	4 h.	39°6	1550	31 cc.				
	4 h. 15	39°6	1785	33 cc.				
	4 h. 30	39°7	2040	60 cc.				
3e heure	4 h. 45	39°9	2295	112 cc.	1002		— 0°367	3,20
	5 h.	39°9	2550	150 cc.	1001+		— 0°355	3,30
	5 h. 15	39°8	2805	156 cc.	1002+		— 0°375	3,70
	5 h. 30	39°6	3060	220 cc.	1002		— 0°365	3,90

(*Suite de la note précédente.*)

Bicarbonate de lithine... 0.0216
Chlorure d'ammonium.. tr. sens.
Matières organiques.. traces

      TOTAL 9,8429

(L'eau des *sources Choussy-Perrière* contiendrait, d'après l'analyse de Bouis et Lefort datant de 1878 : 0 gr. 02847 d'arséniate de soude; 2 gr. 892 de bicarbonate de soude; 2 gr. 84 de chlorure de sodium. Beaucoup moins proche que la source Croizat de l'isotonie au plasma sanguin, elle serait moins appropriée à l'utilisation massive comme sérum artificiel. Cependant nous avons vu qu'on pouvait l'utiliser en injections dans les tissus, dans une assez large mesure).

On le met en cage pour recueillir les urines des périodes qui suivent l'injection.

Il est à remarquer que *dès la vingtième minute après l'injection, il s'est produit chez cet animal une salivation intense, qui a diminué au fur et à mesure que la sécrétion urinaire augmentait.* Cette salive a été recueillie presque en totalité en maintenant penchée la tête de l'animal sur un récipient approprié. (Balancement entre les sécrétions urinaire et salivaire.)

Le tableau suivant donne une idée de cette sécrétion; les chiffres indiquant les volumes de salive ne sont cependant pas absolus, l'animal ayant de temps en temps fait quelques mouvements de déglutition entraînant un peu de salive dans l'estomac. Ces chiffres sont donc plutôt faibles.

HEURES	QUANTITÉS de salive sécrétée	DENSITÉS de la salive	POINTS cryoscopiques de la salive	CHLORURES de la salive pour 1000 cc.
1re heure	140 cc.	1003 +	— 0°.05	3,5
2me heure	65 cc.	1002 +	— 0°23	2,5
3me heure	34 cc.	1002 —	— 0°18	1,5

J'ai très souvent observé cette sécrétion salivaire intense sous l'influence des transfusions prolongées d'eau de La Bourboule. Elle n'est pas due à des réflexes de défense provenant de l'agitation de l'animal, celui-ci ayant été, pendant tout le cours de l'injection, parfaitement tranquille.

Pendant la deuxième et la troisième heure de l'injection, on entendait de fréquents borborygmes dans l'intestin, ce qui montre bien l'existence d'une action de l'eau sur les sécrétions digestives et son élimination par le tube digestif. J'ai d'ailleurs l'intention d'étudier plus en détail cette action sur le tube digestif par la méthode des fistules intestinales.

. Ajoutons que l'eau de La Bourboule n'est pas la seule à provoquer une élimination intestinale active.

Le soir même du jour de l'injection, à 7 heures, on trouve dans le bocal mis sous la cage de l'animal **1070** cc. d'urine; Densité = 1006; $\Delta = - 0°50$; NaCl = 4 ‰.

Le lendemain matin, samedi, à 8 heures, urine = **1960** cc.; D = 1009; $\Delta = - 0°65$; NaCl = 3,8 ‰.

Donc depuis le moment de la cessation de l'injection jusqu'au lendemain matin 8 heures, l'animal a uriné **3030** cc.; D = 1008; $\Delta = - 0°555$.

! Dimanche matin, à 8 heures, urine = 1500 cc.; D = 1009.

Lundi matin, à 8 heures, urine = 1250 cc.; D 1011.

Mardi matin, à 8 heures, urine = 950 cc.; D = 1013.

Mercredi matin, à 8 heures, urine = 820 cc.; D = 1015.

Jeudi matin, à 8 heures, urine = 835 cc.; D = 1015.

Persistance des modifications urinaires plus tardives comme d'habitude.

RÉSUMÉ SYNTHÉTIQUE DES EAUX D'ÉLIMINATION URINAIRE LIQUIDE		
VOLUMES D'URINE PENDANT L'INJECTION, COMPTÉS A PARTIR DU DÉBUT DE L'INJECTION	Rapportés au poids absolu du chien	Rapportés à 10 kilos d'animal
Au bout de la première heure.	23 cc. 5	13 cc. 8
Au bout de la deuxième heure.	170 cc. 5	100 cc.
Au bout de la troisième heure.	808 cc. 5	475 cc.
VOLUME D'URINE DEPUIS LA FIN DE L'INJECTION JUSQU'A 62 h. 30 APRÈS	5.780 cc.	3.400 cc.

L'animal a très bien supporté ces transfusions et a été utilisé deux mois plus tard pour d'autres recherches.

REMARQUES GÉNÉRALES SUR LES EXPÉRIENCES D'INJECTIONS INTRA-VEINEUSES D'EAUX MIMÉRALES PROLONGÉES ET A VITESSE LENTE

Tous les animaux qui ont servi aux expériences qui viennent d'être relatées étaient, je l'ai fait remarquer, soumis
au même *régime* (viande, pain et bouillon); les quantités
de boissons et d'aliments qu'on leur donnait variaient
dans les rapports de leurs poids.

Plus particulièrement, un même animal qui servait, à des
époques différentes, à plusieurs injections, était rigoureusement surveillé, pendant les jours qui suivaient les injec-

tions, au point de vue alimentaire. De cette façon, les résultats des expérience sont plus comparables entre eux.

Même avec des régimes semblables cependant, deux chiens soumis chacun aux mêmes injections d'eaux minérales, pratiquées dans des conditions identiques, peuvent donner au point de vue de la diurèse des résultats qui, ramenés à un même poids d'animal, ne sont pas quantitativement superposables(ainsi qu'on peut le constater dans certaines expériences ci-dessus). Ont donc surtout de la valeur les expériences qui sont faites comparativement sur le même animal.

L'état d'agitation ou de calme de l'animal influe souvent sur les résultats, les phénomènes de diurèse étant ordinairement diminués d'intensité chez les animaux qui ne restent pas calmes. Il n'y a cependant pas là une règle absolue; chez le chien transfusé d'eau de Biarritz par exemple, la diurèse a été très marquée malgré une agitation à peu près continuelle.

Pendant toute la durée de l'injection, les animaux étaient *couverts*, en vue d'éviter le refroidissement dû à l'immobilité.

L'ensemble des résultats groupés dans les tableaux des expériences ci-dessus confirme bien la conclusion formulée plus haut, à savoir que les *eaux minérales utilisées* sont *mieux supportées*, en injections intra-veineuses prolongées, *que le sérum physiologique ordinaire* et sont moins toxiques que ce dernier, à en juger d'après les phénomènes d'élimination urinaire interprétés comme l'a fait Quinton pour la comparaison de la tolérance de l'organisme vis-à-vis de l'eau salée ordinaire et vis-à-vis de l'eau de mer. Parfois même, les injections d'eaux minérales se montrent, chez un même animal, supérieures à ce point de vue à l'eau de mer isotonique; elles ont à peu près la valeur des sérums à minéralisation complexe.

Suivant qu'elles sont employées un peu hypertoniques ou hypotoniques, elles peuvent donner des résultats un peu différents, les eaux un peu hypertoniques produisant habituellement une diurèse plus rapide que ces dernières; ces faits se comprennent tout naturellement par la mise en jeu, dans les deux cas, d'un *mécanisme de régulation osmotique* ayant pour conséquence le rétablissement plus ou moins rapide de l'équilibre moléculaire du sang. D'ailleurs lorsque la diurèse est plus lente à s'établir, comme dans le cas de l'eau de la *Source Croizat de La Bourboule* (légèrement hypotonique, il y a ensuite un phénomène de *compensation* qui se produit et une débâcle urinaire s'ensuit qui rend finalement le volume total d'urine éliminée égal ou tout à fait comparable à celui qui est éliminé sous l'influence de l'eau isotonique. C'est en somme *la forme de la courbe d'élimination* qui diffère, mais le phénomène global est à peu près le même.

Je souligne en passant un fait déjà souvent signalé au cours de mes précédentes publications, la facilité avec laquelle sont supportées des eaux à minéralisation très spéciale et à éléments de nature toxique, telles que l'eau arsenicale de *La Bourboule* et l'eau sulfureuse d'*Uriage*.

On a pu remarquer dans les protocoles d'expérience, que les *modifications urinaires produites par les injections d'eaux minérales persistaient assez longtemps* : la diurèse liquide reste augmentée pendant un certain temps, bien après que toute l'eau injectée a été éliminée, ce qui est l'indice des modifications profondes produites dans l'organisme. Ce n'est que très progressivement que la sécrétion urinaire revient à son type normal, caractérisé chez le chien par l'excrétion d'une urine relativement peu abondante et de densité très élevée.

La *diminution de poids* que produisent ces injections massives est en rapport sans doute avec cette diurèse prolongée; elle n'est nullement d'ordre toxique, car on la constate aussi à la suite d'injections en quantité suffisante d'eau salée ordinaire.

Avec la vitesse d'injection de 1 cc. par minute et par kilogramme d'animal qui a été employée dans ces expériences, *c'est souvent au cours de la deuxième heure que l'élimination urinaire est la plus active*; elle se ralentit plus ou moins pendant la troisième heure. Ce ralentissement tardif est sans doute le résultat d'un certain état de fatigue du rein qui, si la vitesse d'injection dépasse 0 cc. 7 par minute pour l'eau salée ou les solutions de même genre, ne peut plus laisser filtrer dans une période de temps déterminée tout le liquide injecté dans le sang pendant cette période : l'effet d'accumulation ainsi produit réalise l'état de fatigue en question et celui-ci ne s'observe généralement pas si la vitesse d'injection est de 0 cc. 7 ou 0 cc. 6.

INJECTIONS INTRA-VEINEUSES COMPARÉES (PROLONGÉES ET A VITESSE LENTE) DE SÉRUMS SUCRÉS ET D'EAUX MINÉRALES.

Je rapporte maintenant une expérience donnant une idée comparative de la diurèse produite par l'injection intra-veineuse d'une *solution para-isotonique de glucose* et d'une eau minérale, celle de *Balaruc*. La solution de glucose est à 30 pour 1000; son point cryoscopique est de — 0°35; elle est donc hypotonique, mais peut très bien s'injecter dans le sang et je l'ai souvent utilisée ainsi, quelquefois même chez l'homme. La solution isotonique de glucose étant à 47 pour 1000 nécessite, si on l'emploie comme sérum artificiel en quantité notable, l'introduction d'une proportion assez élevée de sucre dans l'organisme; c'est pour cette raison que, pratiquement, j'ai employé souvent la solution à 30 pour 1000 et que je l'ai utilisée ici pour la comparaison avec l'eau de *Balaruc*, bien que la tonicité des deux liquides ne soit pas la même.

Expérience XIII
(Chien 1)

Injection intra-veineuse prolongée et à vitesse lente de solution para-isotonique de glucose chez le chien

Mardi. — Chien de 20 kilogrammes, à jeun depuis 20 heures. Sonde à demeure dans la vessie, d'où on retire, en la vidant, à 3 heures, 90 cc. d'urine normale.

Densité   1034

NaCl . . . .   6,10 ‰

Δ . . . .   — 3°13

Température rectale = 38°6.

A 3 heures, on commence l'injection intra-veineuse de la *solution de glucose pur cristallisé à 30 pour 1000*, à la vitesse de 1 cc. par minute et par kilo d'animal et à la température du corps.

HEURES		Température rectale	LIQUIDE PASSÉ à partir du début de l'injection	URINE ÉCOULÉE pendant chaque quart d'heure successif	DENSITÉS	POINTS cryoscopiques	NaCl par litre
1re heure	3 h. 15	38°6	300	5 cc.	?		
	3 h. 30	38°6	600	9 cc.	?	moyenne	moyen.
	3 h. 45	38°8	900	24 cc.	1031	— 1°15	2,60
	4 h.	39°	1200	66 cc.	1012		
2e heure	4 h. 15	39°	1500	125 cc.	1006		
	4 h. 30	39°	1800	150 cc.	1006	moyenne	moyen.
	4 h. 45	39°2	2100	135 cc.	1007	— 0°30	0,5
	5 h.	39°2	2400	110 cc.	1008		
3e heure	5 h. 15	39°4	2700	110 cc.	1008		
	5 h. 30	39°5	3000	140 cc.	1005	moyenne	moyen.
	5 h. 45	39°6	3300	140 cc.	1005	— 0°27	0,4
	6 h.	39°6	3600	125 cc.	1005		

L'animal, pendant toute la durée de l'injection, est resté tout à fait tranquille. Détaché de suite après la cessation de l'injection, il ne paraît nullement incommodé et se montre d'aspect tout à fait normal.

On le met en cage, en vue de la récolte des urines des périodes qui suivent l'injection.

10

Le lendemain mercredi, à 7 heures du matin, urine = 2700 cc.; D = 1004; Δ = — 0º26; NaCl = 0,9 ‰.

Mercredi soir, à 10 heures, urine = 750 cc.; D = 1011; Δ = — 0º88; NaCl = 3,70 º/₀₀.

Jeudi matin, à 7 heures, urine = 1170 cc; D = 1007; Δ = — 0º58; NaCl = 2,5 ‰.

. Jeudi soir, à 7 heures, urine = 580 cc.; D = 1010.

Vendredi matin, à 8 heures, urine = 300 cc.; D = 1010.

Vendredi soir, à 6 heures, urine = 600 cc.; D = 1013.

Samedi matin, à 8 heures, urine = 610 cc.; D = 1013.

Dimanche matin, à 8 heures, urine = 1100 cc.; D = 1014.

Persistance des modifications plus tardives de l'urine comme dans le cas des injections salines.

RÉSUMÉ SYNTHÉTIQUE DES TAUX D'ÉLIMINATION URINAIRE LIQUIDE		
VOLUMES D'URINE PENDANT L'INJECTION, COMPTÉS A PARTIR DU DÉBUT DE L'INJECTION	Rapportés au poids absolu du chien	Rapportés à 10 kilos d'animal
Au bout de la première heure.	1C4 cc.	52 cc.
Au bout de la deuxième heure.	624 cc.	312 cc.
Au bout de la troisième heure.	1.139 cc.	569 cc.
VOLUMES D'URINE DEPUIS LA FIN DE L'INJECTION JUSQU'A 62 HEURES APRÈS	5.550 cc.	2.750 cc.

L'élimination du sucre n'intéressant pas directement le sujet, je n'en parle pas ici.

Expérience XIV

(Chien 1)

Injection intra-veineuse prolongée et à vitesse lente d'eau de Balaruc pure, chez le même chien que précédemment

L'expérience est faite trois semaines plus tard que la précédente. Poids du chien : 20 kilogrammes.

Mardi. — Chien à jeun depuis 20 heures. Sonde à demeure dans la vessie, d'où on retire, en la vidant à 3 heures, 65 cc. d'urine normale; D = 1025; $\Delta = -1°948$; NaCl = 5,25 ‰.

Température rectale = 38°5.

A 3 heures on commence l'injection intra-veineuse d'*eau de Balaruc pure*, à la vitesse d'injection et à la température habituelles.

HEURES		Température rectale	LIQUIDE PASSÉ à partir du début de l'injection	URINE ÉCOULÉE pendant chaque quart d'heure successif	DENSITÉS	POINTS cryoscopiques	NaCl par litre
1re heure	3 h. 15	38°5	300	4 cc.	?	— 1°835	moyen. 9,45
	3 h. 30	38°5	600	9 cc.	?		
	3 h. 45	38°7	900	58 cc.	1020	— 1°763	11,54
	4 h.	38°8	1200	104 cc.	1011	— 0°925	10,25
2e heure	4 h. 15	38°9	1500	153 cc.	1009	— 0°782	9,31
	4 h. 30	38°9	1800	116 cc.	1009	— 0°790	9,30
	4 h. 45	38°9	2100	155 cc.	1008	— 0°650	9,1
	5 h.	38°8	2400	145 cc.	1008	— 0°681	9,23
3e heure	5 h. 15	39°	2700	161 cc.	1007	— 0°680	9,21
	5 h. 30	39°	3000	160 cc.	1007	— 0°675	9,11
	5 h. 45	38°7	3300	175 cc.	1006	— 0°645	9,1
	6 h.	38°4	3600	121 cc.	1009—	— 0°800	9,02

L'animal, détaché, est d'aspect absolument normal.

On le met en cage, en vue de la récolte des urines des périodes qui suivent l'injection.

Le lendemain mercredi, à 7 heures du matin, urine = 2700 cc.; D = 1010; $\Delta = - 0°855$; NaCl = 8,15 ‰.

Jeudi matin, à 8 heures, urine = 1700 cc; D = 1013.

Vendredi matin, à 8 heures, urine = 2350 cc.; D = 1015.

Samedi matin, à 8 heures, urine = 1050 cc.; D = 1015,

Dimanche matin, à 8 heures, urine = 1065 cc.; D = 1016.

Lundi matin, à 8 heures, urine = 945 cc.; D = 1017.

Persistance des modifications plus tardives de l'urine comme précédemment.

RÉSUMÉ SYNTHÉTIQUE DES TAUX D'ÉLIMINATION URINAIRE LIQUIDE		
VOLUMES D'URINE PENDANT L'INJECTION, COMPTÉS A PARTIR DU DÉBUT DE L'INJECTION	Rapportés au poids absolu du chien	Rapportés à 10 kilos d'animal
Au bout de la première heure.	175 cc.	87 cc. 5
Au bout de la deuxième heure	744 cc.	372 cc.
Au bout de la troisième heure.	1.361 cc.	680 cc. 5
VOLUME D'URINE DEPUIS LA FIN DE L'INJECTION JUSQU'A 62 HEURES APRÈS	6.750 cc.	3.375 cc.

L'animal a extrêmement bien supporté ces injections successives et est repris un mois plus tard pour d'autres expériences.

Ainsi donc, d'après cette expérience et d'autres analogues que je ne relate pas ici, certaines eaux minérales, l'eau de *Balaruc* en particulier, produisent des *phénomènes de diurèse plus marqués qu'une solution para-isotonique de glucose*, déjà très diurétique par elle-même si elle est employée en grande quantité.

D'après l'ensemble des expériences qui ont été exposées, on a une idée bien précise de la *grande tolérance de l'organisme vis-à-vis des solutions naturelles étudiées*, en injections intra-veineuses, dans les conditions où celles-ci ont été faites.

INJECTIONS INTRA-VEINEUSES PROLONGÉES ET A VITESSE LENTE D'EAUX MINÉRALES A COMPOSITION MOINS VOISINE DE CELLE DU PLASMA SANGUIN QUE DANS LES CAS PRÉCÉDENTS.

Il ne faut pas croire cependant que les eaux minérales de toute nature donnent, *quantitativement*, les mêmes résultats. Certaines présentent une minéralisation qui, si elle correspond par certains de ses éléments à celle du plasma sanguin, s'en éloigne assez par d'autres pour les rendre moins aptes à être tolérées par l'organisme aussi facilement que les premières. Elles *peuvent néanmoins être injectées en quantités énormes dans le sang* sans provoquer d'autres accidents que quelques troubles passagers dus sans doute à l'action de proportions trop élevées de certains de leurs éléments. Si, employées en nature, elles ne réalisent pas au sens propre du mot, de vrais milieux vitaux, elles peuvent néanmoins être *utilisées dans de larges limites comme sérums artificiels* en vue de diverses modifications possibles à produire dans l'organisme.

Elles n'en sont pas moins intéressantes, leurs indications devant devenir de ce fait plus précises et leur emploi se réservant plutôt aux cas spéciaux pouvant bénéficier de l'utilisation de certaines particularités de leur action physiologique.

Il en est ainsi, par exemple pour l'eau de *Châtel-Guyon* (*source Gubler*), au sujet de laquelle je cite ci-dessous une expérience d'injection intra-veineuse prolongée et à vitesse lente où l'on trouvera une confirmation de ces idées.

Cette eau, *bicarbonatée-chlorurée-sodique-magnésienne*, comme on le sait, contient une assez forte proportion de magnésium, **1 gr. 563** exprimé sous forme de *chlorure de magnésium, par litre* (1). C'est à la présence sans doute de cet élément qu'il faut attribuer les résultats de l'expérience qui suit et non aux bicarbonates, qui n'atteignent pas 4 grammes par litre. En effet, je donne à la suite de cette expérience les résultats d'une expérience analogue faite

---

(1) Composition de l'eau de la *source Gubler* de *Châtel-Guyon*, par litre.

Acide carbonique libre	1,112
Chlorure de magnésium	**1,563**
Bicarbonate de chaux	2,1796
— de soude	0,955
— de fer	0,0685
— de lithine	0,0194
— de potasse	0,2583
Sulfate de chaux	0,499
Silice	0,1108
Traces d'arsenic, d'acide phosphorique, d'acide borique et d'alumine.	
TOTAL	8,3986

(Magnier de la Source)

Point cryoscopique de l'eau fraîchement puisée envoyée par la Compagnie : $\Delta =$ — 0°38 (détermination personnelle).

avec l'eau de *Tarasp* (*source Lucius*) (1) ramenée à l'isotonie, qui contient plus de bicarbonates et d'acide carbonique libre que l'eau de *Châtel-Guyon*, mais beaucoup moins de magnésium (0 gr. 8 de bicarbonate de magnésie par litre d'eau isotonique). La tolérance de l'eau, jugée d'après les phénomènes généraux et d'après l'intensité de la diurèse, est des plus marquées. Il en est de même des eaux des diverses sources de Vichy, ramenées à l'isotonie.

Expérience XV ·

(Chien 2)

Injection intra-veineuse prolongée et à vitesse lente d'eau de Châtel-Guyon para-isotonique, chez le chien

Mercredi. — Chien de 17 kilogrammes, à jeun depuis 18 heures. Sonde à demeure dans la vessie, d'où l'on retire, en la vidant à

---

(1) Composition de l'eau de la *Source Lucius* de *Tarasp* (Suisse-Engadine), par litre.

Chlorure de sodium	83,3
— de lithium	0,05
Bicarbonate de soude	4,31
— de chaux	**2,26**
— de magnésie	1,0
— de fer	0,02
Sulfate de potasse	0,36
Borate de soude	0,88
Bromure de sodium	0,03
Acide silicique	0,01
TOTAL	15,1

Acide carbonique libre en centimètres cubes... 1608

Point cryoscopique de l'eau fraîchement puisée, envoyée par le *Kurhaus-Tarasp* : $\Delta = - 0°745$ (détermination personnelle).

2 heures 30, quelques centimètres cubes d'urine normale; D = 1029; $\Delta = -2°01$.

Température rectale $= 39°2$.

A 2 heures 30, on commence l'injection intra-veineuse d'*eau de Châtel-Guyon additionnée de 2 gr. °/₀₀ de NaCl pur cristallisé* (Δ de cette dilution $= -0°49$), à la vitesse de 1 cc. par minute et par kilo d'animal et à la température du corps.

HEURES		Tempé-rature rectale	LIQUIDE PASSÉ à partir du début de l'injection	URINE ÉCOULÉE pendant chaque quart d'heure successif	DENSITÉS	POINTS cryoscopiques	NaCl par litre
1re heure	2 h. 45	38°8	255	4 cc.			
	3 h.	38°4	510	8 cc.	moyenne 1021	moyenne — 1°89	moyen. 18,40
	3 h. 15	38°1	765	15 cc.			
	3 h. 30	38°2	1020	17 cc.			
2e heure	3 h. 45	38°5	1275	16 cc.			
	4 h.	38°5	1530	16 cc.	moyenne 1014	moyenne — 1°16	moyen. 16,50
	4 h. 15	38°6	1785	19 cc.			
	4 h. 30	38°8	2040	26 cc.			
3e heure	4 h. 45	38°7	2295	27 cc.			
	5 h.	38°4	2550	34 cc.	moyenne 1008	moyenne — 0°62	moyen. 9,0
	5 h. 15	38°3	2805	37 cc.			
	5 h. 30	38°2	3060	27 cc.			

Le chien est resté *très tranquille* pendant toute la durée de l'injection. Dès la fin de la première demi-heure, il s'est produit une *salivation intense*, qui n'a fait qu'augmenter jusqu'à la fin de l'expérience. *Pendant la deuxième heure*, on a constaté qu'il s'était écoulé *plus de* 300 cc. *de salive*; il n'a pas été possible de la recueillir en totalité, mais cette approximation suffit à montrer l'action très marquée sur les glandes salivaires.

Au cours de l'injection, le chien est non seulement resté très calme, comme je l'ai dit, mais même, à partir du début de la troisième heure, PARAISSAIT *comme anesthésié*, bien que ses réflexes fussent conservés : il ne réagissait pas au pincement progressif (par pince à forcipressure) de certaines régions très sensibles cutanées ou muqueuses, mais à un coup porté *brusquement* sur son corps, ce qui indique bien la nature réflexe de la réaction. Le fait est curieux à signaler en raison de *l'action inhibitrice, anesthésiante même*, du magnésium, étudiée par MELTZER et d'autres auteurs, et en raison des conséquences thérapeutiques possibles pour l'emploi des eaux magnésiennes.

Après l'injection, bien que la diurèse ait été peu abondante et que le chien ait gardé encore la plus grande partie de l'eau injectée, il se relève spontanément et fait quelques pas quand on le détache, bien qu'ayant l'air un peu assoupi.

On le met en cage en vue de la récolte des urines qui suivent l'injection.

Pendant les trois heures qui suivent, on le tient en observation et on constate que la *sécrétion salivaire continue à être abondante; quelques vomissements purement séreux* se produisent, signe encore *d'élimination de l'eau par le tube digestif*.

Le lendemain de l'injection, l'animal reste un peu affaissé; la *salivation* continue; quelques vomissements séreux.

Le surlendemain, aspect d'apparence tout à fait normale.

Les quantités d'urine émises pendant les périodes qui ont suivi l'injection sont les suivantes. :

Jeudi matin : pas d'urine. Température rectale = 37°6.

Jeudi soir, à 7 heures, urine = 140 cc.; D = 1013.

Vendredi matin, à 8 heures, urine = 1690 cc.; D = 1010. Température rectale = 38°.

Vendredi soir, à 7 heures, urine = 600 cc.; D = 1014.

Samedi matin, à 8 heures, urine = 900 cc.; D = 1009. Température rectale = 38°2.

Samedi soir, à 7 heures, urine = 250 cc.; D = 1019.

Dimanche matin, à 8 heures, urine = 1080 cc.; D = 1012.

Dimanche soir, à 7 heures, urine = 410 cc.; D = 1012.

Lundi matin, à 8 heures, urine = 280 cc.; D = 1019.

Persistance des modifications plus tardives de l'urine comme d'habitude.

RÉSUMÉ SYNTHÉTIQUE DES TAUX D'ÉLIMINATION URINAIRE LIQUIDE		
VOLUMES D'URINE PENDANT L'INJECTION, COMPTÉS A PARTIR DU DÉBUT DE L'INJECTION	Rapportés au poids absolu du chien	Rapportés à 10 kilos d'animal
Au bout de la première heure.	44 cc.	25 cc.
Au bout de la deuxième heure.	121 cc.	71 cc.
Au bout de la troisième heure.	246 cc.	144 cc.
VOLUME D'URINE DEPUIS LA FIN DE L'INJECTION JUSQU'A 62 h. 30 APRÈS	3.330 cc.	1.900 cc.

Pendant les jours qui suivent, le chien conserve son aspect normal.

Le *retard considérable dans l'élimination de l'eau injectée* n'est pas dû à un fait d'idiosyncrasie, car chez le même animal, la transfusion d'*eau de mer isotonique* pratiquée 9 jours après celle d'eau de Châtel-Guyon, donne une diurèse extrêmement remarquable et rapide, ainsi qu'on le constate dans l'expérience qui suit.

Le retard en question n'est pas dû non plus à l'hypotonicité de l'eau injectée, le point de congélation de celle-ci n'étant que très peu éloigné de celui du plasma sanguin ($\Delta = -0°49$).

Il s'agit donc bien d'une particularité physiologique due à la nature même de l'eau.

Expérience XVI
(Chien 2)

Injection intra-veineuse prolongée et à vitesse lente d'eau de mer isotonique, chez le même chien que précédemment

L'expérience est faite neuf jours plus tard que la précédente. Le poids du chien est alors de 15 kilogrammes.

Vendredi. — Chien à jeun depuis 18 heures. Sonde à demeure dans la vessie, d'où on retire, en la vidant à 3 heures, quelques centimètres cubes d'urine seulement; $\Delta = -1°990$.

Température rectale $= 39°2$.

A 3 heures, on commence l'injection intra-veineuse *d'eau de mer isotonique*, à la vitesse d'injection et à la température habituelles.

HEURES		Température rectale	LIQUIDE PASSÉ à partir du début de l'injection	URINE ÉCOULÉE pendant chaque quart d'heure successif	DENSITÉS	POINTS cryoscopiques	NaCl par litre
1re heure	3 h. 15	39°5	225	25 cc.	1020	— 1°940	10,4
	3 h. 30	39°2	450	39 cc.	1012+	— 1°195	12,8
	3 h. 45	39°4	675	96 cc.	1010	— 0°945	11,5
	4 h.	39°2	900	121 cc.	1006	— 0°745	9,6
2e heure	4 h. 15	39°1	1125	157 cc.	1005	— 0°600	8,0
	4 h. 30	39°1	1350	154 cc.	1004	— 0°565	7,3
	4 h. 45	39°1	1575	100 cc.	1004	— 0°550	7,2
	5 h.	39°	1800	190 cc.	1003+	— 0°531	7,0
3e heure	5 h. 15	38°9	2025	108 cc.	1005	— 0°510	6,7
	5 h. 30	39°	2250	175 cc.	1004	— 0°493	6,6
	5 h. 45	39°	2475	165 cc.	1004	— 0°493	6,8
	6 h.	39°	2700	180 cc.	1004	— 0°487	6,6

L'animal, détaché, est d'aspect absolument normal.

On le met en cage, en vue de la récolte des urines des périodes qui suivent l'injection.

Le lendemain samedi, à 8 heures du matin, urine = 1100 cc.; D = 1009; Δ = — 0°767; NaCl = 6,2 ‰.

Samedi soir, à 6 heures, urine = 850 cc.; D = 1010.

Dimanche matin, à 8 heures, urine = 1130 cc.; D = 1009.

Dimanche soir, à 6 heures, urine = 1010 cc.; D 1003.

Lundi matin, à 8 heures, urine = 400 cc.; D = 1007.

Lundi soir, à 6 heures, urine = 560 cc.; D = 1007.

Mardi matin, à 8 heures, urine = 400 cc.; D = 1007.

Mardi soir, à 6 heures, urine = 730 cc.; D = 1011.

Mercredi matin, à 8 heures, urine = 610 cc.; D = 1010.

Jeudi matin, à 8 heures, urine = 1480 cc.; D = 1012.

Persistance très prolongée des modifications plus tardives de l'urine.

<table>
<tr><th colspan="3">RÉSUMÉ SYNTHÉTIQUE DES TAUX D'ÉLIMINATION URINAIRE LIQUIDE</th></tr>
<tr><th>VOLUMES D'URINE PENDANT L'INJECTION, COMPTÉS A PARTIR DU DÉBUT DE L'INJECTION</th><th>Rapportés au poids absolu du chien</th><th>Rapportés à 10 kilos d'animal</th></tr>
<tr><td>Au bout de la première heure.</td><td>281 cc.</td><td>187 cc.</td></tr>
<tr><td>Au bout de la deuxième heure.</td><td>932 cc.</td><td>621 cc.</td></tr>
<tr><td>Au bout de la troisième heure.</td><td>1.560 cc.</td><td>1.040 cc.</td></tr>
<tr><td>VOLUME D'URINE DEPUIS LA FIN DE L'INJECTION JUSQU'A 62 HEURES APRÈS</td><td>4.490 cc.</td><td>2.993 cc.</td></tr>
</table>

L'animal, en parfait état de santé, est repris plus tard pour d'autres expériences.

Expérience XVII

(Chien 6)

Injection intra-veineuse prolongée et à vitesse lente d'eau de Tarasp isotonique

L'expérience est faite sur le même chien qui avait servi aux injections successives de liquide de Locke, d'eau de Salins et d'eau d'Uriage (relatées plus haut), un mois et demi plus tard. Le poids du chien est alors de 13 kilogrammes.

Mardi. — Chien à jeun depuis 18 heures. Sonde à demeure dans la vessie, d'où on retire, en la vidant à 2 heures 45, 90 cc. d'urine normale.

Densité.............................. 1025

NaCl .... 4,50 $^o/_{oo}$

Δ .... — 2°575

Température rectale = 38°9.

A 2 heures 45, on commence l'injection intra-veineuse *d'eau de Tarasp* (source Lucius) *diluée de 1/4 d'eau distillée* (Eau de Tarasp = 1000 cc.; eau distillée = 250 cc.; Δ = — 0°555).

HEURES		Température rectale	LIQUIDE PASSÉ à partir du debut de l'injection	URINE ÉCOULÉE pendant chaque quart d'heure successif	DENSITÉS	POINTS cryoscopiques	NaCl par litre
1re heure	3 h.	38°9	195	1 cc.8	moyenne 1020	moyenne — 1°585	moyen^e 9,70
	3 h. 15	38°8	390	8 cc.			
	3 h. 30	38°9	585	30 cc.			
	3 h. 45	39°	780	44 cc.	1014	— 0°955	9,80
2e heure	4 h.	39°1	975	57 cc.	1013	— 0°915	9,30
	4 h. 15	39°1	1170	131 cc.	1010	— 0°755	8,70
	4 h. 30	39°2	1365	122 cc.	1010	— 0°785	7,80
	4 h. 45	39°3	1560	149 cc.	1009	— 0°775	7,20
3e heure	5 h.	39°4	1755	128 cc.	1009	— 0°738	6,80
	5 h. 15	39°4	1950	127 cc.	1009	— 0°725	6,40
	5 h. 30	39°3	2145	177 cc.	1007	— 0°728	6,05
	5 h. 45	39°3	2340	178 cc.	1007	— 0°685	5,70

L'animal a très bien supporté l'injection et, détaché, a l'aspect d'un animal normal.

On le met en cage comme d'habitude.

Le lendemain matin, mercredi, à 8 heures, urine = 1300 cc.; D = 1006; $\Delta = -$ 0°435; NaCl = 2,30 ‰.

On laisse sortir l'animal un moment de sa cage : selle *très diar-rhéique* (on veille absolument à ne pas perdre d'urine).

Mercredi soir, à 6 heures, urine = 690 cc.; D = 1010.

Jeudi matin, à 8 heures, urine = 360 cc.; D = 1006.

Jeudi soir, à 6 heures, urine = 780 cc.; D = 1011.

Vendredi matin, à 8 heures, urine = 350 cc.; D = 1006.

Vendredi soir, à 6 heures, urine = 770 cc.; D = 1008.

Samedi matin, à 8 heures, urine = 390 cc.; D = 1005.

Dimanche matin, à 8 heures, urine = 950 cc.; D = 1008.

Lundi matin, à 8 heures, urine = 1150 cc.; D = 1009.

Mardi matin, à 8 heures, urine = 975 cc.; D = 1011.

Persistance très prolongée des modifications plus tardives de l'urine.

RÉSUMÉ SYNTHÉTIQUE DES TAUX D'ÉLIMINATION URINAIRE LIQUIDE		
VOLUMES D'URINE PENDANT L'INJECTION, COMPTÉS A PARTIR DU DÉBUT DE L'INJECTION	Rapportés au poids absolu du chien	Rapportés à 10 kilos d'animal
Au bout de la première heure.	83 cc. 8	64 cc.
Au bout de la deuxième heure	542 cc.	416 cc.
Au bout de la troisième heure.	1.152 cc.	886 cc.
VOLUME D'URINE DEPUIS LA FIN DE L'INJECTION JUSQU'A 62 h. 15 APRÈS	3.480 cc.	2.676 cc.

L'animal a très bien supporté les transfusions successives et sert plus tard à d'autres expériences.

Expérience XVIII
(Chien 3)

Injection intra-veineuse prolongée et à vitesse lente d'eau de Vichy (Grande Grille) isotonique (eau utilisée *deux jours après son émission à la source*).

Samedi. — Chien de 20 kilogrammes, à jeun depuis 18 heures. Sonde à demeure dans la vessie, d'où on retire, en la vidant à 9 heures 15, 38 cc. d'urine normale.

$$\text{Densité} \dots \dots \dots \dots \dots \dots \dots \dots \quad 1018$$
$$\text{NaCl} \dots \dots \dots \dots \dots \dots \dots \dots \quad 4,50\ \%_0$$
$$\Delta \dots \dots \dots \dots \dots \dots \dots \dots \dots \quad -\ 1°50$$

Chez ce chien, un développement exagéré du prépuce et de fortes adhérences balano-préputiales avaient nécessité pour le cathétérisme, au moment même de l'injection, une large résection du prépuce (faite sans anesthésie). Le traumatisme ne paraît avoir influé en aucune façon sur la diurèse qui, comme on va le voir, s'est montrée très abondante.

A 9 h. 15, on commence l'injection intra-veineuse d'*eau de Vichy-Grande-Grille additionnée de 6 gr. de NaCl cristallisé pur par litre* (fortement agitée dans un flacon pendant 10 minutes). Δ de l'eau injectée $=\ -\ 0°688$.

HEURES		LIQUIDE PASSÉ à partir au début de l'injection	URINE ÉCOULÉE pendant chaque quart d'heure successif	DENSITÉS	POINTS cryoscopiques	NaCl par litre	RÉACTION de l'urine
1re heure	9 h. 30	300	2 cc.	?	?	?	acide
	9 h. 45	600	8 cc.	?	?	?	lég' alcaline
	10 h.	900	39 cc.	1012	— 0°908	6,60	alcaline
	10 h. 15	1200	84 cc.	1009	— 0°648	6,10	alcaline
5e quart d'heure	10 h. 30	1500	90 cc.	1011	— 0°778	7,20	alcaline

A la suite d'une erreur, de 10 h. 30 à 11 h. 15, l'injection n'est plus faite à la vitesse habituelle : de 10 h. 30 à 11 h. on n'injecte que 300 cc. d'eau et de 11 h. à 11 h. 15 on injecte 900 cc. Il s'écoule alors, de 10 h. 30 à 11 h. 15, 245 cc. d'urine et de 11 h. 15 à 11 h. 30 il s'écoule 385 cc. L'injection est alors régulièrement continuée à la vitesse habituelle (1 cc. par minute et par kilogr. d'animal).

HEURES		LIQUIDE PASSÉ à partir au début de l'injection	URINE ÉCOULÉE pendant chaque quart d'heure successif	DENSITÉS	POINTS cryoscopiques	NaCl par litre	RÉACTION de l'urine
6e, 7e et 8e quarts d'heure	10 h. 45	?					
	11 h.	1800	245 cc.	1011	— 0°798	6,80	alcaline
	11 h. 15	2700					
3e heure	11 h. 30	3000	385 cc.	1007 $+$	— 0°573	5,60	alcaline
	11 h. 45	3300	355 cc.	1007 $+$	— 0°573	5,60	alcaline
	12 h.	3600	313 cc.	1007 $+$	— 0°598	5,60	alcaline
	12 h. 15	3900	290 cc.	1009 $+$	— 0°601	5,40	alcaline

· L'animal a admirablement bien supporté l'injection et, détaché, se tient très bien sur ses pattes, qui sont seulement œdématiées (par la constriction des liens).

On le met en cage comme d'habitude.

11

Le soir à 7 heures, urine = 950 cc.; D = 1016; $\Delta = - 0°978$; NaCl = 5,10 $°/_{oo}$.

Dimanche matin, à 8 heures : urine = 1600 cc.; D = 1016.

Lundi matin, à 8 heures : urine = 2370 cc.; D = 1015.

Mardi matin, à 6 heures : urine = 2100 cc.; D = 1017.

Mercredi matin, à 7 heures : urine = 1800 cc.; D = 1015.

Jeudi matin, à 8 heures : urine = 1370 cc.; D = 1015.

Vendredi matin, à 8 heures : urine = 980 cc.; D = 1017.

Persistance très prolongée des modifications plus tardives de l'urine.

RÉSUMÉ SYNTHÉTIQUE DES TAUX D'ÉLIMINATION URINAIRE LIQUIDE		
VOLUMES D'URINE PENDANT L'INJECTION, COMPTÉS A PARTIR DU DÉBUT DE L'INJECTION	Rapportés au poids absolu du chien	Rapportés à 10 kilos d'animal
Au bout de la première heure.	133 cc.	66 cc. 5
Au bout de la deuxième heure	468 cc.	234 cc.
Au bout de la troisième heure	1811 cc.	905,5
VOLUME D'URINE DEPUIS LA FIN DE L'INJECTION JUSQU'A 66 h. 45 APRÈS	7.020 cc.	3.510 cc.

L'animal est resté en parfait état de santé et n'a, à aucun moment, manifesté le moindre trouble.

Parmi les conclusions à tirer de ces dernières expériences et que j'ai indiquées avant de faire l'exposé détaillé des faits sur lesquels elles se basent, il en est une qu'il faut particulièrement souligner, c'est la *facilité relativement grande avec laquelle sont supportées les injections d'eaux minérales alcalines, dont la teneur en bicarbonates est bien supérieure à celle du plasma sanguin.* Des expériences de même genre effectuées avec les eaux de *Vals*, de *Saint-Nectaire*, de *Royat*, du *Boulou*, de *Contrexéville*, conduisent à des résultats analogues, pourvu que l'on élimine dans une mesure suffisante l'influence du facteur d'osmonocivité (toujours dans le cas des injections prolongées et à vitesse lente) pour celles de ces eaux dont le point cryoscopique est trop éloigné de celui du sang. Il n'est pas sans intérêt d'insister sur ces faits concernant les eaux alcalines, étant donné les effets puissants et multiples dont lui est redevable la thérapeutique hydrologique courante. J'aurai d'ailleurs l'occasion d'y revenir encore.

Injections répétées et injections par d'autres voies que la voie intra-veineuse

Ce n'est pas seulement au moyen des injections intraveineuses massives ou prolongées et à vitesse lente qu'on peut montrer les fortes doses d'eaux minérales injectables dans l'organisme sans effet toxique, mais aussi par la méthode des *injections répétées* plus ou moins souvent. *Chez le chien, le lapin, le cobaye,* la démonstration est des plus faciles à donner. Des *chiens* de 10 à 12 kilogrammes ont pu recevoir dans les veines, *en l'espace d'un mois, plus de 20 litres* des principales eaux énumérées plus haut, en injections répétées tous les jours ou tous les deux jours : les *éliminations par le rein et souvent aussi par le tube digestif* ont été considérables et aucun effet toxique à proprement parler ne s'est manifesté. Les animaux ont seulement *maigri* dans des proportions assez marquées, ce qui est simplement la conséquence des diurèses actives et répétées. Le même phénomène s'observe d'ailleurs sous l'influence des injections de sérum artificiel ordinaire ou d'eau de mer isotonique, pratiquées dans les mêmes conditions.

Sous l'influence des eaux alcalines, l'amaigrissement est cependant beaucoup plus marqué qu'avec les autres eaux, ce qui semble bien en rapport avec une action plus spéciale de ces eaux sur les phénomènes nutritifs. (Les alcalins, on le sait depuis longtemps, favorisent les oxydations.)

Chez le *lapin* et le *cobaye*, les résultats ont été absolument de même nature.

Enfin, à part la voie intra-veineuse, les voies *sous-cutanée* ou *intra-musculaire* se prêtent bien aux injections d'eaux minérales, qui sont également bien supportées. Elles ne conviennent cependant guère aux injections d'eaux hypertoniques, étant donné la douleur qui les accompagne.

ENCORE UN MOT SUR L'INJECTABILITÉ EN NATURE DES EAUX HYPOTONIQUES, MÊME PAR LA VOIE VEINEUSE

J'ai déjà assez insité, à plusieurs reprises, sur la possibilité d'injecter en nature et sans danger, même dans le sang, des eaux nettement hypotoniques, pour me dispenser d'avoir ici à revenir longuement sur ce point. Je ne crains cependant pas de le mentionner à nouveau, puisque deux.fois n'avaient pas suffi à MM. BILLARD et FERREY-ROLLES pour se rappeler ce que j'avais dit à ce sujet.

J'en profite pour ajouter qu'à part les eaux de *La Motte, Santenay, La Bourboule, Châtel-Guyon* que j'avais spécifié, dès mes premières publications, avoir employées en nature, non ramenées à l'isotonie, par la voie intra-veineuse, même chez l'homme, j'ai injecté aussi en nature et par la même voie, chez l'animal, des eaux à point cryoscopique peu éloigné encore de celui du sang, telles que celles de *Vichy* ($\Delta = - 0°22$), *Royat (source Eugénie*, $\Delta = - 0°252$), *Le Boulou* et certaines sources de *Vals* moyennement minéralisées (*source La Favorite*, $\Delta = - 0°265$). Dans les cas d'injections très lentes, il ne s'est pas produit d'hémoglobinurie, ni de trouble d'aucune sorte, si l'on ne dépassait pas 400 à 500 cc. chez des chiens de 20 kilogrammes environ. De même, à plus forte raison, par les voies sous-cutanée ou intra-musculaire.

Je m'empresse de dire que pour les eaux peu minéralisées, comme celles de *Contrexéville* par exemple ($\Delta = - 0°069$), il est nécessaire, en vue de l'injection intra-veineuse, même lente, de les ramener au voisinage de l'isotonie ou à un degré de concentration moléculaire suffisant; cette même précaution est utile, même pour les injections par les autres voies.

Injections massives ou répétées d'eaux minérales
chez l'homme, par diverses voies

Chez l'homme, j'ai dans de très nombreux cas, pratiqué des injections d'eaux minérales, soit d'abord pour m'assurer de leur innocuité à l'état normal, soit ensuite en vue d'obtenir certains effets thérapeutiques. Ces injections ont été faites dans les veines, sous la peau ou dans les muscles. Après avoir essayé très prudemment des séries de petites injections répétées et à doses graduellement croissantes, je suis arrivé à **injecter dans les veines jusqu'à plus d'un litre en une fois** des eaux de *Balaruc, Salins, Uriage, Hombourg, Kreuznach* (isotoniques). Pour les eaux de *Balaruc* et de *Salins*, les doses ont été poussées deux fois jusqu'à **1500** cc. en une seule injection. En pratiquant deux injections en 24 heures, *ces doses peuvent encore être largement dépassées*, elles restent bien au-dessous des limites auxquelles pourrait se manifester un effet toxique.

Par les voies *sous-cutanée* ou *intra-musculaire*, il est moins facile de faire pénétrer d'aussi grandes quantités, mais les résultats sont les mêmes.

J'ai déjà été amené à signaler les hautes doses d'eaux de *La Bourboule* que j'ai pu employer chez l'homme en injections : jusqu'à 200 cc. *d'eau de Choussy-Perrière en nature* et 500 cc. (en une fois) de la même eau isotonique pour les injections dans les muscles; jusqu'à **700** cc. *d'eau de Croizat* en nature ou de *Choussy-Perrière isotonique* sous la peau; jusqu'à 450 cc. des mêmes eaux isotoniques dans les veines.

Eaux alcalines. — En ce qui a trait aux eaux alcalines, j'ai injecté *dans les veines, chez l'homme,* les eaux de diverses sources de *Vals,* de *Châtel-Guyon (source Gubler),* de *Saint-Nectaire (source du Parc),* jusqu'à la dose de **200** cc. sans les ramener à l'isotonie et jusqu'à **400** cc. en les ramenant à l'isotonie, sans observer le moindre accident (injections faites chez des malades atteints de diverses maladies de la peau et dont certains étaient en même temps diabétiques).

Bien que j'aie dit tout à l'heure qu'en injection très lente les eaux de *Vichy,* de *Royat (source Eugénie)* et du *Boulou* pouvaient être introduites dans les veines chez l'animal sans trouble appréciable, j'ai jugé plus prudent, étant donné que leur point cryoscopique s'écarte de celui du sang plus que dans le cas des précédentes, de les ramener à l'isotonie par addition de sel; pour les eaux peu minéralisées, comme celles de *Contrexéville,* j'ai toujours ramené à l'isotonie ou au voisinage de l'isotonie.

Pour certaines sources de *Vals* très minéralisées au contraire *(type Madeleine),* j'ai toujours fait l'injection intra-veineuse sans modifier l'eau en aucune façon; pour l'eau de *Tarasp (source Lucius),* hypertonique par rapport au sérum sanguin ($\Delta = -0°745$), j'ai tantôt fait l'injection intra-veineuse de l'eau telle quelle (jusqu'à **300** cc.), tantôt l'injection intra-veineuse de l'eau ramenée à l'isotonie par addition d'eau distillée (jusqu'à **800** cc.). Dans le cas des injections sous-cutanées ou intra-musculaires, l'eau de

Tarasp a été injectée isotonique (pour éviter la douleur), les autres ont été injectées en nature (sauf celle de Contrexéville, isotonisée).

Ces faits montrent la *possibilité d'utiliser sur une large échelle les injections, même intra-veineuses, des eaux minérales alcalines en thérapeutique humaine.* Je me borne ici à en montrer l'innocuité, du moins aux doses signalées plus haut; j'indiquerai plus loin quelques-uns de leurs effets, soit physiologiques, soit thérapeutiques. Il est d'ailleurs à peu près certain que, pour la plupart, on pourrait, si c'était jugé utile ou néce·saire, dépasser les doses signalées ici, étant donnés les faits observés dans l'expérimentation animale (1).

L'emploi, chez l'homme, des *injections répétées* des diverses eaux minérales en général donne lieu à la même constatation d'innocuité de ces injections qui a déjà été signalée chez l'animal.

Dans un autre chapitre seront décrits les effets physiologiques généraux provoqués par les injections des diverses eaux minérales dont il a été question jusqu'ici.

---

(1) FLEIG. Injections sous-cutanées, intra-musculaires et intra-veineuses, chez l'animal et chez l'homme, d'eaux minérales alcalines : Vals, Vichy, Châtel-Guyon, Saint-Nectaire, Royat, Le Boulou, Contrexéville, Tarasp-Schuls. *Bull. Soc. de thérapeutique*, 12 mai 1909 (paru dans le compte rendu de la séance du 26 mai 1909, p. 300-306). Reproduit in *Bull. général de thérapeutique*, juin 1909, et in *Centre médical et pharmaceutique*, XIV, 1er juin 1909, 395-399.

TOUTES LES EAUX MINÉRALES SONT INJECTABLES DANS LES TISSUS CHEZ L'HOMME.

L'ensemble des phénomènes constatés chez l'animal d'abord, chez l'homme ensuite, à la suite soit des injections massives d'eaux minérales, soit des injections prolongées et à vitesse lente (chez l'animal), soit des injections souvent répétées, m'a amené à formuler la proposition qui suit, d'importance très générale.

« **D'après les résultats,** ai-je écrit récemment, **que j'ai obtenus avec de très nombreuses eaux minérales, y compris des eaux contenant en proportion notable des éléments très toxiques, tels que l'arsenic ou l'hydrogène sulfuré, je crois pouvoir conclure que toutes les eaux minérales sont injectables chez l'homme, par les voies hypodermique, intra-musculaire et intra-veineuse, soit en nature, soit ramenées à l'isotonie si leur Δ s'éloigne par trop de celui du sang, et même le plus souvent sans stérilisation aucune.** »

Il est certain, puis-je ajouter encore, que d'autres voies, telles que les voies *intra-arachnoïdienne, sous-conjonctivale,* etc., pourront être utilisées aussi en vue d'effets thérapeutiques spéciaux.

DANS QUELLES LIMITES PEUT-ON APPLIQUER AUX EAUX PRISES AUX SOURCES LES RÉSULTATS OBTENUS AVEC LES EAUX DE TRANSPORT

En terminant ce chapitre, il est un point que je veux souligner particulièrement : toutes mes recherches, jusqu'ici, ainsi que toutes celles qui sont relatées au cours de ce travail, ont été faites avec des eaux de transport et non avec des eaux utilisées directement aux sources; *or rien ne dit, — et tout le passé clinique de la thérapeutique hydromi-nérale serait fortement en faveur de cette restriction —, que les eaux vivantes injectées au griffon présentent la même aptitude à être tolérées que les eaux utilisées à distance, un temps plus ou moins long après leur émission à la source.* C'est donc avec la plus grande prudence qu'il faudra tenter, chez l'homme, les mêmes injections au lieu des sources. Des différences importantes seront sûrement à constater. M. CLERMONT, à la suite d'une publication où je signalais ce point, a déjà remarqué que l'eau de Vichy transportée est, en injection sous-cutanée chez le lapin, absorbée beaucoup moins rapidement que l'eau utilisée à la source.

A priori cependant, on peut prévoir que, **pour certaines eaux du moins**, et si l'on met à part l'influence possible des modifications produites sur l'organisme par le changement d'altitude, de climat, de régime, etc., les différences dans les limites d'injectabilité des eaux au griffon et après trans-port et séjour à distance ne semblent pas être très grandes : j'ai en effet constaté que des eaux utilisées déjà 24 heures après leur sortie du griffon donnaient des résultats compa-rables à celles qui étaient plus anciennes. Ces dernières d'ailleurs, comme nous le verrons, sont loin d'être dépour-vues d'activité thérapeutique.

Quoi qu'il en soit, *tant que manque la sanction définitive de l'expérience, il faut bien se garder, je le répète, de vouloir appliquer* **quantitativement** *aux eaux vivantes les conclusions basées sur l'expérimentation avec les autres.*

CHAPITRE II

TRANSFUSIONS D'EAUX MINÉRALES APRÈS LES SAIGNÉES, CHEZ L'ANIMAL ET CHEZ L'HOMME

Transfusions d'eaux minérales après des saignées mortelles ou voisines de ces dernières, chez le chien, chez le lapin.

Transfusions successives d'eaux minérales après des saignées massives répétées plusieurs fois chez le même animal, chien ou lapin.

Transfusions d'eaux minérales après des saignées pathologiques ou thérapeutiques, chez l'homme.

Une deuxième série d'expériences à établir en vue de démontrer que les eaux minérales peuvent servir de sérums artificiels et être assimilées, pour beaucoup d'entre elles du moins, à des milieux vitaux, était leur transfusion après des saignées importantes, de façon à montrer la substitution possible au milieu organique normal de ces milieux naturels artificiellement introduits dans l'organisme. *Avec la plupart des eaux minérales étudiées dans ce travail, j'ai pratiqué d'abondantes transfusions chez des animaux qui venaient de subir des saignées plus ou moins copieuses,* placés donc dans des conditions très défavorables pour résister à toute intervention susceptible d'avoir un caractère toxique. Les effets restaurateurs ont cependant été des plus nets, et les animaux, sous l'influence de ce traitement, ont *pu survivre même à des saignées qui, sans transfusion consécutive, eussent été mortelles.*

Ces expériences comprennent :

1o *Des transfusions d'eaux minérales après des saignées mortelles ou voisines de ces dernières,* chez le *chien* et chez le *lapin ;*

2o *Des transfusions successives d'eaux minérales après des saignées massives répétées plusieurs fois chez le même animal,* chien ou lapin;

3o *Des transfusions d'eaux minérales après des saignées pathologiques ou thérapeutiques chez l'homme ;*

4o *Des transfusions comparées, après des saignées massives identiques de sérum physiologique ordinaire d'une part et d'eaux minérales diverses d'autre part,* soit chez deux animaux de même poids, soit chez un même animal (saigné à des époques assez éloignées l'une de l'autre), *en vue de mettre en parallèle l'activité de la rénovation globulaire,* sous l'influence du sérum physiologique ordinaire et sous l'influence des eaux minérales;

5o *Des transfusions comparées après des saignées massives identiques, chez des animaux de même poids, de mêmes quantités de sérum physiologique ordinaire d'une part et d'eaux minérales diverses d'autre part, suivies de mort dans le premier cas, de survie dans le second.*

Dans ce chapitre seront relatées uniquement les expériences qui ont trait aux simples transfusions d'eaux minérales après les saignées chez l'animal ou chez l'homme.

Les autres, intéressant les transfusions comparées d'eaux

minérales et d'eau salée ordinaire, soit vis-à-vis de la rénovation globulaire, soit vis-à-vis de la restauration générale
de l'animal, sont reportées au chapitre où sont comparés
plus spécialement les effets du sérum physiologique et des
eaux minérales et en particulier leurs effets sur les fonctions
hématopoïétiques. Il ne sera question, pour le moment,
que des expériences venant *directement* à l'appui de la
démonstration des eaux minérales milieux vitaux, sérums
artificiels.

Les eaux minérales utilisées pour les transfusions après
les saignées étaient *soit isotoniques* au plasma sanguin, soit
un peu *hypertoniques*. Pour les eaux gazeuses, on avait soin
de chasser préalablement l'excès de gaz carbonique (dont
l'effet aurait pu être nuisible chez un animal saigné) en
faisant passer dans l'eau un courant d'air ou d'oxygène
pendant 20 à 30 minutes. Si sous l'influence de l'oxygénation une précipitation s'était produite, on filtrait l'eau avant
de l'injecter.

Transfusions d'eaux minérales après des saignées mortelles ou voisines de ces dernières, chez le chien.

Chez le chien, on sait qu'une saignée de 1 /20 du poids
du corps est mortelle si elle n'est pas suivie de transfusion
d'eau salée; des saignées comprises entre 1 /20 et 1 /24 du
poids du corps sont souvent mortelles aussi dans les mêmes
conditions.

Or les saignées pratiquées chez les chiens, dont je vais

rapporter en détail les protocoles d'expérience sont comprises entre 1 /19,07 et 1 /23,7 du poids du corps.

On va voir que les transfusions de grandes quantités d'eaux minérales après des saignées aussi abondantes sont extrêmement bien supportées et permettent même la survie de chiens qui, non transfusés, auraient sûrement succombé, étant donnée l'importance de la saignée qu'ils avaient subie. Certains des animaux utilisés .ont été soumis encore, après être revenus à la normale, à des injections massives d'eaux minérales, qu'ils ont chaque fois très bien supportées.

Les protocoles des expériences qui suivent se rapportent aux eaux de *Balaruc, Salins, Hombourg, (Kaiserin-Auguste-Victoriaquelle, Kaiserbrunnen, Elisabethenbrunnen), Kreuznach (Elisasabethquelle, Victoriaquelle), La Bourboule (Choussy-Perrière, Croizat).*

Pour ne pas surcharger ce travail, je ne relate pas les expériences que j'ai faites encore avec diverses des autres eaux minérales citées plus haut (*Uriage, Biarritz, Chatel-Guyon,* etc...), les résultats étant tout à fait comparables à ceux qu'on obtient avec les premières eaux. Je crois que les détails de celles-ci, ainsi que ceux des expériences faites chez le lapin et chez l'homme, que j'expose plus loin, suffisent amplement à la démonstration des eaux minérales sérums artificiels.

On remarquera qu'après ces saignées-transfusions la *rénovation globulaire* se fait assez rapidement et que les animaux, après la diminution de poids qu'ils présentent consécutivement à ces fortes soustractions sanguines, récupèrent peu à peu leur poids initial et *reviennent à un état absolument physiologique.*

Expérience XIX

(Chien 18)

Transfusion d'eau de Balaruc après saignée de 1/20 du poids du corps, chez le chien

Chien de 20 kilogrammes.

Globules rouges : 6.450.000.

Hémoglobine : 13,8 p. 100.

Saignée de **1 litre** par la carotide, c'est-à-dire du 1/20 du poids du corps; dyspnée intense, agitation, convulsions violentes, miction, syncope respiratoire. On transfuse immédiatement 1500 cc. d'*eau de Balaruc* par la jugulaire, à la température du corps.

Dès le passage des 50 premiers centimètres cubes, la respiration reprend et se fait de mieux en mieux; à 500 cc., le chien est calme et respire bien. A la fin de la transfusion, elle est ample et régulière.

Le chien, détaché, se tient bien sur ses pattes, quoique faible. On l'observe pendant une heure : il reste couché, sans être particulièrement affaissé. La respiration, un peu rapide d'abord, se ralentit ensuite, mais reste régulière.

Une heure après la transfusion, le chien se lève spontanément et rôde autour des tables. La démarche est lente, mais nullement pénible. L'animal est parfaitement restauré.

La numération des globules rouges donne alors le chiffre de

2.350.000 et le dosage de l'hémoglobine, **4,8** p. 100. Les globules rouges ont une forme absolument normale.

On le met en cage en présence d'une pâtée. Le soir celle-ci a été mangée.

Le lendemain, l'animal paraît normal, bien que moins vif qu'avant l'expérience. Il mange avec appétit. Urine d'aspect normal, mais peu colorée. Globules rouges : 2.640.000. Hémoglobine : 5,2 p. 100.

Le 3me jour globules rouges : 2.930.000. Hémoglobine : 5,4 p. 100. Animal parfaitement rétabli, normal comme aspect général et comme appétit. Urine claire.

4me jour.	Globules rouges : 3.100.000	Hémoglobine :	5,6 %
5me — .	— 3.150.000	—	5,5 %

Poids de l'animal : 19 kil. 500

6me — .	Globules rouges : 3.400.000	Hémoglobine :	6,7 %
8me — .	— 3.480.000	—	7,4 %
10me — .	— 4.140.000	—	8,2 %
12me — .	— 4.150.000	—	8,4 %
14me — .	— 4.140.000	—	9, %
16me — .	— 4.500.000	—	10,4 %

Poids de l'animal : 20 kilog.

18me — .	Globules rouges : 4.800.000	Hémoglobine :	10,8 %
20me — .	— 5.100.000	—	12 %
22me — .	— 5.050.000	—	12,7 %
24me — .	— 5.040.000	—	13 %
26me — .	— 5.400.000	—	13,2 %
28me — .	— 5.470.000	—	13,8 %
30me — .	— 5.670.000	—	14,1 %
32me — .	— 6.100.000	—	14,3 %

34me jour.   Globules rouges: 6.540.000   Hémoglobine : 13,5 %
36me — .   —   6.600.000   —   13,4 %
38me — .   —   6.420.000   —   13,6 %

Le chien pèse alors 21 kilogrammes. Il est en parfait état de santé et est utilisé 10 semaines après pour d'autres expériences.

Expérience XX

(Chien 21)

Transfusion d'eau de Salins isotonique après saignée de 1/21 du poids du corps, chez le chien

Chien de 14 kilogrammes.

Globules rouges : 6.500.000. Hémoglobine : 13,2 p. 100.

Saignée de **666** cc. par la carotide, c'est-à-dire de 1/21 du poids du corps; forte dyspnée, convulsions agoniques, arrêt respiratoire et abolition du réflexe cornéen. On transfuse alors immédiatement 800 cc. d'*eau de Salins isotonique*, par la jugulaire, à la température du corps.

La respiration reprend, dyspnéique d'abord et irrégulière, puis plus lente, plus ample et régulière. Réapparition du réflexe cornéen.

La transfusion finie, l'animal reste d'abord sommolent et affaissé, puis peu à peu, au bout d'un quart d'heure, il se restaure de mieux en mieux, tient normalement sa tête qui retombai: jusqu'à terre et se lève lorsqu'on l'appelle.

Une heure et demie après la transfusion, il paraît très bien rétabli et respire normalement. Une numération donne alors 2.750.000 globules rouges; l'hémoglobine est tombée à 6,3 p. 100.

On met l'animal en cage; pendant les heures qui suivent, il refuse la nourriture, mais 12 heures après la transfusion il mange avec appétit.

Le lendemain, il reste affaibli, étendu dans sa cage, mais mange lorsqu'on lui présente sa nourriture.

Le 3me jour il est alerte, va et vient spontanément dans sa cage et paraît normal.

	Globules rouges : 3.300.000	Hémoglobine :	7,1	%
4me jour.	— 3.320.000	—	7,3	%
5me — .	— · 3.550.000	—	7.9	%

Poids de l'animal : 13 kil. 400

	Globules rouges : 3.670.000	Hémoglobine :	7,8	%
8me — .				
10me — .	— 3.590.000	—	7,9	%
12me — .	— 3.800.000	—	8,	%
14me — .	— 3.950.000	—	8,8	%
16me — .	— 4.300.000	—	9,3	%
18me — .	— 4.860.000	—	10	%

Poids de l'animal : 14 kilog.

	Globules rouges : 5.220.000	Hémoglobine ·	11,6	%
20me — .				
22me — .	— 5.100.000	—	11,7	%
24me — .	— 5.400.000	—		
26me — .	— 6.100.000	—	13	%
28me — .	— 6.600.000	—	13,1	%
30me — .	— 6.480.000	—	13,8	%

Le chien est alors en excellent état, il pèse 15 kilogr., mange avec beaucoup d'appétit, est très vif et tout à fait comparable à ce qu'il était avant la transfusion. A partir de ce moment, on cesse l'observation.

Expérience

(Chien 23)

**Transfusion d'eau de Hombourg (Kaiserin-Auguste-Viktoria-Quelle)
isotonique après saignée de 1/19,4 du poids du corps, chez le
chien.**

Chien de 14 kilog. 500.

Globules rouges : 5.800.000. Globules blancs : 9.200. Hémoglobine : 14,6 p. 100.

Saignée de **763** cc. par la carotide, c'est-à-dire de 1/19,4 du
poids du corps. A la fin de la saignée, l'animal se débat dans de
violentes convulsions. Syncope respiratoire. Le sang ne s'écoule
plus par la canule que goutte à goutte et les battements de la
carotide sont insignifiants. Disparition absolue du réflexe cornéen. Animal absolument inerte.

Immédiatement on injecte alors rapidement par la jugulaire
800 cc. d'*eau de Hombourg*, source *Kaiserin-Auguste-Viktoria* (1)
ramenée à l'isotonie par addition des 2/3 environ de son volume
d'eau distillée et à la température du corps. On avait fait préa-

---

(1) L'eau de *Hombourg-Kaiserin-Auguste-Viktoria-Quelle* présente, d'après l'analyse de H. Fresenius en 1906, la composition suivante pour 1000 grammes d'eau. Les
sels de l'acide carbonique sont exprimés en carbonates neutres.

Clorure de sodium . . . . 13 gr. 938261
—   de potassium . . . . 0 — 610525
—   de lithium . . . . 0 — 023217
—   d'ammonium . . . . 0 — 004604
—   de calcium . . . . 0 — 236287
Bromure de sodium . . . . 0 — 004231
Iodure de sodium . . . . 0 — 000038
Sulfate de baryum . . . . 0 — 001814
—   de strontium . . . . 0 — 039285

lablement barboter dans l'eau un courant d'oxygène pendant 25 minutes, pour chasser le gaz carbonique dissous en assez grande quantité dans cette eau. L'eau ayant ainsi précipité est filtrée sur filtre ordinaire de papier avant l'injection.

Pendant la transfusion même, la respiration et les réflexes reparaissent, les battements artériels s'accentuent et l'animal se ranime peu à peu.

La transfusion finie, la respiration est très ralentie, ample et profonde; l'animal chancelle d'abord un peu sur ses pattes, mais au bout de quelques minutes maintient parfaitement son équilibre, marche facilement et se restaure de mieux en mieux. Une heure après la transfusion, il mange avec appétit.

L'examen du sang donne alors les résultats suivants :

. Globules rouges : 2.150.000. Globules blancs : 7.400. Hémoglobine : 4,1 p. 100.

(Suite de la note précédente.)

Carbonate de stontium	0 — 014364
— de chaux	0 — 324666
— de magnésie	0 — 993744
— ferreux	0 — 060276
— manganeux	0 — 001548
Borate de chaux	0 — 003249
Arséniate de chaux	0 — 000242
Phosphate de chaux	0 — 000389
Silice	0 — 029865
TOTAL des sels	19 gr. 286605
Acide carbonique combiné aux carbonates neutres	0 — 688901
Acide carbonique libre	2 — 152593

Traces de rubidium, cœsium, fluor, acide nitrique. ' = — 1o183.

(H. FRESENIUS. Chemische und physikalisch-chemische Untersuchung der Kaiserin Auguste-Viktoria-Quelle zu Bad Hombourg v. d. Höhe. *Wiesbaden, Kreidel's Verlag.* 1907.)

On met l'animal en cage. 15 heures après la transfusion, il paraît aller très bien, se tient bien sur ses pattes, respire normalement, vient rapidement quand on l'appelle et mange avec appétit.

Le lendemain il est assez vif et ressemble à un animal normal. L'examen du sang donne : Globules rouges : 2.250.000. Globules blancs : 10.400. Hémoglobine : 5,2 p. 100.

Le 3me jour, l'animal reste volontiers couché, il paraît un peu affaissé, mange peu. Urine claire, sans signe de destruction globulaire.

L'examen du sang donne : Globules rouges : 2.150.000. Globules blancs : 15.800. Hémoglobine : 6 p. 100.

4me jour : l'animal est vif, mange bien et cherche à sortir de sa cage. Il a repris un aspect normal. Urine comme précédemment. A partir de ce moment, l'amélioration augmente de jour en jour et la restauration paraît complète.

L'examen du sang donne :

	GLOB. ROUG.	GLOB. BL.			
	2.780.000	18.200	Hémoglobine :	6,2	%
5me jour.	2.600.000	15.200	—	6,	%
6me — .	3.010.000	25.000	—	6,8	%

Poids de l'animal : 13 kilog.

	GLOB. ROUG.	GLOB. BL.			
7me — .	3.250.000	29.200	Hémoglobine :	6,5	%
8me — .	3.000.000	16.800	—	7	%
10me — .	3.100.000	17.000	—	6,9	%
12me — .	3.200.000	13.000	—	8,2	%
14me — .	3.200.000	13.600	—	8,5	%
16me — .	3.540.000	21.000	—	10	%

Poids de l'animal : 13 kilg. 500

	GLOB. ROUG.	GLOB. BL.			
18me jour.	3.800.000	15.000	Hémoglobine : 12		%
20me — .	3.560.000	14.000	—	12,6	%
22me — .	3.850.000	12.600	—	13	%
24me — .	3.700.000	13.200	—	13	%
26me — .	4.800.000	16.000	—	13,9	%
28me — .	4.750.000	12.000	—	14	%
30me — .	4.900.000	13.000	—	14,2	%

Poids de l'animal : 14 kilog. 800

	GLOB. ROUG.	GLOB. BL.			
32me — .	5.400.000	12.600	Hémoglobine : 14		%
35me — .	6.100.000	13.400	—	13,8	%

Poids de l'animal : 15 kilog.

A partir de ce moment, le chien est considéré comme absolument normal et on l'abandonne pour d'autres expériences.

Expérience XXII

(Chien 24)

Transfusion d'eau de Hombourg Kaiserbrunnen après saignée de 1/22,3 du poids du corps, chez le chien

Chien de 21 kilog. 500.

Globules rouges : 6.700.000. Globules blancs : 11.200. Hémoglobine : 14 p. 100.

Saignée de **964** cc., par la carotide, c'est-à-dire de 1/22,3 du poids du corps. La pression artérielle de l'animal est très forte et il se saigne très rapidement; quand la saignée atteint 760 cc., tout d'un coup apparaissent de violentes convulsions et le jet de

sang devient très faible. A 960 cc., l'animal ne respire que très
faiblement, bien que la syncope respiratoire n'ait pas eu lieu et il
paraît ne pas devoir résister beaucoup plus longtemps, en raison
sans doute de la rapidité de la saignée. On arrête alors celle-ci
et on transfuse immédiatement, par la jugulaire, 1.000 cc. d'eau
de *Hombourg-Kaiserbrunnen* (1) dont on a chassé l'excès d'acide
carbonique en y faisant passer pendant demi-heure un courant
d'oxygène et qu'on a filtrée ensuite. A part ces modifications,
l'eau n'a été additionnée d'aucune substance étrangère. L'injection est faite à la température de 38°.

L'effet restaurateur se manifeste de suite et avec une intensité
remarquable. La respiration devient régulière et plus ample,

---

(1) L'eau de *Hombourg-Kaiserbrunnen* présente, d'après l'analyse de R. Fresenius,
la composition suivante, par litre :

Chlorure de sodium	7,17703
— de potassium	0,25130
— de lithium	0,01509
— d'ammonium	0,01500
— de calcium	0,54803
— de magnésium	0,41962
Iodure de magnésium	0,00002
Bromure de magnésium	0,00024
Sulfate de chaux	0,01540
— de baryum	0,00187
Bicarbonate de chaux	1,32941
— de magnésie	0,07290
— ferreux	0,03232
— manganeux	0,00213
Phosphate de chaux	0,00055
Silice	0,01481
TOTAL des sels	9,89572
CO_2 complètement libre	2,76186

$\Delta = - 0°625$ (détermination personnelle).

le pouls se marque de plus en plus, et, à la fin de la transfusion,
la restauration paraît complète.

L'animal délié ne paraît nullement affaibli, il marche et se
tient normalement, sans manifester aucune envie de s'étendre
ou de rester immobile. Aucune tendance à la somnolence.

Un examen de sang donne alors les résultats suivants : Globules rouges : 3.150.000. Globules blancs : 6.400. Hémoglobine :
7,5 p. 100.

On met l'animal en cage. Deux heures plus tard, on le trouve
endormi. Réveillé, il est d'aspect tout à fait normal et mange
la pâtée qu'on lui présente .

Le lendemain il est dans un état tout aussi satisfaisant. L'examen du sang donne les résultats suivants :

Globules rouges : 3.300.000. Globules blancs : 15.000. Hémoglobine : 8 p. 100.

Le 3e jour, l'état est le même et rien ne laisserait supposer que
l'animal a été soumis à une aussi forte saignée. L'examen du sang
donne :

	Glob. Roug.	Glob. Bl.			
	3.540.000	18.000	Hémoglobine :	9,5	%
4me jour.	3.400.000	17.000	—	9,2	%
5me — .	3.840.000	23.000	—	9,7	%
6me — .	3.750.000	19.600	—	11,5	%
7me — .	4.300.000	15.000	—	11	%

Poids de l'animal : 21 kilogr. Urines sans signe de destruction globulaire.

	Glob. Roug.	Glob. Bl.			
8me jour.	4.250.000	26.400	Hémoglobine :	12	%
10me — .	4.500.000	14.000	—	11,8	%

	GLOB. ROUG.	GLOB. BL.			
12me jour.	4.300.000	16.000	Hémoglobine :	11,5	%
14me — .	5.000.000	7.200	—	13,2	%
16me — .	4.950.000	14.000	—	14,5	%
20me — .	5.100.000	9.400	—	14,1	%

Poids de l'animal : 22 kilog.

	GLOB. ROUG.	GLOB. BL.			
24me — .	5.840.000	10.600	Hémoglobine :	14	%
26me — .	5.250.000	12.200	—	14,8	%
28me — .	6.840.000	12.600	—	13,2	%
30me — .	6.505.000	11.800	—	13,8	%

On cesse alors l'observation. L'animal est parfaitement rétabli déjà depuis une quinzaine de jours.

Expérience XXIII
(Chien 6)

Transfusion d'eau de Hombourg (Elisabethenbrunnen) après saignée de 1 19,07 du poids du corps, chez le chien

Chien de **14** kilog. **500**. C'est le même chien qui avait déjà servi aux injections intra-veineuses prolongées et à vitesse lente de *liquide de Locke*, d'eaux de *Salins*, d'*Uriage* et de *Tarasp*. Il est utilisé 2 mois plus tard pour l'expérience présente et a gagné, depuis sa première transfusion de liquide de Locke, 500 grammes.

Globules rouges : 7.150.000. Globules blancs : 12.600. Hémoglobine : 13,2 p. 100.

Saignée de **760** cc. par la carotide, c'est-à-dire de 1/19,07 du poids du corps. La saignée est faite au moyen d'une canule de calibre assez faible, de telle sorte qu'elle se fait lentement. L'animal, après s'être très violemment débattu et avoir eu de fortes convulsions agoniques, reste inerte sur la table, sans aucun mouvement respiratoire, sans aucun réflexe; on perçoit à peine quelques battements cardiaques.

On injecte alors très rapidement, en 5 minutes, 800 cc. d'*eau de Hombourg-Elisabethenbrunnen* (1) par la jugulaire. Cette eau, très gazeuse à la sortie des bouteilles, a été traitée comme celle des deux précédentes sources de Hombourg avant d'être injectée. L'injection est faite à la température de 38°.

Les effets restaurateurs ne tardent pas à se faire sentir pendant l'injection même. La saignée ayant été poussée très loin, on avait dû cependant pratiquer pendant deux minutes la respiration artificielle. Mais dès qu'il a passé 300 cc. d'eau minérale, la

---

(1) L'eau de *Hombourg-Elisabethenbrunnen* présente, d'après H. Fresenius, la composition suivante, par litre :

Chlorure de sodium	7,767251
— de potassium	0,272864
— de lithium	0,015136
— d'ammonium	0,010848
— de calcium	1,281842
Bromure de sodium	0,002954
Iodure de sodium	0,000032
Sulfate de chaux	0,019594
— de baryum	0,001020
— de strontium	0,018038
Bicarbonate de chaux	0,802482
— de magnésie	0,780704
— ferreux	0,031527
— manganeux	0,001753
Arséniate de chaux	0,000199
Phosphate de chaux	0,000814
Silice	0,025616
TOTAL des sels	11,032674
CO_2 complètement libre	2,300613

$\Delta = - 0°68$ (détermination personnelle).

respiration reprend spontanément, après que le réflexe cornéen avait déjà reparu et l'effet restaurateur se manifeste de plus en plus nettement au fur et à mesure que l'injection est plus avancée.

La transfusion finie, on délie l'animal qui reste un moment affaissé sur la table, puis se relève et veut sauter par terre. Mis à terre, il maintient son équilibre, bien que la tête reste basse, et qu'il donne des signes évidents de faiblesse. Abandonné à lui-même, il s'allonge dans un coin, reste somnolent et remue peu. Au bout d'une heure quarante, un examen de sang donne :

Globules rouges : 2.050.000. Globules blancs : 5.400. Hémoglobine : 4,8 p. 100.

Au bout de trois heures environ après la transfusion, l'animal parait moins faible. La respiration reste lente et profonde. Il refuse cependant la nourriture.

Six heures plus tard, après avoir été mis en cage, il émet 200 cc. d'urine d'aspect tout à fait normal. Il est de moins en moins faible et se tient sur les quatre pattes, sans avoir tendance à rester couché. Il mange la viande qu'on lui donne.

Le lendemain, il a émis 100 cc. d'une urine claire, sans signe aucun de destruction globulaire. On note aussi un peu de diarrhée. Aspect général bon. Globules rouges : 2.550.000.

Le 3ᵐᵉ jour, il va de mieux en mieux et ne donne aucun signe de faiblesse. L'examen de sang donne les résultats suivants :

	Glob. Roug.	Glob. Bl.			
	2.700.000	8.700	Hémoglobine :	5,6	%
4ᵐᵉ jour.	2.600.000	9.200	—	5,4	%
5ᵐᵉ — .	3.200.000	12.000	—	6	%
6ᵐᵉ — .	3.340.000	9.800	—	6	%
8ᵐᵉ — .	3.150.000	14.000	—	6,2	%
10ᵐᵉ — .	3.600.000	25.000	—	7	%

L'animal ne pèse plus que 13 kilog. 500, mais est en parfait état d'amélioration générale, il mange bien et, extérieurement, paraît normal.

	Glob. Roug.	Glob. Bl.			
12me jour.	3.840.000	28.600	Hémoglobine :	7,5	%
15me — .	3.800.000	21.000			
18me — .	3.750.000	23.000			
20me — .	3.820.000	16.600	—	8,4	%
22me — .	4.200.000	16.000	—	10	%
24me — .	3.950.000	18.000			
26me — .	4.350.000	14.200			

L'animal pèse alors 14 kilog. et parait en excellent état de santé.

	Glob. Roug.	Glob. Bl.			
30me jour.	4.500.000	13.000	Hémoglobine :	13	%
32me — .	4.845.000	14.200	—	13,2	%
34me — .	5.100.000	12.600	—	14	%
36me — .	5.320.000	12.000	—	13	%
38me — .	5.900.000	14.200	—	13	%
40me — .	6.500.000	13.200	—	13,5	%
42me — .	6.420.000	12.600	—	13	%
44me — .	6.550.000	14.000	—	14	%

L'animal pèse 14 kilg. 500 et on ne peut rien déceler chez lui qui le différencie d'un animal absolument normal. Il est alors perdu de vue et utilisé pour d'autres expériences.

Expérience XXIV

(Chien 4)

**Transfusion d'eau de Kreuznach (Elisabeth-Quelle) après saignée
de 1/23,7 du poids du corps, chez le chien**

Chien de **28** kilg. **500**. C'est le même chien qui avait déjà servi
antérieurement à deux expériences d'injections intra-veineuses
prolongées et à vitesse lente de sérum artificiel ordinaire et de
sérum artificiel à minéralisation complexe et qui est repris un
mois et demi après.

Globules rouges : 5.600.000. Globules blancs : 13.400. Hémoglobine : 14,2 p. 100.

Saignée de **1200** cc. par la carotide, c'est-à-dire de 1/23,7 du
poids du corps, faite lentement; on arrête la saignée au moment où se produisent de violentes secousses convulsives, mais
avant que la respiration ait disparu.

On transfuse alors, par la jugulaire, à la température du corps,
1200 cc. d'eau de *Kreuznach-Elisabethquelle* (1) où l'on a sim-

---

(1) L'eau de *Kreuznach-Elisabethquelle* présente, d'après une analyse de Fresenius
en 1894, la composition suivante, par litre :

Chlorure de sodium...	10 gr.	521036
— de potassium...	0 —	152410
— de lithium..	0 —	062923
— d'ammonium	0 —	022121
— de calcium..	1 —	975215
— de baryum..	0 —	064629
— de strontium..	0 —	079570
Bromure de sodium..	0 —	049917
Iodure de sodium..	0 —	000431
Carbonate de chaux...	0 —	126232

plement fait barboter un courant d'air pendant 20 minutes et que l'on a filtrée ensuite. Pendant les premiers moments de la transfusion, l'animal continue à s'agiter violemment, puis, peu à peu. le calme reparaît, la dyspnée s'atténue et, à la fin de la transfusion, la respiration devient de moins en moins rapide. Elle reste cependant un peu irrégulière, même pendant les cinq premières minutes qui suivent la transfusion, puis elle devient plus ample et régulière. Les battements artériels sont bien frappés. L'animal, une fois détaché, se relève brusquement et saute vigoureusement de la table à terre. La saignée paraît admirablement supportée. L'animal se couche, mais ne reste pas étendu sur le flanc, il se lève et vient lorsqu'on l'appelle. Pendant les heures qui suivent, il reste dans le même état. Un examen de sang fait 2 heures 30 après la transfusion donne :

Globules rouges : 2.950.000. Globules blancs : 8.000. Hémoglobine : 7,1 p. 100.

Cinq heures après la transfusion, le chien mange la viande qu'on lui présente. Il paraît vif et gai.

Le deuxième jour il paraît en très bon état.

(Suite de la note précédente.)

Carbonate de magnésie	0 — 237174
— de fer	0 — 030284
— de manganèse	0 — 000888
— de zinc	0 — 007052
Borate de chaux	0 — 002367
Arséniate de chaux	0 — 000405
Phosphate	0 — 000435
Silicate	0 — 000043
Silice	0 — 013317
TOTAL des sels	13 gr. 346449
CO_2 libre et faiblement combiné	0 — 317432

	Glob. Roug.	Glob. Bl.			
3me jour.	2.800.000	12.000	Hémoglobine :	7,8	%
4me — .	2.950.000	11.000	—	8	%
5me — .	3.100.000	15.200	—	8	%
7me — .	3.300.000	16.600	—	9	%
8me — .	3.800.000	15.000	—	9,2	%

L'état général du chien est toujours le même. Poids : 28 kilg. (faible).

	Glob. Roug.	Glob. Bl.			
10me jour.	4.150.000	20.000	Hémoglobine :	11	%
12me — .	4.000.000	35.000	—	10,8	%
15me — .	4.700.000	22.400	—	11,2	%
17me — .	4.620.000	21.000	—	12	%
20me — .	5.100.000	14.600	—	13,5	%
22me — .	5.000.000	14.000	—	14	%
24me — .	5.500.000	13.200	—	14	%
26me — .	6.000.000	14.200			
28me — .	5.100.000	15.400			
30me — .	6.200.000	12.000	—	13,8	%
32me — .	6.190.000	12.600	—	13,9	%
34me — .	6.080.000	9.000	—	14,2	%.

Le chien pèse alors 28 kilog. 400. Il est en parfait état de santé. Quinze jours plus tard, il pèse 29 kilog.

On lui injecte encore, 42 jours après la saignée-transfusion, 2000 cc. d'eau de *Kreuznach-Oranienquelle* (1) isotonique dans les

---

(1) L'eau de *Kreuznach-Oranienquelle* présente, d'après une analyse de Knapp et Liebig la composition suivante, par litre :

Chlorure de sodium.. 14,153
   — de potassium... 0,059
   — de calcium... 2,960

veines, en demi-heure : diurèse abondante. Aucun phénomène d'intoxication. 10 jours plus tard, après une légère perte de poids passagère, il pèse 29 kilogrammes.

Expérience XXV

(Chien 26)

Transfusion d'eau de Kreuznach (Victoria-Quelle) après saignée de 1/20 du poids du corps, chez le chien.

Chien de 10 kilogrammes.

Globules rouges : 5.220.000. Globules blancs : 13.200. Hémoglobine : 14,6 p. 100.

Saignée de **500** cc. par la fémorale, c'est-à-dire de 1/20 du poids du corps. Agitation et dyspnée, mais pas de syncope respiratoire. Respiration fortement irrégulière. Cris convulsifs.

De suite après la saignée, injection intra-veineuse, peu rapide, par la saphène, de 500 cc. d'eau de *Kreuznach-Victoriaquelle* (1) simplement aérée par barbotage d'un courant d'air pendant un quart d'heure, et filtrée ensuite. L'injection est faite à 40°.

Au cours de l'injection, l'animal redevient calme et, à la fin, les

---

(Suite de la note précédente.)

Bromure de magnésium	0,231
Iodure de magnésium	0,0014
Carbonate de chaux	0,032
— de magnésie	0,0169
— ferreux	0,045
Phosphate	0,0117
Silice	0,128

TOTAL 17,038

(1) L'eau de *Kreuznach-Victoriaquelle* présente, d'après une analyse de Fresenius en 1894, la composition suivante, par litre :

caractères de la respiration se rapprochent de plus en plus de la normale. Le pouls est bien frappé. L'animal, détaché, paraît bien restauré. Il ne reste pas couché et va flairer dans divers coins de la salle. L'effet de la transfusion est donc des plus efficaces. Il présente seulement quelques tremblements généralisés qui, au bout d'une demi-heure, ne reparaissent plus que par moments et, au bout d'une heure, ont complètement disparu.

L'examen du sang donne alors :

Gobules rouges : 2.950.000. Globules blancs : 6.000. Hémoglobine : 6,8 p. 100.

Le chien, mis en cage, ne manifeste, au cours de toute la journée, aucun signe de grande faiblesse. Il reste couché, mais se lève et demande à sortir de sa cage lorsqu'on l'appelle. Le soir il mange, tout comme un chien normal.

(Suite de la note précédente.)

Chlorure de sodium	10,376384
— de potassium	0,143813
— de lithium	0,065562
— d'ammonium	0,022130
— de calcium	2,033263
— de baryum	0,089289
— de strontium	0,084169
— de magnésium	0,153013
Bromure de sodium	0,058959
Iodure de sodium	0,000383
Carbonate de magnésie	0,140585
— ferreux	0,028340
— manganeux	min. quant.
— de zinc	min. quant.
Borate de chaux	0,002299
Arséniate de chaux	0,000376
Phosphate de chaux	0,000441
Silice	0,013317
TOTAL	13,212323
Acide carbonique libre et faiblement combiné	0,34496

Le lendemain, état d'apparence normale. Pas d'urine. Pâtée mangée avec voracité. L'examen du sang donne :

Globules rouges : 3.200.000. Globules blancs : 5.400. Hémoglobine : 7 p. 100.

3me jour, état général excellent. 400 cc. d'urine normale.

	GLOB. ROUG.	GLOB. BL.			
3me jour.	3.345.000	8.000	Hémoglobine :	8,2	%
4me — .	3.200.000	10.200	—	8	%
5me — .	3.680.000	5.800	—	9,2	%
6me — .	3.300.000	13.400	—	9	%
8me — .	4.020.000	12.000	—	9	%

Le chien pèse alors 9 kilogrammes. Les urines n'ont cessé d'être normales.

	GLOB. ROUG.	GLOB. BL.			
10me jour.	3.800.000	16.200	Hémoglobine :	10,4	%
12me — .	4.450.000	16.000	—	11,8	%
14me — .	5.000.000	32.000	—	12	%

Le poids du chien est revenu à son chiffre initial, 10 kilogrammes.

	GLOB. ROUG.	GLOB. BL.			
16me — .	5.250.000	18.000	Hémoglobine :	12,5	%
18me — .	5.100.000	15.200			
20me — .	4.950.000	12.000			
22me — .	5.630.000	13.200	—	14,2	%
25me — .	5.760.000	11.600	—	14,6	%

On injecte alors à l'animal, en 25 minutes, 1000 cc. d'*eau de Salins-Moutiers (grande Source)* (1) *diluée de la moitié de son*

----

(1) L'eau de *Salins-Moutiers-Grande-Source* présente, d'après une analyse de Willm, faite en 1890, la composition suivante, par litre :

volume d'eau distillée ($\Delta = -0°625$). L'injection est très bien supportée et le lendemain l'animal a uriné 1800 cc. d'urine claire.Aucun phénomène toxique.

Expérience XXVI

(Chien 25)

Transfusion d'eau de La Bourboule <u>(Choussy-Perrière)</u> isotonique après saignée de 1/21 du poids du corps, chez le chien

Chien de 10 kilog. 500.

Globules rouges : 6.300.000. Globules blancs : 14.500. Hémoglobine : 13,2 p. 100.

Saignée de **500** cc. par la fémorale, c'est-à-dire de 1/21 du

---

(Suite de la note précédente.)

Chlorure de sodium	12 gr. 4886
— de potassium	0 — 1695
Sulfate de potassium	0 — 3950
Sulfate de lithium	0 — 0046
Sulfate de calcium	2 — 0638
Sulfate de magnésium	0 — 8460
Carbonate de calcium	0 — 6488
— de magnésium	0 — 0089
— ferreux..	0 — 0136
Silice	0 — 0332
Arséniate de soude	0 — 0007
CO_2 des bicarbonates	0 — 5906
CO_2 libre	0 — 3854
Phosphates, iodures, bromures	traces
Matières organiques et pertes	0 gr. 0192
TOTAL	16 gr. 6910

Δ de l'eau de la Grande Source, envoyée par l'établissement thermal de Salins-Moutiers $= -0°825$ (détermination personnelle).

poids du corps, jusqu'à production de convulsions et syncope respiratoire.

De suite après la saignée, injection intra-veineuse rapide, par la jugulaire, de 60 cc. d'*eau de La Bourboule-Choussy-Perrière isotonique*, à 40°. Effet restaurateur immédiat : réapparition du réflexe et de la respiration, dyspnéique d'abord, puis de plus en plus lente et régulière. L'animal, une fois détaché, paraît parfaitement rétabli. Il ne reste pas couché, n'est pas somnolent, ni abattu.

Diverses circonstances empêchent de faire un examen de sang quelques heures après la transfusion.

Le lendemain, l'animal a bien mangé et paraît aller bien. Un examen de sang donne alors : Globules rouges : 3.050.000. Globules blancs : 6.000. Hémoglobine : 5,3 p. 100.

	GLOB. ROUG.	GLOB. BL.			
3me jour.	3.200.000	8.200	—	6	%
4me — .	3.520.000	7.400	—	6,8	%
5me — .	3.500.000	9.600	—	6,5	%
7me — .	3.850.000	10.200	—	7	%
10me — .	4.500.000	15.000	—	8	%
12me — .	3.970.000	16.800	—	8,2	%
14me — .	4.885.000	13.000	—	9	%
16me — .	5.100.000	29.400	—	11,5	%
18me — .	5.540.000	13.800			
20me — .	5.250.000	15.200	—	13,8	%
22me — .	6.040.000	10.600	—	14,6	%
24me — .	5.950.000	14.000	—	13,5	%

L'animal pèse alors 11 kilog. Il est absolument normal. Il sert plus tard à une expérience d'*injection intra-cardiaque par simple ponction du cœur, de 850 cc. de la même eau isotonique, qu'il supporte très bien.*

Expérience XXVII
(Chien 29)

Transfusion d'eau de La Bourboule (Croizat) en nature après saignée de 1/20 du poids du corps, chez le chien

Chien de **8** kilog. **500** (ayant déjà subi une saignée de 200 gr. 40 jours auparavant environ).

Globules rouges : 5.890.000. Globules blancs : 11.800.

Saignée de 425 cc. par la carotide, c'est-à-dire de 1/20 du poids du corps, jusqu'à l'apparition des convulsions, mais sans arrêt respiratoire. Respiration simplement très dyspnéique. Pour des raisons involontaires, on est obligé d'attendre 8 minutes entre le moment de la fin de la saignée et celui du début de la transfusion. Pendant tout ce temps, l'animal reste dans un état de faiblesse extrême avec convulsions, hoquets agoniques, respiration extrêmement accélérée et irrégulière, pouls à peine perceptible sur la carotide. On injecte alors, en 2 minutes, par la jugulaire, 500 cc. *d'eau de La Bourboule source Croizat en nature,* sans addition d'aucune substance étrangère. L'animal se restaure peu à peu et, 15 minutes après la transfusion, peut se tenir sur ses pattes, et marcher. Il a cependant tendance à rester couché et se montre un peu abattu. On ne le revoit que 2 heures plus tard : il est sur pied et paraît très vif. Une numération globulaire donne alors : Globules rouges : 2.250.000. Globules blancs : 6.200.

L'animal a soif, mais ne présente qu'un appétit médiocre.

Le lendemain, il paraît en très bon état et mange avec appétit. Globules rouges : 2.560.000. Globules blancs : 6.800.

	GLOB. ROUG.	GLOB. BL.			
3me jour.	2.870.000	8.400			
4me — .	2.700.000	8.000	Hémoglobine :	8	%

Le chien a l'aspect extérieur d'un chien normal. Poids : 8 kilog.

	GLOB. ROUG.	GLOB. BL.			
5me — .	3.450.000	15.200			
6me — .	4.520.000	15.000			
8me — .	4.245.000	26.400	Hémoglobine :	9,2	%
10me — .	4.020.000	22.000	—	9,5	%
12me — .	4.700.000				
14me — .	4.650.000	14.200			
16me — .	4.600.000		—	10,2	%
18me — .	4.970.000				
20me — .	4.802.000				
22me — .	5.010.000		—	12	%
24me — .	4.990.000	13.000	—		
26me — .	4.720.000	14.800	—		
28me — .	5.500.000	10.800			
30me — .	5.430.000	12.200	—	14,2	%
32me — .	6.100.000	14.000	—		
34me — .	5.950.000	16.200			

Le chien est en tous points comparable à un chien normal. A partir de ce moment, on l'utilise pour des expériences d'un autre genre.

Transfusion d'eaux minérales après des saignées mortelles
ou voisines de ces dernières chez le lapin

Je ne rapporte ici que les expériences faites avec les eaux de *Salins-Moutiers* (*Grande-Source*), *Briscous-Biarritz, Tarasp, Balaruc, Hombourg* (*Kaiserbrunnen*), *Kreuznach* (*Victoriaquelle*). Il s'agit de transfusions faites après des saignées allant de 1/24 à 1/34 du poids du corps. La plupart de ces saignées, on le sait, seraient mortelles chez le lapin si elles n'étaient suivies d'aucune transfusion.

Ces expériences donnent lieu aux mêmes remarques générales que celles qui ont été faites à propos des expériences analogues réalisées chez le chien.

Expérience XXVIII

Transfusion d'eau de <u>Salins-Moutiers (Grande-Source)</u> légèrement hypertonique après saignée de 1/34 du poids du corps, chez le lapin.

Lapin de 2 kilog. **380**.

Globules rouges : 5.600.000. Globules blancs : 13.000.

Saignée par la carotide de **70** cc., c'est-à-dire 1/34 du poids du corps, suivie de la transfusion par ponction de la veine marginale de l'oreille, de 70 cc. *d'eau de Salins-Moutiers, (Grande-Source)* (1) *diluée de la moitié de son volume d'eau distillée* ($\Delta = -$ 0°625), à la température du laboratoire. Effet restaurateur parfait.

Demi-heure après la transfusion :

(1) Voir analyse page 194.

	Globules rouges :	3.200.000	Globules blancs :	8.200
2me jour .	—	3.300.000	—	12.000
3me — .	—	2.700.000	—	15.200
4me — .	—	3.450.000	—	32.000
5me — .	—	3.800.000	—	30.000
6me — .	—	3.720.000	—	27.200
8me — .	—	3.900.000	—	16.800
10me — .	—	3.945.000	—	15.200

Poids de l'animal : 2 kilog. 390

12me — .	Globules rouges :	4.350.000	Globules blancs :	13.000
14me — .	—	4.670.000	—	13.600
16me — .	—	5.100.000	—	12.800
18me — .	—	6.020.000	—	15.000
20me — .	—	5.870.000	—	14.200
22me — .	—	6.100.000	—	11.800
24me — .	—	5.950.000	—	13.400

L'animal pèse alors 2.550 grammes. On lui fait une *saignée de 80 cc. suivie de nouveau de transfusion de la même eau.* L'effet restaurateur est immédiat et excellent; la rénovation globulaire pendant les jours qui suivent se fait rapidement; mais l'expérience ayant dû être interrompue, je ne peux pas préciser à partir de quel moment les globules sont revenus à leur taux primitif.

Expérience XXIX

Transfusion d'eau de Briscous-Biarritz ramenée à l'isotonie, après saignée de 1/24,5 du poids du corps, chez le lapin

Lapin de 2 kilog. 450

Globules rouges : 4.580.000. Globules blancs : 10.000.

Saignée de **100** cc., c'est-à-dire de 1/24,5 du poids du corps, au moyen d'une grosse aiguille piquée dans la carotide (saignée lente). Convulsions agoniques, syncope respiratoire, abolition du réflexe cornéen. Immédiatement, transfusion, par le bout central de la carotide, de 120 cc. d'*eau de Briscous-Biarritz diluée au quarantième* ($\Delta = - 0°56$), à la température du laboratoire.

La respiration et les réflexes reparaissent pendant la transfusion; la respiration elle-même prend un rythme de plus en plus normal, bien qu'elle reste ralentie et *par moments* un peu pénible. L'effet restaurateur immédiat est très net. Cependant l'animal, délié, reste faible, immobile, somnolent. Vingt minutes après la transfusion, on le trouve roulé en boule, inerte. Quelques tremblements généralisés. Cœur extrêmement rapide. Respiration pénible.

Globules rouges : 1.850.000. Globules blancs : 6.200.

Le soir l'animal paraît rétabli; la respiration est lente, mais ample et régulière, le cœur moins rapide; l'animal mange, fuit lorsqu'on veut le saisir et paraît infiniment plus vigoureux que le matin.

Le lendemain, l'amélioration s'est maintenue.

Globules rouges : 2.200.000. Globules blancs : 13.200. L'animal a mangé abondamment (feuilles de choux).

3me jour. Poids 2 kilg. 330. L'animal paraît aller très bien.

		Globules rouges	Globules blancs
		2.500.000	17.800
4me jour.	—	2.450:000	6.400
5me — .	—	2.300.000	20.200
6me — .	—	2.800.000	—
8me — .	—	2.740.000	35.000

Poids de l'animal : 2 kilog. 310

10me — . Globules rouges : 2.600.000 Globules blancs : 13.000

12me — .   Globules rouges : 3.020.000
14me — .   —   3.100.000
16me — .   —   3.050.000 Globules blancs : 20.200
18me — .   —   3.300.000
             Poids de l'animal : 2 kilog. 420
20me — .   Globules rouges : 3.150.000 Globules blancs : 13.100
22me — .   —   4.000.000   —   12.200
24me — .   —   3.250.000   —   11.800
26me — .   —   3.970.000
28me — .   —   4.350.000   —
30me — .   —   4.800.000 Hémoglobine : 12,8 %
32me — .   —   5.200.000
34me — .   —   5.030.000
             GLOB. ROUG.   GLOB. BL.
36me — .   6.100.000 ⅂   12.800 Hémoglobine : 13,9 %
             Poids de l'animal : 2 kilog. 500.

Expérience XXX

**Transfusion d'eau de <u>Tarasp</u> isotonique après saignée de 1/24
du poids du corps, chez le lapin**

Lapin de 2 kilog. **400**.

Globules rouges : 6.520.000. Globules blancs : 12.000. Hémoglobine : 13,8 p. 100.

Saignée de **100** cc., c'est-à-dire de 1/24 du poids du corps, par
la carotide (saignée lente). Violentes convulsions et dyspnée.

Immédiatement, transfusion par la jugulaire, de 120 cc.
d'eau de Trasp diluée de 1/4 d'eau distillée ($\Delta = -\ 0°555$) dans
laquelle on a fait passer, pendant 20 minutes, un courant d'oxy-

gène pour chasser l'excès de gaz carbonique, et qu'on a filtrée après.

Pendant la transfusion, l'animal se débat, crie, puis, la transfusion finie, se calme et respire sans dyspnée aucune.

La transfusion paraît avoir très bien restauré l'animal, bien que celui-ci présente pendant 1 heure environ, un certain état d'affaissement. Au bout de ce temps, son attitude parait normale, il ne laisse pas retomber la tête à terre et 2 heures plus tard semble même assez vif.

La numération globulaire donne alors :

Globules rouges : 2.250.000. Globules blancs : 4.800.

Le lendemain, l'animal reste affaissé et ne mange que très peu.

3me jour. L'état général est meilleur. L'animal mange beaucoup.

4me jour. La restauration est parfaite :

	Globules rouges : 2.390.000	Globules blancs : 12.000		
5me jour.	— 2.550.000	— 8.000		
	Poids de l'animal : 2 kilog. 100			
6me — .	Globules rouges : 2.710.000	Globules blancs : 14.200		
7me — .	— 2.540.000			
8me — .	— 2.860.000	— 15.800		
10me — .	— 2.900.000			
	Poids de l'animal : 2 kilog. 210			
12me — .	Globules rouges : 2.820.000	Globules blancs : 18.200		
14me — .	— 3.100.000			
16me — .	— 3.050.000			
18me — .	— 3.450.000	— 13.000		
20me — .	— 3.800.000			
22me — .	— 3.950.000			

24me jour. Globules rouges : 4.500.000
26me — . — 4.800.000 Globules blancs : 20.200
28me — . — 4.770.000 — 13.600
30me — . — 4.890.000
Poids de l'animal : 2 kilog. 380
32me — . Globules rouges : 5.300.000 Globules blancs :
34me — . — 6.200.000
36me — . — 6.050.000 — 14.200
Poids de l'animal : 2 kilog. 470

Expérience XXXI

Transfusion d'eau de Balaruc après saignée de 1/29,5 du poids du corps, chez le lapin

Lapin de 3 kilog. 100.

Globules rouges : 5.890.000. Globules blancs : 9.200. Hémoglobine : 13 p. 100.

Saignée de 105 cc. par la carotide, c'est-à-dire de 1/29,5 du poids du corps. Agitation, mais sans convulsions, dyspnée.

On transfuse immédiatement 120 cc. d'*eau de Balaruc* en nature. L'animal est de suite complètement restauré. Respiration lente et profonde. Pas d'affaissement marqué.

L'animal mange de suite après la transfusion.

Examen du sang 6 heures après la transfusion :

. Globules rouges : 2.450.000. Globules blancs : 3.600. Hémoglobine : 6 p. 100.

Le lendemain l'animal reste tranquille, mais paraît aller bien.

Pendant les trois jours qui suivent, l'animal reprend peu à peu un aspect *absolument normal*.

Cinquième jour après la transfusion. Globules rouges : 2.950.00

	GLOB. ROUG.	GLOB. BL.			
6me jour.	2.800.000	6.400	Hémoglobine :	7,8	%
7me — .	3.400.000				
8me — .	3.250.000				
10me — .	3.700.000		—	9	%

Poids de l'animal : 2 kilog. 950

	GLOB. ROUG.	GLOB. BL.			
12me — .	3.620.000				
14me — .	3.800.000	15.200	Hémoglobine :	10	%
16me — .	3.920.000				
18me — .	4.500.000				
20me — .	4.740.000				
22me — .	5.010.000				
24me — .	5.200.000		—	13,2	%
26me — .	5.400.000	14.200			

Poids de l'animal : 3 kilog. 250

Expérience XXXII

Transfusion d'eau de Hombourg (Kaiserbrunnen) après saignée de 1/30 du poids du corps, chez le lapin

Lapin de 2 kilog. 850.

Globules rouges : 5.200.000. Globules blancs : 15.200.

Saignée de 95 cc. par la carotide, c'est-à-dire de 1/30 du poids du corps. La saignée est bien supportée jusque vers la fin, mais à la fin l'animal se débat violemment, et, après une forte dyspnée, la respiration s'arrête brusquement. On interrompt alors la saignée, exactement à 95 cc. Transfusion immédiate, par la jugulaire, d'eau de *Hombourg-Elisabethenbrunnen* traitée comme d'habitude pour chasser l'excès de gaz carbonique (courant d'oxygène pendant 20 minutes).

Dès les 20 premiers centimètres cubes passés, la respiration reparaît, très rapide d'abord, puis ample et plus lente, et finalement l'animal se trouve bien restauré.

Trois heures 30 après la transfusion, globules rouges : 2.600.000 ; globules blancs : 5.400.

L'animal n'est pas affaissé.

Deux jours plus tard, poids : 2 kilog. 450. Globules rouges : 2.850.000.

5me jour.	Globules rouges :	2.980.000		
6me — .	—	3.100.000		
7me — .	—	3.000.000		
8me — .	—	3.340.000		
11me — .	—	3.720.000	Globules blancs :	18.200
13me — .	—	3.620.000	—	15.400

Poids de l'animal : 2 kilog. 720

17me — .	Globules rouges :	3.940.000		
19me — .	—	4.720.000		
20me — .	—	4.900.000		
22me — .	—	4.840.000		
24me — .	—	5.200.000	Globules blancs :	13.800
26me — .	—	5.150.000	—	13.000

Poids de l'animal : 3 kilog. 200

Expérience XXXIII

Transfusion d'eau de <u>Kreuznach (Victoria-Quelle)</u> après saignée de 1/28,3 du poids du corps, chez le lapin.

Lapin de **3** kilog. **400**

Globules rouges : 5.950.000. Hémoglobine : 13,4 p. 100.

Saignée, par la carotide, de 120 cc., c'est-à-dire de 1/28,3 du poids du corps.

Dyspnée, mais pas de syncope respiratoire. On transfuse alors, par la veine marginale de l'oreille, 150 cc. d'eau de *Kreuznach-Victoriaquelle*, filtrée sur papier après passage d'un courant d'air pendant 20 minutes pour chasser l'excès de gaz carbonique.

L'animal, détaché, paraît très bien restauré. Sept heures après la transfusion, globules rouges : 2.500.000.

Le lendemain, l'animal a un aspect tout à fait normal.

3me jour.	Globules rouges : 2.300.000	Hémoglobine :	7,5	%
4me — .	—	2.550.000	—	
5me — .	—	2.560.000		
7me — .	—	2.800.000	—	9 %
9me — .	—	2.940.000		
11me — .	—	3.040.000		

Poids de l'animal : 3 kilog. 300

15me — .	Globules rouges : 3.700.000			
17me — .	—	3.820.000	Hémoglobine : 10,2 %	
19me — .	—	4.500.000		
22me — .	—	4.970.000		

Poids de l'animal : 3 kilog. 420

25ᵐᵉ jour.   Globules rouges : 5.200.000
26ᵐᵉ — .   —   5.150.000
28ᵐᵉ — .   —   6.100.000   Hémoglobine : 14,2 %
                Poids de l'animal : 3 kilog. 435

**Transfusions successives d'eaux minérales après des sai-
gnées massives répétées plusieurs fois chez le même
animal, chien ou lapin.**

On peut non seulement faire à un animal une saignée
suivie de la transfusion d'eau minérale, mais encore, chez le
même animal revenu à l'état normal, répéter une seconde
et une troisième fois la même expérience, soit en faisant
une saignée identique à la première, soit même en faisant
une saignée plus forte.

La rénovation globulaire se fait aussi bien que la première fois, ainsi que le prouvent les protocoles d'expériences qui suivent, se rapportant au chien et au lapin.

Ces expériences ont été faites avec les eaux de *Balaruc,
La Bourboule, Châtel-Guyon, Uriage, Kreunach, Salins,
Salins-Moutiers, Hombourg.*

Des résultats analogues s'obtiennent si, au lieu de saignées
successives peu souvent répétées, on fait de petites saignées
souvent répétées, suivies chaque fois de quelques injections
d'eau minérale.

Expérience XXXIV

(Chien 11)

Double saignée massive, à dix-neuf jours d'intervalle, suivie de transfusion la première fois d'eau de Balaruc, la seconde fois d'eau de La Bourboule-Croizat, chez le chien.

Chien de **13** kilg. **500**

Globules rouges : 6.100.000. Globules blancs : 14.200. Hémoglobine : 12,8 p. 100.

Saignée de **470** cc. par la carotide, c'est-à-dire de **1/28,7** du poids du corps. Agitation et dyspnée. Cinq minutes après, transfusion, par la jugulaire de 500 cc. d'*eau de Balaruc*, à 38°. Effet restaurateur excellent. Le chien ressemble tout à fait à un chien normal.

30 minutes après la transfusion, un examen de sang donne :

Globules rouges : 3.250.000. Globules blancs : 6.200. Hémoglobine : 7 p. 100.

Le lendemain, le chien a conservé son aspect normal :

	GLOB. ROUG.	GLOB. BL.			
	3.400.000	8.000	Hémoglobine :	8	%
3me jour.	3.720.000				
4me — .	3.640.000		—	8,8	%
5me — .	3.790.000		—	8,6	%

Poids de l'animal : 13 kilog.

	GLOB. ROUG.	GLOB. BL.			
6me jour.	3.900.000				
8me — .	3.820.000	15.000			
10me — .	4.200.000		—	9,5	%
12me — .	4.650.000		—		

14

	Glob. Roug.		Hémoglobine :	
14ᵐᵉ jour.	4.500.000		Hémoglobine :	
16ᵐᵉ — .	5.840.000		—	12 %
18ᵐᵉ — .	6.300.000		—	13 %

20 jours après la première saignée-transfusion, on fait à nouveau, par la fémorale, une autre saignée de **540** cc., c'est-à-dire de **1/25** du poids du corps et immédiatement après on transfuse, par la jugulaire, 600 cc. d'*eau de la Bourboule-Croizat en nature* à 38°. L'effet restaurateur est immédiat.

Une heure et quart après la transfusion, on a :

	Glob. Roug.	Glob. Bl.	Hémoglobine :	
	2.990.000	5.200	Hémoglobine : 6	%
2ᵐᵉ jour.	2.470.000			
3ᵐᵉ — .	2.600.000			
4ᵐᵉ — .	2.850.000		Hémoglobine : 7	%
6ᵐᵉ — .	3.120.000	21.000	—	8 %

Poids de l'animal : 13 kilog. (faible)

	Glob. Roug.	Glob. Bl.		
8ᵐᵉ — .	3.400.000			
10ᵐᵉ — .	3.325.000		Hémoglobine : 8	%
12ᵐᵉ — .	3.600.000			
14ᵐᵉ — .	3.770.000			
16ᵐᵉ — .	3.980.000		—	9,5 %
18ᵐᵉ — .	4.200.000			
20ᵐᵉ — .	4.520.000			
22ᵐᵉ — .	4.490.000	15.200	—	13 %
24ᵐᵉ — .	5.200.000			
26ᵐᵉ — .	6.150.000		—	13,2 %

Poids de l'animal : 13 kilog. 300

Expérience XXXV
(Chien 15)

Triple saignée massive, à 34 et à 37 jours d'intervalle, suivie de transfusion, la première fois d'eau de Kreuznach-Elisabeth-Quelle, la seconde fois d'eau de La Bourboule-Croizat et la troisième fois d'eau de Châtel-Guyon, chez le chien.

Chien de 15 kilog. 500

Globules rouges : 4.990.000. Globules blancs : 15.200. Hémoglobine : 14,8 p. 100.

Première saignée, par la carotide, de **515** cc., c'est-à-dire de **1/30,09** du poids du corps. Forte dyspnée. On transfuse alors à l'animal, par la jugulaire, 515 cc. d'*eau de Kreuznach-Elisabethquelle*, traitée comme d'habitude pour chasser l'excès d'acide carbonique. Demi-heure après, nouvelle saignée de 280 cc., c'est-à-dire de **1/55,3** du poids du corps. Violente dyspnée et convulsions. Transfusion immédiate de 300 cc. de la même eau que précédemment.

Détaché, l'animal est restauré, quoique faible. Il reste couché. Respiration un peu dyspnéique. Mais la dyspnée va peu à peu en s'atténuant et 3 heures après l'animal est plus vif. L'examen du sang donne alors : Globules rouges : 1.970.000. Globules blancs : 6.200. Hémoglobine : 6 p. 100.

Douze heures après la transfusion, l'animal est en bon état et mange avec appétit.

Le lendemain, globules rouges : 2.300.000.

3me jour. L'animal est vif le matin, un peu affaissé le soir.

Globules rouges : 2.500.000. Globules blancs : 7.400. Hémoglobine : 7 p. 100.

4me jour. L'animal mange avec grand appétit, il est très vif et paraît aller très bien.

	GLOB. ROUG.	GLOB. BL.			
4me jour.	2.850.000				
5me — .	2.700.000				
6me — .	2.970.000		Hémoglobine :	8,5	%
8me — .	2.800.000				
10me — .	2.890.000				
12me — .	2.940.000		—	9	%
14me — .	3.650.000	13.000			
16me — .	3.870.000				
18me — .	4.200.000				
20me — .	3.570.000	19.200			
22me — .	4.950.000				
24me — .	4.998.000		—	13,8	%
30me — .	5.500.000	14.200	—	14	%

Poids de l'animal : 16 kilog.

35 jours après la première saignée-transfusion, on fait de nouveau à l'animal une saignée de **640** cc., c'est-à-dire de **1/25** du poids du corps, suivie immédiatement de la transfusion de 700 cc. d'*eau de la Bourboule-Croizat*. L'effet restaurateur immédiat est excellent. Cependant l'animal reste faible pendant les heures qui suivent. Deux heures après la transfusion, globules rouges : 2.100.100 ; globules blancs : 5.200 ; hémoglobine : 6,5 p. 100. 13 heures après la transfusion, l'animal paraît en très bon état et mange avec appétit.

	GLOB. ROUG.
2me jour.	2.350.000
3me — .	2.480.000

	GLOB. ROUG.	GLOB. BL.			
4me jour.	2.220.000		Hémoglobine :	8	%
6me — .	2.450.000				
8me — .	2.900.000		—	9,5	%
10me — .	3.500.000				
13me — .	4.020.000				
15me — .	3.450.000	15.200	—-	---	
18me — .	4.250.000				
22me — .	5.140.000		—	14	%
24me — .	5.200.000				

Poids de l'animal : 15 kilog. 500

38 jours après la deuxième saignée-transfusion, on fait de nouveau à l'animal une saignée de **596** cc., c'est-à-dire de **1/26** du poids d ucorps, suivie, immédiatement, de transfusion de 600 cc. d'*eau de Châtel-Guyon* additionnée de 3 gr. de chlorure de sodium par litre et d'où l'on a chassé l'excès d'acide carbonique suivant le procédé habituel. L'animal est restauré, mais reste un peu assoupi et somnolent.

Cinq heures après la transfusion, globules rouges : 2.500.000. Hémoglobine : 9 p. 100.

Le lendemain, l'animal est sur pied et parait bien aller. Globules rouges : 2.720.000.

3me jour. L'animal reste couché, sans vivacité aucune, globules rouges : 2.700.000.

4me jour. L'animal va bien et mange avec appétit. Globules rouges : 2.840.000. Hémoglobine : 9,5 p. 100

	GLOB. ROUG.			
6me jour.	2.760.000			
8me — .	3.240.000			
14me — .	3.570.000	Hémoglobine :	12,5	%

	GLOB. ROUG.	GLOB. BL.			
16me jour.	3.850.000				
18me — .	3.340.000	22.400			
20me — .	4.020.000				
24me — .	3.840.000				
26me — .	4.200.000				
30me — .	4.120.000		Hémoglobine	15	%
32me — .	4.900.000				
34me — .	4.820.000				
36me — .	4.990.000				
38me — .	5.100.000		—	14	%

Le chien pèse alors 15 kilog. 500 (fort) et se trouve en excellent
état. Dix jours plus tard, on lui fait subir chaque jour ou tous
les 2 jours une petite saignée de 50 cc. pendant 18 jours, suivie
chaque fois de la transfusion d'une quantité double d'eau de
Kreuznach-Victoriaquelle. La rénovation globulaire se fait très
vite, et au bout de 15 jours après la dernière saignée, l'animal
est revenu absolument à la normale avec 6.350.000 globules
rouges. Il pèse alors 15 kilog. 800 environ.

Expérience XXXVI
(Chien 32)

**Triple saignée massive, à 29 et à 35 jours d'intervalle, suivie de
transfusion, la première fois d'eau de Balaruc, la deuxième fois
d'eau d'Uriage et la troisième fois d'eau de Kreuznach-Elisabeth-
Quelle, chez le chien.**

Chien de 18 kilog. 500, le même qui avait servi, trois semaines
avant, à une expérience d'injection intra-veineuse prolongée et
à vitesse lente d'eau de *Hombourg (Landgrafenbrunnen)* isotonique.

Globules rouges : 6, 200.000.

Première saignée de 640 cc., c'est-à-dire de **1/28,9** du poids du corps, suivie immédiatement de la transfusion, par la jugulaire, de 800 cc. d'*eau de Balaruc*, à la température du corps. L'animal est parfaitement restauré de suite après la transfusion. Huit heures après, globules rouges : 2.500.000.

Le lendemain, l'animal est en excellent état.

3me jour. Glob. rouges : 2.720.000
4me — . — 2.600.000
7me — . — 3.440.000
9me — . — 3.400.000
11me — . — 3.670.000 Poids de l'animal : 17 k. 400
13me — . — 3.540.000
16me — . — 4.100.000
18me — . — 4.440.000
20me — . — 4.300.000 Poids de l'an. : 18 k. (faible)
22me — . — 4.850.000
24me — . — 3.230.000
26me — . — 5.150.000 Poids de l'animal : 18 k. 400

Quatre jours plus tard, nouvelle saignée de **590** cc., par la fémorale, c'est-à-dire de **1/31,1** du poids du corps, suivie de la transfusion, par la pédieuse, de 600 cc. d'*eau d'Uriage en nature*. Restauration immédiate.

30 minutes après la transfusion, globules rouges : 2.860.000.

Le lendemain, globules rouges : 2.940.000.

Les jours qui suivent, l'animal paraît aller bien; il ne présente qu'un peu de diarrhée. Appétit normal.

4me jour. Glob. rouges : 3.100.000
6me — . — 3.000.000

8me jour. Glob. rouges 3.260.000
11me — . — 3.700.000
13me — . — 3.650.000 Poids de l'animal : 18 kilog.
15me — . — 3.870.000
18me — . — 3.770.000
20me — . — 4.580.000
22me — . — 4.875.000 Poids de l'animal : 18 k. 400
25me — . — 5.800.000
26me — . — Poids de l'animal : 18 k. 600

Dix jours plus tard, l'animal pèse 18 k. 800 (environ). Nouvelle saignée de **650** cc., c'est-à-dire de **1/28,9** du poids du corps, suivie de transfusion, par la jugulaire, de 700 cc. d'*eau de Kreuznach-Elisabethquelle* (traitée comme d'habitude pour chasser l'excès de gaz carbonique),à la température du corps. L'animal est très bien restauré.

Le lendemain, on trouve dans le sang 2.500.000 globules rouges.

3me jour. Globules rouges : 2.890.000
4me — . — 2.800.000 Hémoglobine : 6,8 %
6me — . — 2.920.000
8me — . — 2.300.000
10me — . — 2.320.000
11me — . — 3.020.000
14me — . — 3.070.000
Poids de l'animal : 18 kilog.
18me — . Globules rouges : 3.320.000
20me — . — 3.600.000
23me — . — 4.240.000
25me — . — 4.500.000 Hémoglobine : 14,5 %

28me jour.   Glob. rouges : 5.605.000
30me —   —   5.450.000

Poids de l'animal : 18 kilog. 800

On cesse l'observation pendant trois semaines environ. Puis l'animal est soumis à 5 saignées successives, une tous les deux jours, environ, de 100 cc. chacune, et transfusé chaque fois d'une égale quantité d'eau de *Kreuznach-Elisabethquelle*. La rénovation globulaire est très active ; bien que le chien maigrisse, et, au bout de 2 jours après la dernière petite saignée, arrive à ne peser que 17 kilog., le poids augmente ensuite rapidement ; 12 jours plus tard, il pèse 18 kilog.500 et au bout de quelques jours le nombre de globules rouges atteint 5.580.000.

Expérience XXXVII

(Chien 14)

**Double saignée massive, à un mois d'intervalle, suivie de trans-
fusion, la première fois d'eau de Salins, la seconde fois d'eau de
Salins-Moutiers légèrement hypertonique, chez le lapin.**

Lapin : **3 kilog. 200**
Globules rouges : 6.720.000.

Saignée, par la carotide, de **90 cc.**, c'est-à-dire du **1 /35,5** du poids du corps, suivie de la transfusion d'une égale quantité *d'eau de Salins diluée de trois fois son volume d'eau distillée.* Une heure après, nouvelle saignée de **58 cc.**, c'est-à-dire de 1 /55 du poids du corps, suivie de la transfusion de 100 cc. de la même eau

Globules rouges une heure après la transfusion : 3.100.000

5me jour. Glob. rouges : 3.550.000
8me — .   —   3.720.000 Poids de l'animal : 3 k. 025

10me jour.	Glob. rouges	3.890.000	
12me — .	—	3.780.000	
15me — .	—	4.500.000	
18me — .	—	4.250.000	
20me — .	—	4.640.000	Poids de l'animal : 3 k. 110
22me — .	—	4.875.000	
25me — .	—	5.940.000	Poids de l'animal : 3 k. 250
27me — .	—	6.100.000	Poids de l'animal : 3 k. 265

Quatre jours plus tard, nouvelle saignée de **100** cc., c'est-à-dire de **1/32,6** du poids du corps, suivie de la transfusion d'une égale quantité d'*eau de Salins-Moutiers (Grande-Source) diluée de la moitié de son volume d'eau distillée* ($\Delta = -\ 0^{\circ}625$), à la température du corps. Six heures après la transfusion, globules rouges : 3.120.000.

2me jour..	Glob. rouges :	3.240.000	
3me — .	—	3.400.000	
4me — .	—	3.330.000	Poids de l'animal : 3 k. 105
8me — .	—	3.740.000	
10me — .	—	3.900.000	
15me — .	—	4.020.000	Poids de l'animal : 3 k. 154
17me — .	—	4.555.000	
20me — .	—	5.200.000	
24me — ..	—	6.340.000	Poids de l'animal : 3 k. 210

Seize jours plus tard l'animal pèse 3 kilog. 530.

Expérience XXXVIII
,Chien 46ı

Double saignée massive, à 36 jours d'intervalle, suivie de transfusion, la première fois d'eau de Kreuznach-Elisabethquelle, la seconde fois d'eau de Hombourg-Kaiserin-Auguste Victoriaquelle.

Lapin : **3** kilog. **650**

Globules rouges : 5.870.000. Hémoglobine : 13,8 p. 100

Saignée, par la carotide, de **125** cc., c'est-à-dire de **1/29,2** du poids du corps, suivie de la transfusion, par le bout central de la carotide, de 150 cc. d'*eau de Kreuznach-Elisabethquelle*, à la température du corps (eau traitée comme d'habitude pour chasser l'excès de gaz carbonique).

Globules rouges, demi-heure après la transfusion : 2,670.000.

2me jour	.Glob. rouges :	2.880.000	
3me — .	—	2.990.000	
5me — .	—	3.200.000	Poids de l'animal : 3 k. 475
7me — .	—	3.170.000	
9me — .	—	4.500.000	
13me — .	—	4.870.000	Poids de l'animal : 3 k. 580
15me — .	—	4.990.000	
17me — .	—	5.150.000	
19me — .	—	5.550.000	
22me — .	—	6.200.000	
25me —	—	6.880.000	Poids de l'animal : 3 k. 640

Douze jours plus tard, poids : 3 kilog. 655.

Nouvelle saignée de **130** cc., c'est-à-dire de **1/28,1** du poids du corps, suivie de la transfusion, par la veine marginale de l'oreille de 150 cc. *d'eau de Hombourg-Kaiserin-Auguste-Victoriaquelle,* • *additionnée des 2/3 de son volume d'eau distillée,* à la température du corps. (Gaz carbonique chassé.)

5 h. 30 après la transfusion, globules rouges : 2.720.000.

2me jour	.Glob. rouges :	2.840.000	
4me — .	—	2.970.000	
6me — .	—	3.120.000	
9me — .	—	3.220.000	
15me — .	—	4.550.000	Poids de l'animal : 3 k. 200
17me — .	—	4.900.000	
20me — .	—	5.750.000	Poids de l'animal : 3 k. 425
25me — .	—	6.100.000	
30me — .	—	6.345.000	Poids de l'animal : 3 k. 700

Transfusion d'eaux minérales après des saignées pathologiques ou thérapeutiques, chez l'homme.

Chez l'homme, dans divers cas où, après des hémorragies, des injections de sérum artificiel étaient indiquées, j'ai injecté ou fait injecter dans les veines des quantités assez élevées de diverses eaux minérales appropriées, en particulier des eaux de *Balaruc, Hombourg, Kreuznach, La Bourboule.* Aucune action nocive sur les globules ne s'est manifestée; on n'a jamais constaté le moindre symptôme d'intoxication, mais au contraire divers effets heureux, soit sur la pression sanguine, soit sur la coagulation, sur lesquels j'aurai l'occasion de revenir.

Dans certains cas de saignées visant à une indication

antitoxique (urémie en particulier), j'ai constaté aussi que la transfusion consécutive des mêmes eaux minérales n'avait que d'excellents effets.

Les quantités injectées dans ces conditions ont été généralement de 500 cc. à 1 litre. Dans un cas, j'ai injecté ainsi 1100 cc. d'eau *de Hombourg-Elisabethquelle*, préalablement privée de l'excès de gaz carbonique par le passage d'un courant d'oxygène et filtrée.

Pour les eaux à minéralisation banale, ces doses pourraient dans les cas d'hémorragies graves, être certainement de beaucoup dépassées, étant donnés les résultats de la tolérance comparée, chez l'animal, des injections de sérum artificiel ordinaire et des injections d'eaux minérales.

Les urines émises à la suite de ces injections ont toujours été abondantes, claires, sans signe de destruction globulaire.

Les divers résultats qui viennent d'être exposés montrent bien que la plupart des eaux minérales peuvent réaliser de véritables sérums artificiels lorsque leur concentration moléculaire permet de les employer sans avoir à redouter un effet nocif de nature purement physique. Il est remarquable même que certaines eaux contenant en proportion non négligeable des éléments toxiques, telles que celles de *La Bourboule*, ou moins bien supportées en injections prolongées que le sérum artificiel ordinaire, telles que celle de *Châtel-Guyon*, soient susceptibles de rendre les mêmes services que les eaux à minéralisation banale lorsqu'on les substitue au milieu vital naturel en les transfusant directement dans le torrent circulatoire.

CHAPITRE III

SURVIE ET REVIVISCENCE D'ORGANES
OU D'ÉLÉMENTS CELLULAIRES ISOLÉS DANS LES
EAUX MINÉRALES

La démonstration la plus nette à donner de l'intérêt qu'il y a à utiliser les eaux minérales comme sérums artificiels, et sur laquelle on peut étayer le plus solidement la théorie des eaux minérales milieux vitaux, se trouve dans l'étude de leurs effets sur les organes et les systèmes ou éléments cellulaires isolés du corps.

On sait que les systèmes cellulaires contractiles en général et les organes à fibres musculaires striées ou à fibres musculaires lisses, mais plus particulièrement ces derniers, peuvent conserver leur vitalité après avoir été séparés du corps pendant un temps plus ou moins long. Si les conditions de milieu et de température sont suffisamment convenables, ils présentent même, soit spontanément, soit sous l'influence d'excitants appropriés, des contractions absolument semblables à celles dont ils sont doués normalement. Pour le cœur et les muscles des animaux à sang froid, le fait est connu depuis bien longtemps ; en ce qui concerne l'observation des mêmes phénomènes chez les animaux à sang chaud, les faits sont de date plus récente (entretien du fonctionnement du cœur et d'autres organes contractiles — ou non — par le liquide de Locke par exemple, entretien des contractions de l'intestin, de l'uretère et des organes à fibres lisses par des liquides de composition plus complexe étudiés par Hédon et Fleig (1), etc...). Il était donc particulièrement indiqué d'examiner l'action des eaux minérales en tant que sérums artificiels et milieux nutritifs sur ces mêmes organes isolés du corps et sur d'autres éléments plus simples, tels que les globules rouges, les globules blancs, les spermatozoïdes, dont la vitalité peut se maintenir hors du corps plus ou moins longtemps dans certaines conditions.

---

(1) *Loc. cit.*

J'ai entrepris cette étude *pour le cœur de grenouille et de tortue, le cœur de lapin irrigué en circulation coronaire, l'intestin de lapin et de cobaye simplement immergés dans les liquides en question, l'intestin de chien irrigué par une branche mésentérique, l'utérus gravide de cobaye ou de lapine, l'uretère de cobaye et l'œsophage de lapin, immergés dans les mêmes liquides.*

J'ai recherché aussi l'action de ces derniers sur des *globules rouges* et sur les *spermatozoïdes*. Je n'ai pas encore étudié leur action sur les globules blancs, par suite de conditions de technique nécessitant la construction d'une chambre chaude spéciale que je n'ai pu encore faire réaliser.

Dans l'examen de l'action des eaux minérales ou des milieux nutritifs artificiels en général, il est un point sur lequel il est utile d'insister pour prévenir des erreurs d'interprétation en présence de certains des résultats obtenus. A un milieu qui maintiendra la vitalité normale d'un organe ou d'un système cellulaire isolé du corps, on pourra, sans aucun doute, attribuer la valeur de milieu nutritif vrai, de sérum artificiel, de milieu vital. Mais on ne pourra pas dire inversement qu'un milieu n'entretenant pas de façon normale le fonctionnement du système en question ne puisse pas avoir aussi la valeur d'un sérum artificiel proprement dit et l'on ne pourra pas conclure du résultat obtenu *in vitro* au résultat obtenu *in vivo*, c'est-à-dire sous l'influence de l'injection du même liquide dans l'organisme lui-même à l'individu entier.

Il peut se faire en effet qu'une même solution saline complexe soit inapte à entretenir la vie d'un organe isolé

du corps et exerce même sur cet organe une certaine action
toxique et qu'au contraire elle réalise un excellent sérum
artificiel, un vrai milieu vital même, lorsqu'elle est injectée
dans un organisme tout entier, pourvu de ses moyens de
défense et de régulation, soit physique, soit chimique. De
ce que l'eau de mer isotonique par exemple exerce sur le
cœur en circulation artificielle une action nocive et l'arrête
même, ainsi que je l'ai montré avec M. Hédon (1) peut-on
lui refuser la valeur de milieu vital de premier ordre? Ce
même milieu qui, en circulation artificielle, est mauvais pour
le cœur, convient d'ailleurs très bien pour d'autres organes
(intestin, etc...). Il ne peut donc pas être question de vouloir
conclure de ses effets sur un organe isolé du corps à sa valeur
en tant que sérum artificiel proprement dit.

Or les mêmes considérations s'appliquent aux résultats à
tirer de l'étude des eaux minérales sur les organes séparés
du corps; un fait positif démontre parfaitement la théorie
de l'eau minérale milieu vital, un fait négatif ne va nullement à l'encontre de cette théorie. Il peut se faire que
certaines eaux soient de mauvais milieux pour un organe
isolé du corps par suite de la présence de petites quantités
d'éléments toxiques ou de proportions anormales de certains de leurs éléments entre eux, alors que les mêmes corps
toxiques sont fixés ou éliminés et rendus inoffensifs dans un
organisme entier et que les éléments en proportions anormales, fortement dilués d'ailleurs dans celui-ci, peuvent

---

(1) L'eau de mer constitue-t-elle un milieu nutritif capable d'entretenir le fonctionnement des organes séparés du corps. *C. R. Soc. Biol.*, LVII, 18 février 1905,
p. 306.

rester sans nocivité aucune si l'eau est soumise aux actions régulatrices au moyen desquelles l'organisme maintient son intégrité de composition humorale.

Je ne relaterai ici avec quelque détail que mes recherches sur l'intestin et l'utérus de lapin et de cobaye, l'intestin de chien, l'estomac et la vessie de lapin et de cobaye, l'uretère de cobaye, l'œsophage de lapin, le cœur des animaux à sang froid, les globules rouges et les spermatozoïdes.

SURVIE ET REVIVISCENCE D'ORGANES A FIBRES LISSES DE MAMMIFÈRES
(INTESTIN ET UTÉRUS DE LAPIN ET DE COBAYE, INTESTIN DE CHIEN, ESTOMAC ET VESSIE DE LAPIN ET DE COBAYE, URETÈRE DE COBAYE)

Intestin et utérus de lapin et de cobaye, intestin de chien, estomac et vessie de lapin et de cobaye

J'ai utilisé pour cette étude la méthode qui nous avait antérieurement servi avec M. Hédon pour la recherche de l'action de divers sérums artificiels et du sérum sanguin sur le fonctionnement de ces organes isolés du corps. Dès 1903, à la suite de l'expérience de Cohnheim, montrant qu'un fragment d'intestin grêle se nourrit et continue à présenter des mouvements péristaltiques quand il est immergé dans du sang défibriné, nous avions montré que les mêmes résultats peuvent être obtenus en remplaçant le sang défibriné par divers sérums artificiels de composition appropriée. De plus, en nous servant de fragments d'intestin de 4 à 5 cm. de long, fixés par une extrémité et reliés par l'autre à la membrane d'un tambour enregistreur, nous avions pu inscrire les raccourcissements rythmiques de l'intestin et montrer le parti qu'on peut tirer de ce procédé pour l'étude de la physiologie spéciale de l'intestin ou de la physiologie générale des organes à fibres lisses et pour la recherche des effets de diverses substances chimiques ou de divers liquides sur ces organes.

Postérieurement à la publication de nos premiers résultats, en 1904, Magnus (de Heidelberg) a publié une série de mémoires sur le même sujet et a même inscrit à la fois les contractions des deux plans de fibres, circulaires et longitudinales, de l'intestin, paraissant ignorer complètement que nous avions été ses devanciers; dans les divers articles que l'auteur a publiés depuis, il semble d'ailleurs s'obstiner à ne pas citer nos recherehes. De nombreux auteurs actuellement, surtout en Allemagne et en Amérique, ont fait des études de physiologie et de pharmacologie en employant, sous le nom de méthode de Magnus, la méthode que nous avions proposée avant ce dernier, et les résultats, permettant de dissocier, dans les actions pharmacodynamiques, la part qui revient au mécanisme périphérique, sont des plus intéressants. Kuliabko et Alexandrowitsch cependant, dès 1904, publiaient un travail sur l'action de diverses substances sur les contractions de l'intestin où ils utilisaient et citaient notre technique. Les expériences que nous avions instituées avec l'intestin n'avaient d'ailleurs pas eu pour but, comme dans les travaux de Magnus, l'étude spéciale des contractions de cet organe en particulier, mais bien la recherche des conditions les plus favorables pour le maintien de l'irritabilité en général et nous nous étions, au début, servi de l'intestin comme d'un témoin permettant d'apprécier dans quelle mesure ces conditions étaient réalisées.

La méthode était donc particulièrement indiquée pour le cas des eaux minérales envisagées au point de vue qui nous intéresse. J'ai utilisé à cet effet soit l'*intestin grêle*, soit le *gros intestin* ou le *rectum* de lapin et de cobaye et étudié l'action de diverses eaux sur les contractions de fragments d'intestin excisés, comparativement avec celle de l'eau salée ordinaire à 9 p. 1000 (NaCl ordinaire, non pur (1). Or l'intensité des contractions de ces fragments plongés dans les milieux artificiels à la température du corps est en général plus forte dans le cas des eaux minérales que dans le cas de l'eau salée ordinaire; il en est ainsi par exemple pour les eaux de *Balaruc, Uriage, Salins, Salins-Moutiers, Briscous-Biarritz, Rheinfelden, Kissingen, Nauheim, Wiesbaden, Hombourg, Kreuznach* (isotoniques ou très voisines de l'isotonie). Cette différence est à mettre à la fois sur le compte de la *minéralisation toujours complexe* des eaux employées et sur l'action spéciale d'un élément contenu en proportions notables dans certaines d'entre elles, le calcium, dont nous avons montré avec M. Hédon la nécessité pour la production du péristaltisme intestinal et dont la présence est indispensable aussi à l'activité des muscles lisses en général.

---

(1) C'est le chlorure de sodium *ordinaire* qui a été employé pour ces expériences. Ce sel entretient beaucoup mieux les contractions intestinales que le chlorure de sodium *pur*, à cause des petites quantités d'autres sels qui lui sont mêlées, et en particulier des sels de chaux.

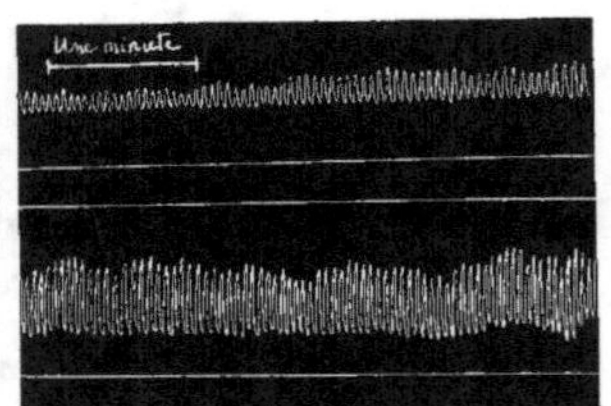

FIGURE 1. — (La ligne horizontale supérieure est la ligne de niveau de la courbe supérieure; la deuxième ligne horizontale est la ligne de séparation des deux tracés; la ligne horizontale inférieure est la ligne de niveau du tracé inférieur, suite de la ligne horizontale de niveau du tracé supérieur.)

Tracé supérieur. Contractions d'un fragment d'intestin grêle de lapin immergé dans du *liquide de Locke non glucosé*, à 39°.

Tracé inférieur. — Contractions du même fragment dans *l'eau de Balaruc* en nature, à 39°.

Dans ces tracés, comme dans les suivants, la contraction se fait de bas en haut.

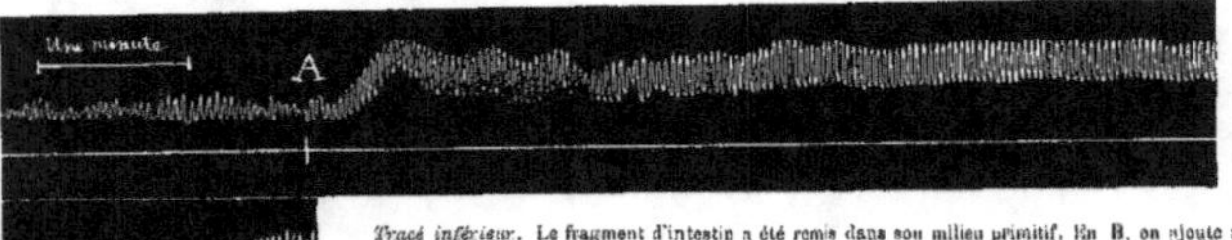

FIG. 2. — *Tracé supérieur*. Contractions d'un fragment d'intestin grêle de lapin immergé dans du *liquide de Locke non glucosé*, à 39° En A, on ajoute à ce liquide *un quart d'eau de Hombourg-Elisabethenbrunnen isotonique*, à la même température (gaz carbonique préalablement chassé par un courant d'oxygène).

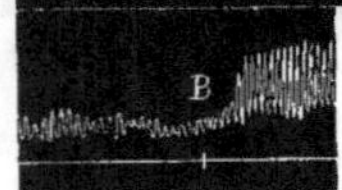

Tracé inférieur. Le fragment d'intestin a été remis dans son milieu primitif. En B, on ajoute au liquide *un quart d'eau de Hombourg-Kaiserin-Auguste-Victoriaquelle diluée des deux tiers de son volume d'eau distillée*, à la même température (gaz carbonique chassé comme d'habitude).

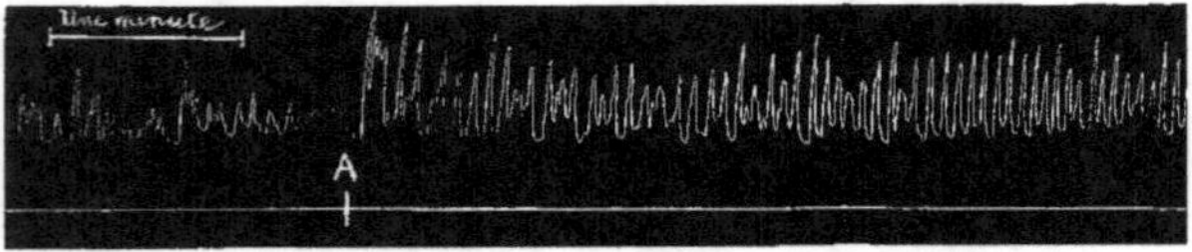

FIG. 3. — Contractions d'un fragment d'intestin grêle de lapin dans le *liquide de Locke non glucosé*, jusqu'en A, à 39°.

En A, on ajoute au liquide *la moitié de son volume d'eau de Kreuznach-Victoriaquelle isotonique*, à 39° (gaz carbonique chassé comme d'habitude).

Ce qui montre cependant que le calcium n'est pas le seul élément auquel les eaux minérales en question doivent leur action particulière sur l'intestin, c'est la supériorité que présentent ces dernières sur le liquide de Locke (non glucosé, pour rester dans des conditions comparables), liquide dont la teneur en chlorure de calcium est pourtant assez élevée (0 gr. 02 p. 100).

La *figure* 1 par exemple montre que les contractions d'un fragment d'*intestin grêle de lapin* deviennent beaucoup plus intenses lorsqu'on le fait passer du liquide de Locke non glucosé dans l'*eau de Balaruc*.

Sur la *figure* 2, on voit, à deux reprises, l'action particulièrement excitante d'une addition *d'eau de Hombourg* snr un autre fragment *d'intestin*, action qui se manifeste non seulement au point de vue de *l'amplitude* des contractions, mais aussi au point de vue du *tonus musculaire*, qui est fortement augmenté, ainsi que le met en évidence l'ascension prolongée du niveau général de la courbe.

La *figure* 3 montre l'action de l'eau de *Kreuznach*, action du même genre, mais ne se manifestant que sur l'intensité des contractions elles-mêmes et non sur le tonus proprement dit. Dans d'autres nombreuses expériences cependant, j'ai observé dans les mêmes conditions une action sur le tonus lui-même.

Dans toutes les expériences de ce genre, les eaux qui contiennent un excès d'acide carbonique en sont préalablement privées par passage d'un courant d'oxygène bulle à bulle.

Les contractions de l'intestin, ainsi que le montrent les

figures, sont nettement *plus fortes sous l'influence des eaux minérales étudiées que du sérum artificiel ordinaire.*

Tardivement cependant, si l'intestin s'est contracté très énergiquement pendant un temps assez long dans l'eau minérale, ses mouvements peuvent cesser plus tôt que ceux du témoin plongé dans l'eau salée; cet arrêt des contractions paraît dû à ce que les *doses de certains des éléments qui, pour l'intestin normal, jouaient le rôle d'excitant, ont pu produire un effet inverse, inhibiteur, sur l'organe fatigué :* on sait qu'un même élément peut, suivant sa concentration dans un milieu, être excitant ou inhibiteur.

L'arrêt tardif des contractions doit être dû partiellement aussi à l'action de certains éléments de l'eau (K, Mg) qui, aux *doses* où ils s'y trouvent, ont pu exercer un *effet inhibiteur* sur l'intestin *fatigué*, alors qu'ils n'avaient aucune action sur l'intestin *normal*.

Ces deux hypothèses trouvent une confirmation dans ce fait que l'intestin arrêté reprend ses mouvements si on dilue l'eau minérale avec une quantité convenable d'eau salée ordinaire. En tout cas, pour la plupart des eaux du moins, l'arrêt en question ne relève point d'une action à proprement parler toxique de l'eau, car les contractions reparaissent lorsqu'on fait repasser l'intestin de la solution hydrominérale dans l'eau salée.

Lorsqu'au contraire les contractions n'ont pas été beaucoup plus vigoureuses dans l'eau minérale que celles d'un fragment témoin dans l'eau salée, leur durée est beaucoup plus prolongée que pour ce dernier.

Il peut cependant arriver que la durée de contractions

même infiniment plus énergiques dans l'eau minérale que dans l'eau salée dépasse aussi de beaucoup la durée des contractions dans cette dernière.

Les expériences dont le détail suit, prises entre beaucoup d'autres de même genre, servent de base à ces diverses conclusions.

Les segments d'intestin utilisés étaient chaque fois vidés de leur contenu, lavés avec l'eau minérale à étudier et liés aux deux bouts par un fil qui servait à les maintenir dans la partie supérieure du liquide où ils baignaient.

EXPÉRIENCES DE SURVIE

Expérience XXXIX

Survie de l'intestin grêle de lapin dans l'eau de Balaruc. Comparaison de l'action de l'eau de Balaruc et de l'eau salée ordinaire à 9 pour 1000 sur les contractions intestinales

A 4 h. 30, on met au bain-marie, à 39°, deux fragments d'intestin grêle de lapin, l'un **A** dans l'eau de *Balaruc* oxygénée (par passage d'un courant d'oxygène) (1) l'autre, **B**, dans l'*eau salée* ordinaire à 9 p. 1000, oxygénée dans les mêmes conditions.

Au début, A se contracte **très énergiquement,** B se contracte bien, mais ses contractions diminuent très rapidement d'intensité.

De plus, il est à remarquer que, les deux intestins ayant été plongés dans leurs liquides respectifs après avoir été préalable-

____

(1) L'eau ne se trouble pas par oxygénation.

ment vidés de leur contenu et liés aux deux bouts, A *se remplit de liquide beaucoup plus vite que* B, ce qui semblerait indiquer que les échanges osmotiques se font beaucoup plus rapidement sous l'influence de l'eau de Balaruc que sous l'influence de l'eau salée simple. Que cette différence relève directement d'une action sur les phénomènes osmotiques ou soit simplement la conséquence des différences d'intensité du péristaltisme dans les deux cas, cette expérience ne permet pas de le dire, mais le fait en lui-même existe et se trouve être des plus nets.

A 6. h. 20, A se contracte toujours beaucoup plus énergiquement que B.

A 6 h. 30, l'intensité des contractions tend à s'égaliser pour les deux fragments.

A 6 h. 45, B se contracte mieux que A.

On les change alors réciproquement de milieu (A *dans l'eau salée et* B *dans l'eau de Balaruc*). Quelques secondes après, A reprend des contractions plus énergiques dans l'eau salée et B se contracte violemment dans l'eau de Balaruc.

A 7 h., les deux fragments se contractent très bien; les contractions de B sont cependant nettement plus intenses et plus prolongées que celles de A.

On retire alors les deux éprouvettes du bain-marie et on les laisse à la *température du laboratoire*. On observe les deux fragments encore pendant un quart d'heure et à 7 h. 15 on constate que tous deux se contractent, mais B beaucoup mieux que A.

A 8 h. 20, B se trouve dans l'eau de Balaruc à 20° et A dans l'eau salée à **20°5**; or ce dernier est complètement immobile, tandis que B se contracte encore (ondes péristaltiques lentes et régulières).

On les remet alors au bain-marie, où ils se réchauffent progressivement. Les contractions augmentent peu à peu d'intensité pour B et reparaissent pour A.

A 8h. 30, les contractions sont à peu près aussi énergiques pour l'un que pour l'autre.

A 8 h. 45, les contractions de B sont plus faibles que celles de A. On remet alors les deux fragments d'intestin respectivement chacun dans son milieu primitif, A *dans l'eau de Balaruc*, B *dans l'eau salée.*

A 8 h. 50, A est à peu près arrêté, B se contracte énergiquement.

A 9 h., A est immobile et B se contracte bien. On les change alors de nouveau réciproquement de liquide, A dans l'eau salée, et B *dans l'eau de Balaruc* : immédiatement A se contracte énergiquement et B ne donne plus que des contractions extrêmement faibles.

A 9 h. 15, les deux se contractent, mais B nettement moins fort que A.

A 9 h. 20, on remet les deux fragments respectivement dans leur milieu primitif, A *dans l'eau de Balaruc* et B *dans l'eau salée*; A ne donne que de faibles contractions, B se contracte bien.

A 9 h. 30, A est immobile, B se contracte encore.

Cette expérience confirme bien certaines des conclusions précédemment exposées : en somme, l'eau de Balaruc joue, au début de l'expérience, sur un intestin *frais* et *non fatigué*, le rôle d'*excitant*, puisque cet organe s'y contracte mieux que dans l'eau salée témoin. Mais tardivement, quand l'intestin, à la suite de ses contractions très énergiques dans l'eau minérale, arrive à la *fatigue*, les doses excitantes des corps contenus dans cette eau deviennent trop fortes pour l'intestin fatigué et produisent un effet inverse, elles l'*inhibent;* de même le *potassium* et le *magnésium* de l'eau ont aussi leur part dans cette inhibition tardive et sont capables d'arrêter un intestin fatigué alors qu'ils restent sans effet inhibiteur sur un intestin frais.

L'expérience montre bien aussi que l'imprégnation de l'intestin par l'eau de Balaruc n'a *aucun effet toxique*, mais bien au contraire un excellent effet *conservateur* et *nutritif*, puisqu'elle rend les contractions de l'intestin qui y est resté immergé plus énergiques que celles du même intestin plongé dans l'eau salée.

Expérience XL

Survie de l'intestin grêle de lapin dans l'eau de Balaruc
Action comparée de l'eau salée ordinaire sur les contractions

Un fragment d'intestin grêle de lapin est plongé dans l'*eau de Balaruc oxygénée* et laissé à la température extérieure (15°–18°) pendant 14 heures.

Au bout de ces 14 heures, on le réchauffe progressivement au bain-marie; vers 21° les contractions apparaissent et augmentent d'intensité jusque vers 28°.

On plonge alors le fragment dans l'*eau salée ordinaire* à la même température : les contractions deviennent moins intenses.

On remet l'intestin dans l'eau de Balaruc : les contractions reprennent leur intensité primitive.

L'imprégnation, même de longue durée, par l'eau de Balaruc, n'a pas eu le moindre effet toxique.

Expérience XLI

Survie de l'intestin grêle de lapin dans l'eau d'Uriage. Comparaison de l'action de l'eau d'Uriage et de l'eau salée ordinaire à 9 pour 1000 sur les contractions intestinales.

Deux fragments d'intestin grêle de lapin (qui étaient restés immergés depuis 4 heures dans l'eau salée ordinaire à la température du laboratoire) sont mis, à 8 h. 30, au bain-marie, l'un, A, dans l'*eau d'Uriage oxygénée* par passage d'un courant d'oxygène, l'autre, B, dans l'*eau salée ordinaire à* 9 p. 1000, *oxygénée* dans les mêmes conditions. (L'eau d'Uriage ne donne par oxygénation qu'un louche imperceptible, dû à l'oxydation de H^2S.) Température des liquides : 39°5.

Les deux fragments se contractent au début avec une intensité à peu près égale, mais, au bout de 10 à 15 minutes, les contractions de B deviennent nettement moins intenses que celles de A.

Comme dans le cas de l'eau de Balaruc, A se remplit de liquide beaucoup plus vite que B.

Une heure et demie plus tard, les contractions de B ne sont que peu marquées; celles de A sont beaucoup plus fortes. On retire alors les éprouvettes du bain-marie avec les fragments d'intestin qu'elles contiennent et on les abandonne dehors à la température de la nuit (**10 à 13°**).

Le lendemain, à 9 h. du matin, on les remet au bain-marie : lorsque la température atteint 20° dans l'éprouvette, A et B se contractent également au début, puis B mieux que A.

A 9 h. 15, on change les deux fragments réciproquement de liquide, A *dans l'eau salée* et B *dans l'eau d'Uriage* : A se contracte très bien ; B donne au début des contractions plus faibles que A, mais qui plus tard, vers 9 h. 45, arrivent à être aussi intenses et plus intenses même que celles de A.

A 10 heures, les contractions de B sont beaucoup plus vigoureuses et plus fréquentes que celles de A.,

A 11 heures, on remet les deux fragments respectivement dans leur milieu primitif, A *dans l'eau d'Uriage* et B dans l'eau salée ; B se contracte bien, A se contracte peu.

Cette expérience amène à des conclusions absolument analogues à celles de la première expérience avec l'eau de Balaruc.

Expérience XLII

Survie de l'intestin grêle de lapin dans les eaux de Hombourg-Elisabethenbrunnen, Hombourg-Kaiserbrunnen.
Comparaison de l'action de ces eaux et de l'eau salée ordinaire à 9 pour 1000 sur les contractions intestinales

Six fragments d'intestin grêle de lapin sont mis, à 6 h. 30, dans les milieux suivants, au bain-marie, à la température de 39°.

A et **B** dans l'*eau salée ordinaire à 9 p. 1000* oxygénée ;

C dans l'*eau de Hombourg-Elisabethenbruunen isotonique, non oxygénée* (gaz carbonique chassé par simple agitation à l'air et passage d'un courant d'air dans le liquide) ;

D dans la *même eau, oxygénée* ;

E dans l'*eau de Hombourg-Kaiserbrunnen isotonique* non oxygénée (gaz carbonique chassé comme précédemment) ;

F dans la *même eau, oxygénée.*

Au début, tous se contractent, mais les contractions de C, D,E, F sont bien plus fortes que celles de A et B ; ce sont de violentes ondes péristaltiques, intermittentes et assez régulièrement rythmiques.

A 6 heures, C, D, E, F se contractent vigoureusement ; A et B ne donnent plus que de très faibles contractions.

A 7 heures, A et B sont complètement arrêtés, D et F (eaux ayant subi l'oxygénation) se contractent très énergiquement, C et E moins énergiquement, mais avec intensité cependant, surtout E. — En outre, A et B paraissent mous et sans tonus marqué ; les autres au contraire ont une tendance à la tétanisation, ce qui montre que leur tonus est très augmenté.

A 8 h., les contractions de C, D, E et F ont diminué d'intensité. A et B sont toujours absolument immobiles.

On met alors C, D, E *et* F *dane l'eau salée* et A et B *respectivement dans les eaux de Hombourg-Elisabethenbrunnen et de Hombourg-Kaiserbrunnen.* Immédiatement A et B manifestent de très violentes contractions et C, D, E et F se contractent mieux que dans les milieux où ils étaient.

D'autres changements successifs de ce genre produisent chaque fois des résultats analogues et confirment les conclusions des précédentes expériences.

A 10 h. 15, on remet les fragments d'intestin chacun dans leur milieu primitif (liquides neufs) et on les abandonne à la température extérieure de la nuit (**12** à **15°**).

Le lendemain à 8 h. 30, on les réchauffe progressivement au bain-marie : les contractions reparaissent dans tous, mais sont *extrêmement faibles dans l'eau salée* et *beaucoup plus fortes dans les eaux de Hombourg, oxygénées ou non.* D'ailleurs elles ont commencé à apparaître dans ces dernières avant de se manifester dans l'eau salée.

Expérience XLIII

Survie de l'intestin grêle de lapin dans l'eau de Salins isotonique.

Quatre heures après la mort d'un lapin dont le ventre avait été ouvert et laissé à l'air pendant tout ce temps, on excise un fragment d'intestin grêle qu'on met à 39° au bain-marie dans de *l'eau de Salins isotonique.*

Quelques minutes après, les contractions débutent et augmentent peu à peu d'intensité.

Une heure après, elles sont toujours très intenses.

On abaisse alors la température du bain-marie de façon que l'eau de Salins soit à **27°** : les contractions persistent, simplement moins intenses.

Deux heures plus tard, elles continuent sans avoir diminué de beaucoup d'intensité.

Sept heures après, elles persistent encore, quoique faibles.

Expérience XLIV

Survie de l'intestin grêle de cobaye dans l'eau de Balaruc. Action comparée de cette eau et de l'eau salée ordinaire à 9 pour 1.000.

Quelques anses d'intestin grêle de cobaye sont mises comparativement dans de *l'eau de Balaruc oxygénée* et dans de *l'eau salée à 9 p. 1000 oxygénée,* à la température de 39°.

Au début, contractions assez énergiques dans l'eau salée, mais beaucoup plus fortes dans l'eau de Balaruc. Puis, peu à peu, les contractions des anses dans l'eau salée s'atténuent et, 1 h. 15 après le début de l'expérience, cessent complètement; les contractions des anses dans l'eau de Balaruc sont encore très énergiques.

On change alors les anses réciproquement de milieu : contractions violentes dans les deux liquides; puis, au bout de demi-heure, celles qui sont dans l'eau salée se contractent faiblement, les autres beaucoup plus fortement.

On les remet alors respectivement dans leur milieu primitif : contractions énergiques des deux côtés; demi-heure plus tard, les anses dans l'eau de Balaruc se contractent moins fortement que celles qui sont dans l'eau salée, mais donnent de violentes contractions si on les immerge à nouveau dans cette dernière.

Les résultats sont donc de tous points comparables à ce qui a été précédemment observé avec l'intestin de lapin.

Expérience XLV

Survie du gros intestin et du rectum de lapin dans les eaux de Kreuznach-Elisabethbrunnen, de Kreuznach-Victoriaquelle et de Briscous-Biarritz isotoniques. Comparaison avec l'eau salée.

Divers fragments du gros intestin et du rectum de lapin sont mis respectivement au bain-marie, à 39°, *dans les eaux de Kreuznach-Elisabethbrunnen, de Kreuznach-Victoriaquelle, de Briscous-Biarritz,* et dans l'*eau salée ordinaire à* 9 p. 1000. Les deux eaux de Kreuznach ont été soumises à l'oxygénation, ainsi que l'eau de Briscous-Biarritz et l'eau salée.

Au début, tous présentent des contractions, mais celles du fragment immergé dans l'eau salée deviennent rapidement moins intenses que celles des autres, et surtout que celles des fragments plongés dans les eaux de Kreuznach.

Au bout d'une heure 20', les contractions du fragment plongé dans l'eau salée ont complètement cessé. Les autres fragments se contractent bien.

Au bout de 2 heures, le fragment mis dans l'eau de Briscous-Biarritz se contracte très énergiquement; ceux qui sont dans les eaux de Kreuznach, après s'être contractés très violemment, donnent des mouvements un peu moins intenses.

Des *changements réciproques de milieu*, effectués comme dans les expériences précédentes, conduisent aux mêmes résultats précédemment exposés.

Huit heures après, on constate encore des contractions très nettes pour les fragments immergés dans les eaux de Briscous-Biarritz et de Kreuznach.

Expérience XLVI

Survie de l'intestin grêle de cobaye dans l'eau de Hombourg-Elisabethenbrunnen

Un fragment d'intestin grêle de cobaye est placé à 5 heures au bain-marie à 39°5, dans de l'eau de Hombourg-Elisabethenbrunnen, isotonique et préalablement soumise à l'oxygénation.

Au début, contractions extrêmement énergiques.

Deux heures après, contractions énergiques.

A 9 heures, les contractions sont encore intenses et régulières.

On les observe encore, très nettes, à 2 heures du matin.

Expérience XLVII

Survie de l'intestin grêle de chien
soumis par une branche de l'artère mésentérique
à une circulation artificielle d'eau de Balaruc.
Comparaison avec une circulation artificielle d'eau salée ordinaire
à 9 pour 1000

Un segment excisé de 8 cc. de *jéjunum* de chien est soumis à une circulation artificielle d'*eau de Balaruc oxygénée*, à 38°, par l'intermédiaire d'une fine canule introduite dans le bout périphérique d'une branche d'artère mésentérique. Les contractions se font sous forme d'ondes péristaltiques régulières et rythmiques, assez lentes. Au bout de demi-heure, on substitue à l'eau de Balaruc de l'*eau salée ordinaire à* 9 p. 1000, *oxygénée*; les contractions deviennent plus faibles, moins fréquentes et plus lentes. Au bout de 35 minutes de circulation d'eau salée, elles sont à peu près arrêtées.

On fait alors de nouveau passer l'*eau de Balaruc* et, quelques minutes après, les contractions reprennent.

Plusieurs *changements successifs* de liquide, faits de la même façon, conduisent chaque fois au même résultat.

Expérience XLVIII

Survie de l'intestin grêle de chien immergé dans l'eau de Hombourg-
Kaiserin-Auguste-Victoriaquelle isotonique

Un fragment d'intestin grêle de jeune chien (parois minces) est immergé à 39° au bain-marie, dans de l'*eau de Hombourg-*

Kaiserin-Auguste-Victoria quelle *isotonique* et soumise préalablement à l'*oxygénation* par passage dans le liquide d'un courant d'oxygène pur pendant 35 minutes.

Le fragment se meut avec lenteur, mais d'une manière continue et présente des contractions rythmiques et régulières.

On observe encore ces contractions au bout de *trois heures*.

Cette expérience montre l'action particulièrement nutritive et excitante à la fois du liquide, la paroi de l'intestin de chien étant beaucoup plus épaisse que les parois d'intestin de lapin ou de cobaye et en conséquence beaucoup plus difficile à nourrir par simple immersion dans le liquide, sans circulation artificielle à travers les vaisseaux.

Expérience XLIX

Survie comparée de l'intestin grêle de lapin dans les eaux de Balaruc, Uriage, Salins-Moutiers (Grande Source), Châtel-Guyon et dans l'eau salée ordinaire.

Cinq fragments d'intestin grêle d'un même lapin sont mis respectivement, à 2 heures 30, au bain-marie à 39°, dans les milieux suivants :

A, *dans l'eau salée ordinaire, à 9 p. 1000, oxygénée;*

B, dans l'*eau de Balaruc*, oxygénée;

C, dans l'*eau d'Uriage* oxygénée;

D, dans l'*eau de Salins-Moutiers (Grande-Source) additionnée de la moitié de son volume d'eau distillée*, et oxygénée;

E, dans l'*eau de Châtel-Guyon ramenée à l'isotonie* par addition de 3 gr. de chlorure de sodium pur par litre, et oxygénée.

A 2 heures 35, on constate des contractions pour tous les fragments, sauf pour E (Châtel-Guyon), qui reste absolument immobile.

Pendant la première heure, B, C et D se contractent beaucoup mieux que A; E ne donne que de très minimes contractions, presque imperceptibles.

A 4 heures, A se contracte mieux que B, C et D; B ne donne même que de faibles contractions, ce qui s'explique par les remarques faites plus haut à propos de l'action des eaux minérales comparativement sur les fragments d'intestin non fatigués et fatigués.

On change alors E (Châtel-Guyon) *dans l'eau salée*; quelques secondes après, ses contractions commencent et deviennent peu à peu très énergiques.

A 4 heures 30, A (eau salée) et C (Uriage) se contractent très bien; D (Salins-Moutiers) se contracte peu; B (Balaruc) se contracte faiblement; E (ancien Châtel-Guyon dans eau salée) se contracte très vigoureusement;

A 4 heures 50, A et C se contractent bien; D est arrêté; B présente toujours de faibles contractions.

On remet E dans son milieu primitif, *l'eau de Châtel-Guyon:* il présente immédiatement une contraction très vive et s'arrête.

On change B (Balaruc) dans l'*eau salée* : il se met à se contracter vigoureusement.

On change D (Salins-Moutiers), arrêté, dans l'*eau salée* : il se contracte, mais peu énergiquement. On le remet alors dans l'eau de *Salins-Moutiers*.

On remet B dans son milieu primitif, l'eau de *Balaruc*: contractions assez intenses, s'affaiblissant peu à peu.

A 5 heures 30, on change D (Salins-Moutiers), arrêté, dans l'*eau salée*; il se contracte énergiquement.

On met C (Uriage), qui se contracte toujours bien, dans l'*eau salée* : pas de modification immédiate, puis affaiblissement progressif des contractions. On le remet alors dans son milieu primitif, l'eau d'*Uriage* : contractions énergiques.

Le témoin A, resté dans l'eau salée, se contracte très faiblement. On le met alors dans l'eau de *Balaruc* : contractions extrêmement énergiques. On le remet dans l'*eau salée* : diminution rapide d'intensité des contractions. On le plonge dans l'eau d'*Uriage* : contractions très énergiques. On le remet dans l'eau salée et, 20 minutes plus tard, alors qu'il ne se contracte plus que très faiblement, on le plonge dans l'eau de *Salins Moutiers* : contractions immédiatement très énergiques, qui s'arrêtent de suite complètement lorsqu'on le change dans l'eau de *Châtel-Guyon*. Les contractions reprennent lorsqu'on le met à nouveau dans *l'eau salée*.

Ces changements alternatifs, répétés plusieurs fois encore, donnent toujours les mêmes résultats.

En somme. cette expérience montre nettement que l'eau de *Châtel-Guyon* isotonique a une action nettement *inhibitrice* lorsqu'elle est employée comme milieu nutritif pour l'intestin, mais elle n'est *nullement toxique*, puisque l'intestin se remet à se contracter lorsqu'on le change dans des milieux appropriés.

En ce qui concerne les eaux d'*Uriage* de *Salins-Moutiers*. de *Balaruc*, elle confirme bien ce qui avait déjà été observé dans certaines expériences précédentes : ces eaux jouent pour l'intestin le rôle de milieux surtout *excitants*, puisque au début l'intestin s'y contracte mieux que dans l'eau salée témoin et que l'intestin, resté longtemps dans l'eau salée et devenu immobile ou ne se contractant que très faiblement, se contracte ensuite bien plus vigoureu·sement si on le plonge dans ces milieux.

Expérience L

Survie de l'estomac de lapin dans l'eau de Balaruc.
Comparaison avec l'eau salée ordinaire à 9 pour 1000

Sur un lapin sacrifié depuis un quart d'heure, on excise *l'esto-mac avec un segment œsophagien et un segment duodénal* (afin de lui laisser ses connexions ganglionnaires avec l'œsophage et l'intestin) et on l'immerge, avec son contenu alimentaire, dans de *l'eau de Balaruc oxygénée*, au bain-marie à 39°, son bout cardiaque et son bout œsophagien étant liés au moyen de deux fils qui le maintiennent vertical en le laissant appuyer légère-ment par la région de la grande courbure sur le fond de la cuve où il baigne.

On voit des contractions très nettes, rythmiques, se produire au niveau de la région pylorique et surtout de la région du cardia. Au bout de 20 minutes, ces contractions arrivent à être très énergiques.

Au bout de 30 minutes, on substitue à l'eau de Balaruc de *l'eau salée ordinaire, à 9 p. 1000, oxygénée*, à la même température: les contractions diminuent peu à peu d'intensité et, sans cesser complètement, arrivent, 40 minutes plus tard, à n'être plus que très faibles.

On remplace alors l'eau salée par de *l'eau de Balaruc* et peu à peu les contractions reparaissent avec leur intensité primitive.

Des résultats de même ordre s'observent avec l'estomac du *cobaye*.

Expérience LI

Survie de l'utérus de lapine
dans l'eau de Hombourg-Elisabethenbrunnen isotonique.
Comparaison avec l'eau salée ordinaire à 9 pour 1000

Deux utérus de lapine, l'un gravide, l'autre normal, sont immergés, au bain-marie à 39° dans de l'*eau de Hombourg-Elisabethenbrunnen.* L'utérus gravide est utilisé tel quel, sans être dépouillé de son contenu; l'utérus normal est lié par son extrémité inférieure sur un tube de verre vertical rempli de la même eau et se trouve ainsi soumis à une certaine pression intérieure favorisant ses contractions.

Les contractions des deux utérus sont lentes et rythmiques; celles de l'utérus gravide sont plus énergiques que celles du normal. Elles continuent à se produire pendant plus de 2 heures.

On remplace alors l'eau de Hombourg par de l'*eau salée ordinaire*; les contractions des deux utérus deviennent moins intenses. On plonge à nouveau les deux organes dans leur *milieu primitif*; au bout de quelques minutes, les contractions augmentent beaucoup d'énergie.

On laisse alors les deux utérus, toujours dans le même milieu, à la température extérieure (**10** à **13°**) pendant 12 heures. Le lendemain, on les réchauffe progressivement et les contractions reparaissent.

On peut observer des résultats analogues avec l'utérus

de *cobaye*, ainsi qu'avec la *vessie* des mêmes animaux, liée sur un tube de verre et pleine de liquide.

Ainsi donc, d'après les divers protocoles expérimentaux qui viennent d'être exposés et qui sont pris parmi beaucoup d'autres encore concordant parfaitement avec eux, les eaux minérales étudiées sont capables de conserver l'irritabilité et d'entretenir les mouvements spontanés des organes à fibres lisses pourvus de ganglions.

Nous venons d'étudier à ce point de vue l'intestin grêle, le gros intestin, le rectum, l'utérus, la vessie, ayant tenu simplement à passer en revue les principaux. Il en est un encore cependant au sujet duquel je donnerai plus bas quelques détails, l'uretère. Mais auparavant, la plupart des expériences précédentes ayant trait à l'intestin, je vais relater divers faits ayant trait plus spécialement à l'action de la température sur la survie de cet organe dans les eaux minérales et sur sa reviviscence après des temps de conservation plus ou moins longs dans les milieux à basse température.

INFLUENCE DE LA TEMPÉRATURE SUR LA SURVIE

Dans certaines des expériences qui viennent d'être rapportées, on peut déjà se rendre compte de l'influence de la température du liquide sur la conservation de l'irritabilité de l'intestin isolé. Comme dans le cas des milieux artificiels que nous avons étudiés avec M. Hédon, l'intestin grêle du lapin en immersion dans les eaux minérales présente déjà des contractions rythmiques vers **25-26°** et, maintenu à cette température, conserve son irritabilité plus longtemps que s'il reste à la température du corps. La température optima pour la production régulière du péristaltisme est ici aussi de 38 à 39° et la durée des contractions est prolongée si l'on a soin de changer de temps en temps le liquide nutritif en vue d'éviter une pullulation microbienne trop intense et trop rapide.

Si l'intestin, en train de se contracter dans une eau minérale appropriée, à la température du corps, est progressivement refroidi, il continue à se mouvoir jusqu'à la température de 15° environ; ses contractions deviennent seulement beaucoup moins intenses, plus lentes et de moins en moins rapprochées les unes des autres. Au contraire, un intestin fraîchement excisé et même ayant séjourné un quart d'heure à demi-heure à la température du laboratoire et plongé tout d'un coup dans l'eau minérale à cette température, ne reprend pas ses contractions et ne les manifeste que lorsque le liquide atteint au moins 22° à 25° environ.

Voici une expérience montrant l'influence du refroidissement progressif sur l'intestin immergé dans une eau minérale.

Expérience LII

Influence de la température sur l'intensité des mouvements péristaltiques de l'intestin grêle de lapin en survie dans l'eau de Balaruc.

Deux fragments d'intestin grêle de lapin sont plongés l'un, A, dans l'*eau de Balaruc oxygénée*, l'autre, B, dans de l'eau de Balaruc simplement agitée à l'air. Ils sont mis au bain-marie, à la température de **28°**.

Les deux échantillons montrent des contractions péristaltiques très nettes à cette température, quoiques lentes.

On abaisse alors la température de l'eau du bain-marie en faisant fondre dans ce dernier quelques fragments de glace.

A 24°, les mouvements péristaltiques sont toujours très apparents, bien qu'un peu ralentis. Ce ralentissement s'accompagne même d'une augmentation d'intensité, surtout pour B.

A 23°, les mouvements de B ne sont plus que très faibles.

A **18°**, les contractions de A sont encore énergiques et assez fréquentes, celles de B sont extrêmement faibles.

A **15°**, les contractions de A persistent et restent même assez intenses pendant un quart d'heure, celles de B sont très minimes, mais cependant nettement perceptibles encore.

Cinq heures après, la température du bain-marie étant remontée spontanément à 18°, A se contracte encore avec assez d'intensité, B donne de faibles mouvements.

On laisse les deux fragments à la température du laboratoire (**17** à **18°**). *Cinq heures plus tard,* ils se contractent faiblement; on les réchauffe progressivement, et les contractions reprennent alors avec énergie.

REVIVISCENCE APRÈS CONSERVATION A BASSE TEMPÉRATURE

Si l'on conserve l'intestin à plus basse température dans les eaux minérales précédemment étudiées, à **0° ou 1 à 2° à la glacière,** ainsi que nous l'avions fait avec M. Hédon dans le cas de certains sérums artificiels, l'irritabilité se maintient pendant un temps extrêmement long après la mort de l'animal. Au *bout de plusieurs* jours de conservation de l'intestin dans ces eaux minérales à la glacière, les contractions péristaltiques de cet organe reparaissent si l'on réchauffe progressivement le milieu où il baigne; elles sont même tout aussi intenses qu'avec l'intestin frais, mais seulement moins durables si l'on opère à la température du corps; si au contraire on laisse l'intestin se contracter à une température plus basse, ses mouvements peuvent durer à peu près aussi longtemps que dans le cas de l'intestin frais.

Après quatre ou cinq jours, les contractions sont encore réveillées; sur des fragments d'intestin restés immergés à la glacière dans les eaux de *Balaruc*, de *Salins-Moutiers*, de *Hombourg*, de *Kreuznach*, j'ai pu observer encore des contractions après un séjour de *six, sept* et *huit jours*. Dans deux cas même, en opérant sur des intestins d'animaux nouveau-nés (chien et lapin), excisés *aseptiquement* au moment même de la naissance ou à peine quelques heures après et conservés de même aseptiquement à la glacière dans l'eau de *Balaruc* oxygénée ou dans l'eau de *Hombourg-Elisabethenbrunnen* isotonique et oxygénée, j'ai vu des contractions apparaître très nettes sous l'influence du réchauffement de l'intestin, *après neuf jours de conservation;* dans un de ces deux cas même, l'intestin était encore *excitable* par un courant électrique, après *neuf jours et demi* de conservation. Il en a été de même pour la *portion cardiaque de l'estomac*, qui a présenté des mouvements rythmiques spontanés au dixième jour encore.

L'intensité et la durée des contractions observées dans

ces conditions décroissent au fur et à mesure que le séjour à la glacière est plus prolongé.

Les mêmes particularités que pour le *réveil des contractions* de l'intestin dans des sérums artificiels complexes s'observent aussi pour le réveil de ces contractions dans les eaux minérales. Vers 20 à 23º, l'intestin se ranime *brusquement* en donnant une violente contraction péristaltique généralisée à toute l'anse, puis, à partir de ce moment, les contractions rythmiques continuent, mais deviennent plus faibles lorsque la température s'élève, pour s'accentuer à nouveau vers 35º. On constate ainsi l'existence de *deux optima de température* séparés par un intervalle où les contractions s'affaiblissent et qui comprend un point pessimum où elles peuvent devenir extrêmement faibles. C'est d'ailleurs l'optimum inférieur de température qui est le plus favorable au bon fonctionnement de l'intestin conservé à la glacière; il provoque des contractions plus énergiques et surtout plus prolongées que l'optimum supérieur.

Ces divers détails sont parfaitement vérifiés dans les expériences qui suivent.

Expérience LIII

Reviviscence dans l'eau de Balaruc de l'intestin grêle de lapin isolé du corps et maintenu à la glacière dans la même eau.

A 9 heures 15 du matin, on répartit une série de fragments d'intestin grêle de lapin dans sept éprouvettes remplies d'*eau de*

Balaruc oxygénée qu'on met à la glacière à 0°. Les fragments ont été très soigneusement vidés de leur contenu par des lavages successifs à l'eau de Balaruc.

A 6 heures du soir, un fragment est retiré et réchauffé progressivement (température initiale = 2°5). Les contractions commencent à se manifester vers **25°**. A 32°, elles sont très énergiques. A 10 heures, elles sont encore très marquées et le péristaltisme se fait normalement, sans contractures. A 11 heures, moment où l'on cesse l'observation de ce fragment d'intestin, les contractions persistent encore.

Le lendemain, deuxième jour, à 10 heures 30 du matin, un autre échantillon est retiré de la glacière (température initiale = 2°) et réchauffé progressivement dans l'eau de Balaruc. A **19°**, on commence à apercevoir quelques contractions ; à 24°, celles-ci deviennent très nettes, mais avec production de quelques nœuds de contracture fixes. Au fur et à mesure que la température s'élève, les contractions ne s'accentuent pas, au contraire. A 30°, l'intestin paraît presque immobile. Cependant, peu à peu les contractions reviennent et à 33° les nœuds de contracture disparaissent, le péristaltisme devient plus actif et acquiert des caractères plus normaux. Quelques minutes après, la température étant montée à 35°, l'intestin se contracte aussi vigoureusement et aussi rapidement qu'un fragment d'intestin frais mis directement dans l'eau de Balaruc. A midi, contractions très énergiques ; à 2 heures, contractions encore très nettes ; vers 4 heures, les contractions s'arrêtent (le liquide a une odeur de putréfaction).

Le même jour, à 6 *heures du soir*, on retire un troisième fragment de la glacière et on le réchauffe au bain-marie. A **17°**, on commence à percevoir de faibles contractions ; au-dessus de cette température, elles s'accentuent. On est obligé de cesser l'observation pendant une heure. On trouve alors le liquide à 32º : le péristaltisme est très énergique. A 9 heures du soir, de même (température = 35º). A 10 heures 30, l'intestin se contracte encore assez fortement.

Le *troisième jour*, à 10 heures du matin, on retire un autre échantillon de la glacière pour le réchauffer comme précédemment. A **19º**, contractions ; à 25º, mouvements péristaltiques intenses ; au-dessus ils diminuent de force, mais redeviennent très énergiques vers 34º. A 35º, on les observe encore très nets à 3 heures de l'après-midi.

Le *quatrième jour*, à 2 heures de l'après-midi, on retire un autre fragment d'intestin de la glacière pour le réchauffer. Vers **18º**, les contractions apparaissent et se produisent, aux températures peu élevées, avec les mêmes caractères que d'habitude. A 4 heures et demie, elles sont encore extrêmement nettes. A 5 heures 30, elles sont faibles, mais nettes.

Le *cinquième jour*, à 1 heure 30 de l'après-midi, un autre fragment est réchauffé et présente encore, à **19º**, des contractions très nettes. Elles durent pendant 1 heure 3/4.

Le *sixième jour*, à 2 heures, le dernier fragment, retiré de la glacière, présente encore des contractions vers **20º** et vers 34º. Ces contractions sont faibles, mais nettes ; elles durent pendant 3/4 d'heure environ.

Expérience

Reviviscence dans l'eau de Balaruc de l'intestin grêle de lapin isolé du corps et maintenu à la glacière dans la même eau.

A 9 heures du matin, sept segments d'intestin grêle de lapin sont mis dans des éprouvettes contenant de *l'eau de Balaruc* oxygénée, et conservés à la glacière. (Lapin antérieurement saigné par la carotide.)

Le *quatrième jour*, à 11 heures du matin, une anse est réchauffée dans l'eau de Balaruc : jusqu'à 23°, immobilité complète. A **23°**, le mouvement commence par une violente contraction péristaltique de toute la masse. A partir de ce moment, le péristaltisme va en s'accentuant progressivement, mais vers 32-33°, il devient très faible, pour s'accuser à nouveau fortement vers 35°. A 2 heures, la température est montée à 40°, les mouvements sont très faibles, mais persistent; ils s'arrêtent complètement vers 2 h. 30.

Le *cinquième jour*, à 2 heures, on réchauffe un autre échantillon conservé à la glacière. A **21°**, brusquement, le mouvement commence par une violente contraction péristaltique de toute la masse (comme pour le précédent fragment), puis surviennent d'autres contractions également très énergiques. On abaisse la température du bain-marie de manière que dans l'éprouvette la température ne dépasse pas 25 à 27°. Les contractions continuent, très énergiques. A 3 heures, la température étant montée à 30°, les contractions deviennent faibles et rares. On retire alors l'éprouvette du bain-marie et on la refroidit. Or, à 24° les contractions redeviennent beaucoup plus fortes. A 3 heures 40, la température étant tombée à 23°, les contractions sont encore plus énergiques. La température s'abaissant encore, les contractions deviennent plus fortes : à 22°5, elles ont à peu près l'énergie du début de la mise en marche. Le péristaltisme est lent, mais continu, et les mouvements de l'anse sont de grande amplitude. A 4 heures 15, la température est de 21°5 : mêmes contractions lentes, mais énergiques. A 6 heures, température = 22° : contractions faibles qui vont en s'atténuant peu à peu. A 7 heures, on remet l'intestin au bain-

marie : à 30°, contractions faibles ; à 35°, contractions plus fortes ;
à 7 heures 30, température $= 37°$: faibles contractions.

Le *sixième jour*, à 2 heures de l'après-midi, on observe de
même un autre segment d'intestin conservé : à 22°, contraction
brusque, puis, la température restant aux environs de 24°, contractions assez énergiques pendant une heure et demie. On sort alors
l'éprouvette du bain-marie, à la température du laboratoire.
La température y tombe à 17° et les contractions continuent à
être régulières et lentes, jusqu'à 4 heures. On remet alors l'éprouvette au bain-marie : après s'être atténuées vers 27°, les contractions reprennent avec vigueur vers 35° ; à 5 heures 20, à 37°, elles
sont peu amples, mais rapides.

Le *septième jour*, à 11 heures, on met au bain-marie un autre
échantillon ; contractions vers 30°, mais peu énergiques ; à 35°,
elles sont plus marquées. On retire l'éprouvette du bain-marie
et à 24° on observe des contractions assez énergiques.

Le *huitième jour*, à 3 heures de l'après-midi, un autre fragment mis au bain-marie se contracte vers 29° ; les contractions
sont observées pendant 25 minutes. Elles sont faibles, lentes,
mais assez régulières.

Experience LV

**Reviviscence dans l'eau de Hombourg-Landgrafenbrunnen isotonique
de l'intestin grêle de lapin isolé du corps et maintenu à la glacière
dans la même eau.**

A 8 heures 30 du matin, huit segments d'intestin grêle de lapin
sont mis à la glacière dans des éprouvettes contenant de l'*eau de*

Hombourg-Landgrafenbrunnen isotonique et oxygénée par passage d'un courant abondant d'oxygène pendant 1 heure.

Le *cinquième jour*, à 4 heures de l'après-midi, une anse est réchauffée au bain-marie dans la même eau (la température du liquide de l'éprouvette à la glacière était de + 2°). A **25°**, brusquement, une contraction se manifeste, suivie ensuite d'autres contractions énergiques de plus en plus rapprochées. Mais au fur et à mesure que la température s'élève, les contractions deviennent de plus en plus faibles et à 35° cessent totalement. A 38°, elles reparaissent, d'abord rapides et de peu d'amplitude, puis elles deviennent généralisées à toute l'anse, très énergiques et d'aspect normal. On met alors l'intestin à refroidir progressivement à la température du laboratoire : à 36°, contractions encore énergiques ; à 35°, contractions énergiques, d'apparence normale ; à 34°, de même ; à 33°, contractions assez énergiques ; à 28°, contractions extrêmement faibles ; à 27°, contractions un peu moins faibles ; à 26°, contractions extrêmement faibles. Au fur et à mesure que la température s'abaisse, les contractions deviennent de plus en plus faibles et à 21° l'intestin est à peu près immobile.— A 8 heures, on remet le fragment d'intestin au bain-marie à 25°. De 26° à 39°, les contractions sont de plus en plus intenses. On remet alors le même fragment d'intestin à la glacière, dans le même milieu·

Le *sixième jour*, à 10 heures du matin, ce fragment est remis au bain-marie ; au bout de quelques minutes, vers 39°, il donne des ébauches de contractions faibles et peu durables. Un deuxième fragment, sorti de la glacière, est réchauffé au bain-marie : au bout de dix minutes on constate des contractions nettes (on n'a pas saisi le moment et la température auxquels commençaient les contractions).

Le *septième jour*, à 2 heures de l'après-midi, un autre segment d'intestin de la glacière est réchauffé au bain-marie : à **26°**, contractions assez énergiques, qui se maintiennent pendant une heure.

Le *huitième jour*, à 11 heures, un autre segment est mis au bain-marie ; vers **38°**, légères contractions dans la partie supérieure de l'anse. Ces contractions augmentent un peu d'intensité à 39° et s'observent pendant une vingtaine de minutes. En refroidissant l'intestin, on n'arrive plus à faire reparaître les mouvements.

Expérience LVI

Reviviscence dans l'eau de **Balaruc** de l'intestin de lapin nouveau-né isolé du corps et maintenu à la glacière dans la même eau.

A 9 heures du matin, on répartit une série de fragments d'intestin grêle de lapins nouveau-nés (âgés de quelques heures) dans des éprouvettes remplies d'*eau de Balaruc oxygénée* qu'on met à la glacière à 0°. Ces fragments ont été recueillis aseptiquement et sont conservés de même en milieu stérile.

Au *quatrième jour* de conservation à la glacière, on retire un fragment d'intestin pour le réchauffer au bain-marie dans l'eau de Balaruc oxygénée. L'intestin est mis au bain-marie à 2 heures de l'après-midi. A **20°**, les contractions commencent à se montrer, assez énergiques. A 25°, elles sont très énergiques, puis, au fur et à mesure que la température s'élève, elles diminuent d'intensité. A 36°, elles redeviennent très énergiques jusqu'à 38°, température à laquelle on maintient l'intestin pendant 25 minutes. On le retire alors du bain-marie : les contractions continuent à se manifester jusqu'à 17°. A 22°, elles sont particulièrement fortes. On les observe à 20° pendant 2 heures.

17

Le *cinquième jour* on sort de la glacière un autre fragment qu'on porte au bain-marie; à **22°**, les contractions apparaissent On laisse l'intestin pendant une heure à la température de 23° : les contractions sont énergiques. On les observe encore pendant trois quarts d'heure à la température de 24°.

Le *sixième jour*, on obtient des résultats analogues avec un autre fragment d'intestin retiré de la glacière.

Le *septième jour*, contractions à 30°, d'une durée de 20 minutes.

Le *huitième* jour, même résultat (contractions observées pendant 25 minutes).

Le *neuvième jour*, contractions à 35°, faibles, mais très nettes, pendant 10 minutes.

Expérience LVII

Reviviscence dans l'eau de Hombourg-Elisabethenbrunnen isotonique de l'intestin grêle de chien nouveau-né isolé du corps et maintenu à la glacière dans la même eau.

A 8 heures du matin, on répartit une série de fragments d'intestin grêle de chiens nouveau-nés (âgés de 2 heures) dans des éprouvettes remplies d'eau de *Hombourg-Elisabethenbrunnen* isotonique, et soumise pendant une heure au passage d'un fort courant d'oxygène et on les conserve à la glacière, en milieu aseptique.

Au *cinquième jour* de conservation à la glacière, on retire un fragment d'intestin pour le réchauffer au bain-marie dans la même eau. Une onde péristaltique se montre au moment où la température atteint dans le liquide **23°**; elle est suivie ensuite de quelques autres, assez intenses, qui se rapprochent de plus en plus et, à 24°, les contractions se manifestent pendant une heure environ.

Le *sixième jour*, on observe des contractions très nettes sur un autre fragment retiré de la glacière.

De même le *septième jour*, mais les contractions ne se manifestent qu'à partir de **36°**; elles durent pendant trois quarts d'heure environ.

Le *huitième jour*, même résultat, mais contractions très faibles.

Au bout de *neuf jours et demi* de conservation à la glacière, le dernier fragment ne donne plus de contractions spontanées jusqu'à **37°**; mais il se raccourcit très nettement sous l'influence de l'excitation par un courant faradique faible : ce raccourcissement se fait suivant une onde très lente, affectant tout à fait l'aspect d'un mouvement péristaltique. On répète cette excitation onze fois avec chaque fois un résultat positif. Un quart d'heure plus tard, l'intestin ne se contracte plus que sous l'influence d'un courant plus fort, puis il devient complètement inexcitable.

URETÈRE DE COBAYE

L'uretère de cobaye, *isolé avec le rein et un fragment de vessie attenant*, se contracte rythmiquement, ainsi que l'a montré Lina STERN, quand on le plonge dans la solution physiologique de NaCl à 42°: il suffit de fixer l'uretère par l'extrémité vésicale à un bouchon de liège flottant à la surface du liquide, le faible poids du rein dans le liquide le tend et, à chaque contraction, il est soulevé à une certaine hauteur. Suivant la température, on compte 10 *à* 20 *soulèvements environ par minute*. Nous avions étudié avec M. HÉDON l'action de divers milieux nutritifs sur les contractions de l'uretère suivant cette technique et montré, entre autres conclusions, que les sels de chaux sont aussi nécessaires pour la production des contractions rythmiques de l'uretère que pour celles des mouvements péristaltiques de l'instestin et que dans une solution de chlorure de sodium chimiquement pur, l'activité de l'uretère est très diminuée et même nulle.

Or les *eaux minérales* dont j'ai étudié l'action sur les organes isolés du corps se sont montrées des *milieux bien supérieurs à la solution physiologique de chlorure de sodium chimiquement pur* et même à la solution de chlorure de sodium ordinaire.

Un uretère qui reste immobile dans la solution de chlorure de sodium pur sa contracte si on le plonge dans une eau minérale appropriée, à la température convenable. Il arrive souvent aussi qu'il se contracte beaucoup mieux dans l'eau minérale que dans la solution de chlorure de sodium ordinaire.

Ces conclusions résultent d'expériences analogues à celles qui ont été précédemment exposées pour l'intestin grêle de lapin et sur lesquelles il me paraît inutile d'insister plus longtemps ici.

Survie et reviviscence d'organes à fibres striées de mammifères (Muscles du squelette, œsophage de lapin).

J'ai fait quelques expériences à ce sujet en pratiquant des *circulations artificielles* d'eaux minérales isotoniques oxygénées et additionnées de 1 pour 1000 de glucose, à travers des muscles de lapin. Les résultats sont à peu près les mêmes que ceux qu'on obtient dans les mêmes conditions en expérimentant avec le liquide de Locke : l'irritabilité des muscles et des nerfs peut être prolongée un temps assez long. Comme dans le cas de ce dernier, au *bout d'une heure d'irrigation* à la température du corps (une heure et demie au maximum) par le bout inférieur de l'aorte abdominale, on peut obtenir encore *des contractions des jumeaux par excitation faradique du nerf sciatique*, et, lorsque le nerf a perdu son excitabilité, on peut encore faire contracter le muscle en excitant *directement* la surface de celui-ci. On peut obtenir, comme avec le liquide de Locke, des *courbes de fatigue* musculaire caractérisées par les diverses phases classiques et, ici aussi, les signes d'épuisement du muscle apparaissent beaucoup plus rapidement que si l'on prend la même courbe sur un animal dont le muscle est soumis à son irrigation sanguine normale.

Un organe très commode pour l'étude de la contraction des fibres striées est l'*œsophage de lapin*, que nous avons étudié avec M. Hédon en l'immergeant dans divers sérums artificiels. Je m'en suis servi pour montrer que ses contractions se font très bien sous l'influence de l'excitation électrique lorsqu'on le plonge dans diverses eaux minérales.

Nous avons déjà dit que lorsqu'on met un œsophage de lapin excisé dans un milieu nutritif approprié, seule l'extrémité stomacale, le cardia, si l'on a eu soin de le conserver en entier, présente des mouvements rythmiques spontanés (présence de riches amas ganglionnaires), mais que l'œsophage lui-même, quoique immobile, reste contractile pendant des heures. Le dispositif à employer pour utiliser l'œsophage pour une étude myographique est très simple : ses deux bouts sont liés sur deux électrodes olivaires engagées dans sa cavité : une des électrodes est fixée au fond de l'éprouvette à l'extrémité d'un tube de verre deux fois recourbé dans lequel passe le fil conducteur en relation avec elle, ce tube de verre étant lui-même soutenu par un support qui l'immobilise; l'autre électrode est reliée à la membrane d'un tambonr enregistreur fixé au support de verre et conjugué lui-même avec un tambour inscripteur. Les fils des électrodes étant bien isolés du liquide (le supérieur notamment par une gaîne de caoutchouc), l'œsophage est excité par des chocs d'induction. Il donne alors un raccourcissement notable en se contractant en une secousse unique dans sa totalité. On peut obtenir ainsi des tracés de la secousse musculaire, du tétanos et des courbes de fatigue tout à fait caractéristiques, tout comme on les obtient en utilisant la technique classique pour le gastrocnémien de grenouille. (La figure ci-jointe (*fig.* 4) représente le schéma du dispositif

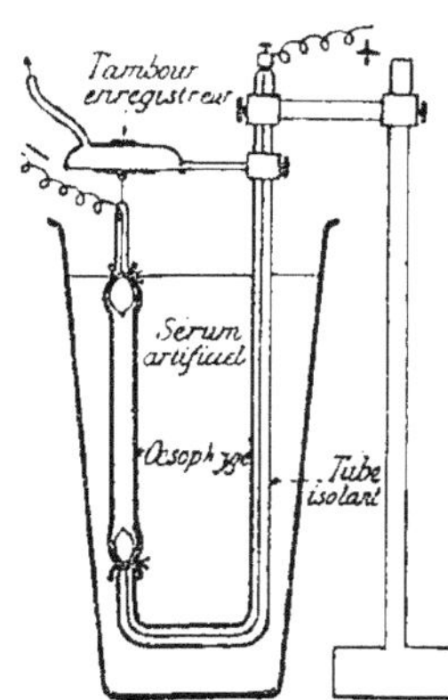

FIG. 4. — Schéma du *dispositif d'enregistrement des tracés myographiques de l'œsophage de lapin* en immersion dans un liquide artificiel et chargé sur deux électrodes en relation avec les fils d'une bobine induite.

d'enregistrement des tracés myographiques de l'œsophage de lapin.)

Dans ces conditions, l'excitabilité de l'œsophage se

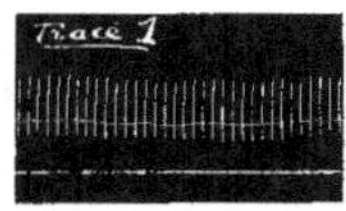

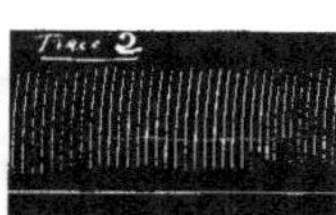

Fig. 5. — Contractions de l'*œsophage de lapin*, enregistrées au moyen du dispositif représenté dans la figure précédente. — 9 excitations faradiques toutes les deux minutes. (Les lignes de contraction et de décontraction sont superposées.)

Tracé 1. Contractions de l'œsophage immergé dans l'eau salée (NaCl ordinaire, non pur, à *9 pour 1000*), à 38°.

Tracé 2. Contractions du même œsophage immergé dans l'*eau de Balaruc* en nature, à 38°.

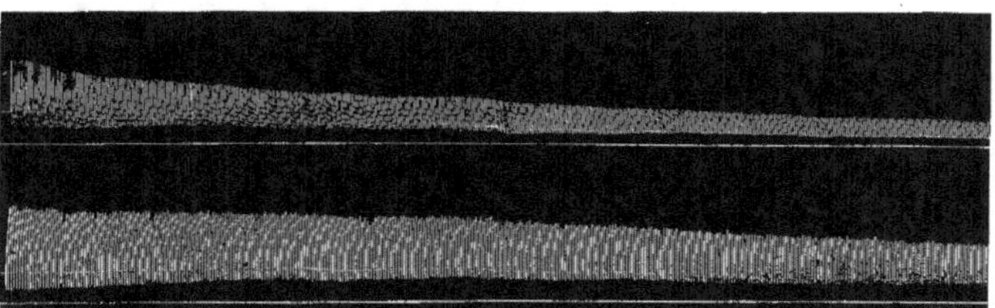

Fig. 6. — Courbes de *fatigue* de l'*œsophage de lapin* enregistrées au moyen du dispositif précédent. — 35 excitations faradiques par minute. (Lignes de contraction et de décontraction superposées.)

Tracé supérieur. Courbe de fatigue de l'œsophage immergé dans l'*eau salée* à 9 pour 1000 (NaCl ordinaire, non pur), à 38°.

Tracé inférieur. Courbe de fatigue d'un autre œsophage (provenant d'un lapin de même poids que dans le cas du précédent), immergé dans l'*eau salée additionnée d'un demi-volume d'eau de Hombourg-Elisabethenbrunnen isotonique* (gaz carbonique chassé comme d'habitude).

maintient fort longtemps dans les eaux de *Balaruc, Salins,
Salins-Moutiers, Biarritz, Uriage, Hombourg, Kreuznach*
et bien d'autres encore. Pour l'œsophage immergé dans ces
eaux (privées de CO_2 et oxygénées) à la température de 37°,
on peut, au moyen de chocs d'induction *suffisamment
espacés*, obtenir des contractions pendant une douzaine
d'heures.

Si l'on compare les contractions obtenues sous l'influence du séjour dans l'eau salée ordinaire et dans les eaux
minérales citées, on constate qu'elles sont plus intenses
dans ces dernières; c'est ce que prouvent par exemple les
deux tracés de la *figure* 5, représentant l'un les *contractions
de l'œsophage immergé dans l'eau salée ordinaire*, à 38°, sous
l'influence de chocs d'induction successifs (9 par deux
minutes), l'autre les *contractions du même œsophage* obtenues
exactement dans les mêmes conditions, mais avec l'œsophage immergé dans l'*eau de Balaruc* : elles sont beaucoup
plus amples dans ce dernier cas que dans le cas de la
simple eau salée.

Des résultats de même ordre s'obtiennent en comparant
les *courbes de fatigue* de deux œsophages de même mus-
culature excités dans les mêmes conditions l'un dans l'eau
salée ordinaire, l'autre dans une eau minérale. La *figure* 6
permet de comparer les courbes obtenues sous l'influence
de l'*eau salée* et de l'eau de *Hombourg-Elisabethenbrunnen
isotonique* : dans le cas de cette dernière, la fatigue se produit beaucoup moins rapidement que dans le cas de l'eau
salée, dont l'effet restaurateur est donc bien moins important
que celui de la solution hydrominérale employée.

De même que pour l'intestin, l'irritabilité de l'œsophage conservé dans diverses eaux minérales à la glacière persiste pendant un temps extrêmement long. J'ai pu obtenir des contractions de cet organe par excitation faradique après un temps de conservation à la glacière, dans les eaux de Balaruc et de Hombourg, allant jusqu'à 5 à 7 jours et dans un cas extrême (pour l'eau de Hombourg-Elisabethen-brunnen) jusqu'à plus de 8 jours (exactement 196 heures). Vers 30°, l'œsophage était encore excitable électriquement.

SURVIE DU CŒUR

Il ne sera question ici que de la survie du cœur des animaux à sang froid que j'ai étudiés, grenouille et tortue.

Le *cœur de grenouille*, excisé de l'animal et plongé dans les eaux minérales passées en revue à propos de l'intestin, privées de leur gaz carbonique, oxygénées et ramenées à une concentration moléculaire voisine de celle du sang de l'animal, se contracte très bien dans ces eaux après qu'on l'a laissé se vider dans ces eaux elles-mêmes du sang qu'il contient et qu'on a lié ses vaisseaux en y injectant sous pression une petite quantité de ces mêmes liquides. Les contractions du cœur hors du corps persistent ainsi pendant plusieurs heures. De même si on lie le cœur de grenouille ou de tortue sur un tube contenant l'eau minérale à étudier.

Si, au lieu du cœur tout entier, on se sert de la *pointe du cœur* imbibée d'eau minérale par capillarité et excitée par des chocs d'induction, on obtient des contractions très régulières. Ces contractions, comparées à celles d'une

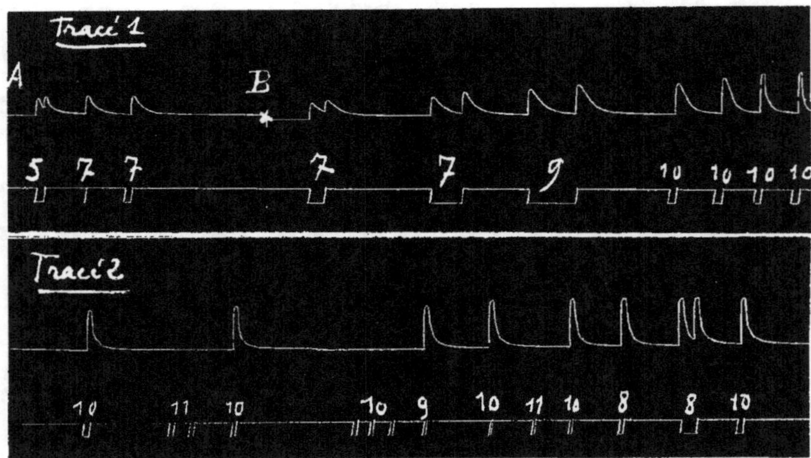

Fig. 7. — Contractions de la *pointe isolée du cœur de grenouille*, enregistrées au moyen du cardiographe simple et direct de Marey et obtenues sous l'influence d'un courant faradique. La pointe elle-même repose sur une petite assiette creuse métallique où elle s'imbibe, par capillarité, du liquide nutritif à étudier.

Tracé 1. De A en B, contraction de la pointe imprégnée d'*eau salée* à 6 pour 1.000. — A partir de B, on substitue à l'eau salée de l'*eau salée additionnée de la moitié d'eau de Kreuznach-Victoriaquelle, diluée de son volume d'eau distillée.* — Les chiffres marqués au-dessus de la ligne des excitations faradiques (chocs d'induction) indiquent des excitations d'autant plus fortes qu'ils sont plus faibles.

Tracé 2. Suite immédiate du tracé précédent.
L'excitabilité a fortement augmenté sous l'influence de l'eau de Kreuznach ajoutée à l'eau salée : des excitations antérieurement inefficaces (8, 9 et 10) deviennent efficaces, et des excitations de même intensité (7 par exemple) produisent des contractions beaucoup plus fortes après addition d'eau de Kreuznach qu'avant.

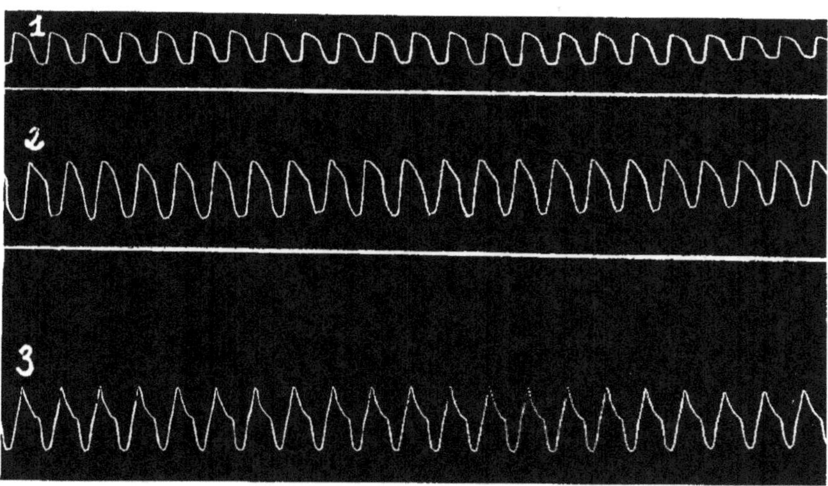

Fig. 8. — *Tracés cardiographiques chez la grenouille*
(Cœur à vaisseaux liés, excisé du corps. Pince de Marey)

Tracé 1. Courbe normale, le cœur étant imprégné d'eau salée à 6 pour 1000.

Tracé 2. Courbe obtenue 30'' après qu'on a fait tomber sur le cœur 10 gouttes de la même *eau salée additionnée d'un quart d'eau de Hombourg-Kaiserin-Auguste-Victoria-quelle*, diluée d'un volume et demi d'eau distillée.

Tracé 3. Courbe obtenue dix minutes plus tard.

même pointe imbibée simplement d'eau salée, sont beaucoup plus fortes que dans ce dernier cas, ainsi qu'on peut s'en convaincre d'après la *figure* 7 : on y voit les contractions de la pointe du cœur de grenouille devenir beaucoup plus intenses sous l'influence de l'addition à l'eau salée d'un demi-volume d'*eau de Kreuznach*.

Je joins ici une figure (*figure* 8) montrant l'action comparée de l'eau salée et de la même eau additionnée d'*eau de Hombourg* sur les contractions du *cœur de grenouille* à vaisseaux liés sur son contenu et excisé du corps. L'action est absolument de même sens que précédemment.

SURVIE DES GLOBULES ROUGES

Pour démontrer que beaucoup d'eaux minérales peuvent réaliser de vrais milieux vitaux, au sens strict du mot, il était important d'examiner leur action sur des éléments cellulaires isolés, tels que les globules rouges et les spermatozoïdes.

A la suite des expériences de M. HÉDON sur les transfusions de globules rouges lavés (globules rouges du sang défibriné) entre animaux de même espèce ou d'espèces différentes, j'ai étudié, chez l'animal, la transfusion, après des saignées massives ou répétées, de globules lavés provenant du même animal ou d'un animal de même espèce, et après avoir montré que les transfusions **répétées** de globules lavés ne produisent pas de réaction hémotoxique, j'ai utilisé avec succès le procédé en thérapeutique humaine comme mode de **lavage du sang**, dans les toxémies (urémie) : après la saignée, les globules du sang défibriné filtré ou du sang total rendu incoagulable sont lavés par centrifugations successives dans des sérums artifiels appropriés et réinjectés dans les veines du malade en suspension dans un sérum artificiel, dépourvus donc de sérum sanguin, c'est-à-dire de la partie du sang contenant les substances toxiques. On a ainsi un moyen de réaliser des *saignées uniquement antitoxiques, saignées séreuses pures* et *beaucoup plus abondantes* que d'habitude, sans faire perdre à l'individu le bénéfice de ses globules : une série de saignées-transfusions de cette sorte permet un lavage du sang remarquable *sans anémier le malade* (1); c'est ce que j'ai appelé *l'auto-transfusion de globules lavés* (opposée à *l'iso-transfusion de globules lavés* (2), dans

(1) J'ai actuellement à l'étude un autre procédé de lavage du sang, *consistant à injecter dans les veines des solutions hypertoniques de sucres (glucose, lactose, mannite) en même temps qu'on fait ingérer au malade de grandes quantités d'eau ordinaire* (trois litres et plus en quelques heures). L'hypertonie réalisée dans le sang par l'injection sucrée provoque, par régulation osmotique, l'attraction dans les vaisseaux d'une grande quantité d'eau prise aux tissus, ce qui a pour conséquence l'absorption très rapide de l'eau ingérée et son élimination ensuite. Si l'on répète ainsi les injections hypertoniques combinées aux ingestions d'eau, on arrive *à faire laver le sang et les tissus* par des *quantités de liquide énormes* et la diurèse est considérable.

Je cite ici ce procédé, parce qu'il peut très bien être *employé simultanément avec l'auto-transfusion de globules lavés.* Après une saignée-transfusion de globules lavés, on injecte par exemple 600 cc. d'une solution sucrée hypertonique (à 25-30 p. 100) par la veine même qui a servi à la transfusion et on fait ingérer à l'individu 3 à 4 litres d'eau ordinaire. *On fait suivre ainsi le lavage par saignée séreuse d'un vrai lavage hydrique du sang et des tissus.*

(2) Dans une première publication, j'avais appelé la transfusion des globules lavés d'un malade à un autre ou d'un animal à un autre de même espèce « *l'hétéro-transfusion de globules lavés* ». Il vaut mieux réserver le terme d'hétéro-transfusion à la transfusion des globules d'un animal à un autre d'espèce différente et appeler *iso-transfusion de globules lavés* la transfusion de globules entre animaux de même espèce.

laquelle on transfusera à des malades, — anémiques par exemple — des globules lavés provenant de saignées thérapeutiques faites à d'autres malades).

Au cours de ces recherches, j'ai montré que les globules réinjectés dans le sang ne sont pas seulement des corps utiles inertes, jouant un rôle passif provisoire, mais bien des éléments *vivants*. Une simple raison d'analogie avec ce qui se passe pour les autres éléments ou organes qui peuvent se maintenir vivants isolés du corps tend déjà à le faire admettre; mais j'ai fourni en outre des preuves qui me paraissent absolument concluantes : si l'on chauffe modérément ou si l'on soumet à une imprégnation passagère par des corps toxiques (KCl, Hg Cy^2) les globules lavés, on constate qu'ils possèdent apparemment toutes les propriétés physiques des globules normaux, mais que si on les injecte à l'animal, ils sont incapables de le restaurer, se laquent dans l'organisme et tuent l'animal par hémoglobinurie. Les globules morts par suite de l'imprégnation toxique sont incapables de sauver l'animal, bien que conservant leur aspect normal; ceux qui le restaurent sont donc bien vivants. *Je considère en conséquence comme globules rouges vivants les globules qui, réinjectés dans les vaisseaux du même animal (dont ils proviennent) ou d'un animal de même espèce, ne produisent pas d'hémoglobinurie ni aucune autre manifestation dans l'urine de destruction globulaire et sont capables de le restaurer après une saignée qui, simplement suivie de transfusion d'eau salée, serait mortelle.*

J'ai été ainsi amené à étudier la transfusion des globules rouges lavés en suspension dans divers milieux artificiels minéraux ou sucrés (pour éviter la rétention chlorurée), et en particulier dans les eaux minérales dont la constitution chimique et les propriétés physiques laissaient prévoir qu'elles n'exerceraient pas d'action nocive sur ces éléments.

Or les globules rouges lavés par centrifugations et décantations successives, en employant diverses eaux minérales comme liquides de lavage, se conservent vivants dans ces milieux : réinjectés en suspension dans ces mêmes eaux à l'animal dont ils proviennent, ils le restaurent très bien, même après une saignée qui, suivie simplement de la transfusion d'eau salée, fût restée complètement inefficace. Il en est ainsi notamment pour la transfusion des globules lavés dans les eaux de *Salins, Salins-Moutiers, Balaruc, Biarritz, Hombourg, Kreuznach, Kheinfelden, Kissingen*, que j'ai étudiées à ce point de vue. Toutes ces eaux doivent naturellement être employées *isotoniques* ou *assez voisines de l'isotonie, privées le plus complètement possible du gaz carbonique* qu'elles peuvent contenir et *saturées d'oxygène* par passage prolongé (une heure) d'un courant de ce gaz à nombreuses bulles très divisées.

Ces expériences ont été faites chez le chien et le lapin, mais surtout chez ce dernier animal.

Les animaux subissaient des *saignées telles qu'une simple transfusion consécutive d'eau salée ou de sérum artificiel à minéralisation même complexe fût impuissante à les restaurer*.

Il en est ainsi chez le chien soumis à des saignées dépassant le 1/18 du poids du corps ou chez le lapin soumis à des saignées dépassant le 1/22 de ce poids. Mais il est rare, surtout chez le lapin qu'on puisse en une seule saignée soustraire de telles quantités de sang; ordinairement, avant que des taux de ce genre soient atteints, la syncope respiratoire se produit et le sang ne s'écoule plus par la carotide que goutte à goutte : si l'on veut alors prolonger la saignée après la syncope, l'écoulement du sang ne se fait plus que très lentement et les centres nerveux sont exposés ainsi à une anémie souvent mortelle. Il faut donc le plus souvent, lorsqu'on veut pratiquer de telles saignées, les faire en deux fois, ainsi que l'a indiqué M. HÉDON : après une première saignée de 1/28 à 1/31 du poids du corps chez le lapin par exemple, l'animal est transfusé de sérum artificiel; puis, après un repos plus ou moins long (une heure à deux heures environ) on fait une nouvelle saignée de 1/30 à 1/40 du poids du corps (la quantité de sang fournie par cette dernière étant d'ailleurs assez variable et d'autant plus forte que le temps laissé entre les deux hémorragies est plus grand). On arrive ainsi, soit chez le chien, soit chez le lapin, à soustraire des quantités de sang qui, sans transfusion de globules consécutive, sont fatalement mortelles.

C'est la technique que j'ai employée pour la plupart des expériences de saignées suivies de lavage et transfusion de globules dans les eaux minérales; mais la transfusion de sérum artificiel intermédiaire aux deux saignées était faite avec la même eau minérale que celle qu'on employait pour le lavage des globules et pour leur transfusion consécutive.

Lorsque la quantité totale de sang soustraite à l'animal n'était pas trop forte pour lui permettre une survie de quelques heures sous l'influence d'une nouvelle transfusion d'eau minérale après la seconde saignée, on lavait ses propres globules et on les lui réinjectait au bout d'une heure et demie à deux heures (c'est-à-dire au bout du temps nécessité par les centrifugations et lavages successifs), en suspension dans la même eau minérale. Lorsque au contraire les deux saignées successives étaient trop importantes et nécessitaient une transfusion globulaire *immédiate,* celle-ci était faite avec les globules d'un autre animal de même espèce, préalablement lavés selon la technique habituelle, et toujours en suspension dans une eau minérale.

Quelques protocoles d'expérience, pris entre de nombreux autres analogues, donneront une idée précise de ce genre de recherches et des résultats auxquels ils conduisent : on se convaincra ainsi que les globules ne subissent aucune action nocive de par leur séjour dans les eaux minérales utilisées, que la restauration des animaux est parfaite et que le taux de leurs globules rouges dans ces conditions n'est pas soumis à de très grandes variations.

Auto- et iso-transfusions de globules lavés dans les eaux minérales, chez le lapin et le chien

Expérience LVIII

Auto-transfusion de globules lavés dans l'eau de Balaruc, chez le lapin.

Lapin de 2 kil. 200. Globules rouges : 5.700.000. Saignée, par la carotide, de **78** cc.: convulsions et forte dyspnée. Transfusion, par la jugulaire de 80 cc. *d'eau de Balaruc oxygénée.*

Une heure plus tard, *nouvelle saignée de* **40** *cc.* : convulsions, cris, arrêt respiratoire, abolition du réflexe cornéen, mort imminente; immédiatement on transfuse 50 cc. *de la même eau de Balaruc.*

L'animal se restaure, mais, pendant les 2 heures qui suivent, paraît extrêmement faible, il est roulé en boule, somnolent, immobile, avec une respiration très ralentie. Le sang des deux saignées a été défibriné, filtré et soumis à quatre centrifugations et lavages successifs à l'eau de Balaruc oxygénée pour dépouiller complètement les globules de leur sérum. Au bout de ces 2 heures, on lui fait une *nouvelle saignée de* **40** *cc.*, qu'on fait suivre immédiatement de la *transfusion, par la jugulaire, de* 85 *cc. d'émulsion globulaire* représentant la totalité des globules lavés des deux premières saignées en suspension dans l'eau de Balaruc. (L'injection est poussée assez lentement pour éviter une pléthore trop rapide.)

De suite après la transfusion, la respiration se fait mieux l'animal devient moins affaissé, se tient bien sur ses pattes.

Demi-heure après, on compte 4.520.000 globules rouges, de forme absolument normale. Pendant les heures qui suivent, l'animal reste un peu somnolent, puis se remet complètement et mange.

Le lendemain, globules rouges : 4.310.000. Urine normale, plutôt claire.

3me jour. Glob. rouges : 4.840.000   Poids de l'animal: 2 k. 080
4me   — .   —   4.700.000
6me   — .   —   4.980.000
8me   — .   —   5.070.000   Poids de l'animal: 2 k. 230
11me — .   —   5.840.000

Au 15me jour, on compte 5.990.000 globules rouges et l'animal
pèse 2 kil. 320. L'urine a toujours été normale. On cesse alors
l'observation et plus d'un mois après on constate encore que le
même animal est toujours en parfait état de santé.

Expérience LIX

**Auto-transfusion de globules lavés dans l'eau de Balaruc,
chez le lapin**

Lapin de 2 kil. 400.

Globules rouges : 6.150.000.

Première saignée de **77** cc., suivie de transfusion, par la jugulaire, de 80 cc. *d'eau de Balaruc oxygénée.*

Deux heures après environ, *nouvelle saignée de* **65** *cc.*, poussée
jusqu'à l'arrêt respiratoire et à la suppression du réflexe cornéen.
On transfuse immédiatement 70 cc. *d'eau de Balaruc* : l'animal
paraît momentanément restauré. Pendant ce temps on lave
dans l'eau de Balaruc les globules du sang des deux saignées
qu'on a rendu incoagulable par addition de citrate de soude.

Les globules lavés sont mis en suspension dans l'eau de Balaruc
oxygénée sous un volume total de 90 cc. *On saigne alors l'animal
de* **40** *cc. encore*, et on lui transfuse immédiatement, par la jugulaire, *les 90 cc. d'émulsion globulaire.*

L'effet restaurateur est excellent. L'animal n'est que peu
affaissé après la transfusion et quelques heures plus tard offre
absolument l'aspect d'un animal normal et mange avec appétit.
Les jours suivants, l'urine ne présente rien d'anormal et l'animal
continue à aller très bien.

Quatre jours après cette transfusion, on compte 4.970.000
globules rouges.

Le lendemain, globules rouges : 4.550.000.

3me jour.   Glob. rouges : 4.980.000

4me — .   —   5.200.000   Poids de l'animal : 2 k. 380

8me — .   —   5.470.000

12me — .   —   5.880.000   Poids de l'animal : 2 k. 410

15me — .   —   6.050.000

L'animal est utilisé, trois semaines plus tard, pour d'autres expériences. On lui fait notamment *une saignée de 75 cc.*, suivie de *la transfusion de 150 cc. d'eau de Wiesbaden-Kochbrunnen* (1) *oxygénée* qui le restaure très bien. Pendant les 12 jours suivants, il reçoit encore dans les veines 100 cc. de la même eau tous les deux jours, sans manifester aucun trouble spécial.

---

(1) Analyse de *l'eau de Wiesbaden-Kochbrunnen*, pour 1000 parties d'eau :

Chlorure de sodium	6,8268
— de potassium	0,1840
— d'ammonium	0,0187
— de calcium	0,6261
— de lithium	0,0227
Iodure de sodium	0,00002
Bromure de sodium	0,0043
Bicarbonate de chaux	0,3588
— de magnésium	0,2626
— de fer	0,0095
— de manganèse	0,0017
Sulfate de chaux	0,0684
— de strontium	0,0262
— de baryum	0,0011
Phosphate de chaux	0,00004
Arséniate de chaux	0,0002
Acide borique	0,0027
Nitrate de soude	0,0025
Silice	0,0660
Acide carbonique libre	0,3088
Total	8,7912

Expérience LVII

Auto-transfusion de globules lavés dans l'eau de Salins, chez le lapin.

Lapin de 2 kilog. 510.

Globules rouges : 4.980.000.

Première saignée de **75** cc., suivie de transfusion de 75 cc. *d'eau de Salins isotonique et oxygénée.*

Une heure et demie après, deuxième saignée de **70** cc. suivie de transfusion *de 70 cc. de la même eau.* L'animal est assez bien restauré. Le sang des deux saignées, qui avait été additionné de citrate de soude, est lavé comme d'habitude à l'eau de Salins isotonique et oxygénée et l'émulsion totale dans cette eau représente finalement un volume de 110 cc.

Une heure après la seconde saignée, on en fait une troisième, de **45** cc., suivie immédiatement de la transfusion de cette émulsion globulaire.

A la suite de cette transfusion, l'animal se ranime peu à peu et six heures après la restauration est évidente. La numération des globules rouges donne à ce moment 3.970.000.

Le lendemain, l'animal mange bien et ne paraît pas faible. L'urine est normale, de même que pour les jours suivants.

4me jour. Glob. rouges : 4.200.000 Poids de l'animal : 2 k. 480

6me —   —   4.570.000

9me —   —   5.420.000 Poids de l'animal : 2 k. 550

(Suite de la note précédente.)

Traces de rubidium, de cœsium, de titane, d'hydrogène sulfuré.

(In ALBU u. NEUBERG. Physiologie u. Pathologie des Mineralstoffwechsels, nebst Tabellen über die Mineralstoffzusammensetzung .... der Mineralbrunnen und-Bader. *Berlin, Julius Springer*, 1906.)

15me jour. Glob. rouges : 5.870.000

19me —   —   5.740.000   Poids de l'animal : 2 k. 640

L'animal, en excellent état, est alors utilisé pour d'autres expériences.

Expérience LVIII

Auto-transfusion de globules lavés dans l'eau de Hombourg-Elisabethenbrunnen, chez le lapin.

Lapin de 3 kilog. 150.

Globules rouges : 5.120.000.

Première saignée de **85** cc., suivie de transfusion d'une quantité égale *d'eau de Hombourg-Elisabethenbrunnen isotonique* et soumise à une oxygénation à bulles fines pendant 1 heure 20.

Demi-heure après, deuxième saignée de **80** cc., suivie de la *transfusion de* 90 cc. *de la même eau.*

Lavage des globules du sang défibriné des deux saignées dans la même eau et, 1 heure 15 plus tard, nouvelle saignée de **50** cc. suivie immédiatement de la *transfusion de* 120 *cc. d'émulsion globulaire* représentant la totalité des globules des deux premières saignées, en *suspension dans l'eau de Hombourg.*

L'effet restaurateur est immédiat. L'animal paraît même très vif.

Globules rouges 1 heure après la transfusion : 4.520.000.

3me jour. Glob. rouges : 4.240.000

5me — .   —   5.250.000   Poids de l'animal : 3 k. 110

7me — .   —   5.380.000

9me — .   —   5.850.000   Poids de l'animal : 3 k. 270

12me — .   —   5.720.000   —   —   3 k. 280

Pendant tout ce temps, l'urine n'a cessé d'être normale.

Cet animal est utilisé alors pour des expériences d'injections massives d'eaux minérales et reçoit dans les veines, 20 jours après sa saignée-transfusion, 200 cc. d'eau d'Uriage qu'il supporte très bien.

|*Expérience LIX*

Iso-transfusion de globules lavés dans l'eau de Hombourg-Kaiserbrunnen, chez le lapin.

Lapin de 2 kilog. 600.

Globules rouges : 4.970.000.

Première saignée de **80** cc., suivie d'une égale transfusion *d'eau de Hombourg-Kaiserbrunnen* isotonique et oxygénée comme précédemment.

Une heure plus tard, deuxième saignée de **70** cc. (convulsions agoniques, disparition du réflexe cornéen). Immédiatement *transfusion de 120 cc. d'une émulsion de globules de lapin lavés dans l'eau de Hombourg-Kaiserbrunnen* isotonique et oxygénée et mis en suspension dans cette eau ; cette quantité de globules correspond exactement à 120 cc. de sang provenant de saignées de deux autres lapins. Effet restaurateur immédiatement excellent.

, Globules rouges, 2 heures après la transfusion : 4.170.000.

Les jours suivants les urines sont normales, et l'animal reste en excellent état.

4me jour. Glob. rouges : 4.850.000		Poids de l'animal : 2 k. 545
6me — . — 4.720.000		
8me — . — 5.400.000		
10me — . — 5.150.000		Poids de l'animal : 2 k. 600

Quinze jours plus tard, l'animal sert à d'autres expériences.

Expérience LX

Iso-transfusion de globules lavés dans l'eau de Kreuznach-Elisabethquelle, chez le lapin.

Lapin de 2 kilog. 400.

Globules rouges : 5,860.000.

Saignée unique de **105** cc.; convulsions, syncope respiratoire, disparition du réflexe cornéen. Transfusion immédiate de 120 cc. d'une *émulsion de globules de lapin lavés dans l'eau de Kreuznach-Elisabethquelle* isotonique et oxygénée et en suspension dans cette même eau. Les 120 cc. d'émulsion correspondent à 100 cc. de sang défibriné provenant de saignées faites à un autre lapin. L'effet restaurateur est excellent et, de suite après avoir été détaché, l'animal mange.

La numération globulaire, faite 2 heures après la transfusion, donne 4.900.000 globules rouges.

Pendant les jours qui suivent, urines normales et animal en parfait état.

3me jour. Glob. rouges : 5.220.000		
5me — . — 5.340.000		
7me — . — 5.950.000	Poids de l'animal : 2 k. 410
9me — . — 4.990.000	
11me — . — 5.640.000	Poids de l'animal : 2 k. 400
16me — . — 5.870.000	— — 2 k. 475

Expérience LXI
(Chien 16)

Auto-transfusion de globules lavés dans l'eau de Kreuznach-Victoriaquelle, chez le chien

Chien de 15 kilog.

Globules rouges : 6.020.000.

Première saignée de **600** cc., suivie immédiatement de la *transfusion d'une égale quantité d'eau de Kreuznach-Victoriaquelle* isotonique, oxygénée comme d'habitude.

Une heure et demie après, deuxième saignée de **300** cc., suivie immédiatement de la *transfusion d'une égale quantité de la même eau.*

Le sang de chaque saignée est défibriné, les globules lavés et mis en suspension dans la même eau; on obtient ainsi en tout 800 cc. *d'émulsion globulaire qu'on transfuse au chien après lui avoir fait une nouvelle saignée de* **250** cc., 1 heure 1/2 après la seconde.

L'effet restaurateur est parfait : l'animal, détaché, qui avait été en imminence de mort après la seconde saignée, se tient très bien sur ses pattes, va et vient et a tout à fait l'aspect d'un chien normal.

. Deux heures après la dernière transfusion, on compte 4.980.000 globules rouges.

Le lendemain l'animal a uriné 400 cc. d'urine claire, absolument normale. Pendant les huit jours qui suivent, on recueille l'urine de chaque période de 24 heures sans jamais remarquer quoi que ce soit d'anormal. L'animal est parfaitement rétabli et mange avec appétit.

Au 3me jour on trouve 5.800.00 globules rouges et 13,8 p. 100 d'hémoglobine. Poids de l'animal : 14 kil. 500.

4me jour. Glob. rouges : 5.650.000

6me   —.   —   6.220.000

8me   —.   —   6.170.000

11me   —.   —   6.280.000   Poids de l'animal : 15 kil.

13me   —.   —   6.320.000   Hémoglobine : 14,2 p. 100

21me   —.   —   6.470.000   Poids de l'animal : 15 kil.

A cette époque, le chien est *saigné à nouveau de* **500** *cc. et transfusé de* **700** *cc. d'eau de Nauheim-Karlsbrunnen* (1), dont on a simplement chassé l'excès de gaz carbonique par oxygénation. La rénovation globulaire se fait comme nous l'avons vu à propos des expériences de ce genre.

------

(1) Analyse de *l'eau de Nauheim, source Karlsbrunnen,* pour 1000 parties :

Chlorure de sodium	9,8600
— de potassium	0,0726
— d'ammonium	0,0113
— de magnésium	0,2040
— de calcium	1,0575
— de lithium	0,0033
Bromure de magnésium	0,0014
Iodure de magnésium	traces
Sulfate de calcium	0,2277
Sulfate de baryum et de strontium	0,0087
Bicarbonate de calcium	0,9515
— de fer	0,0147
— de zinc	traces
Phosphate de fer	0,0002
Bicarbonate de manganèse	traces
Arséniate de fer	traces
Silice	0,0087
Acide carbonique libre	1,424
Total	12,4183

(In ALBU u. NEUBERG, *loc. cit.*)

Expérience LXII

(Chien 10)

Iso-transfusion de globules lavés dans l'eau de Salins-Moutiers, chez le chien.

Chien de 9 kilog. 500.

Globules rouges : 6.220.000.

Saignée *lente*, (par ponction de la carotide avec une aiguille de Tuffier) de **560** cc., suivie immédiatement de la *transfusion de 600 cc. d'une émulsion de globules de chien lavés dans l'eau de Salins-Moutiers (Grande Source)* isotonique et oxygénée et mis en suspension dans la même eau. Ces 600 cc. correspondent à 500 cc. de sang de chien. L'animal est très bien restauré et ne présente pas la moindre dyspnée.

Une heure après la transfusion, on compte 5.150.000 globules.

Le lendemain et les jours qui suivent, l'animal reste en excellent état; les urines sont normales (un peu claires).

3me jour. Glob. rouges : 4.870.000

6me — .	—	5.280.000	Poids de l'animal : 9 kil.
8me — .	—	5.840.000	Hémoglobine 13,5 p. 100
10me — .	—	6.200.000	
16me — .	—	6.040.000	Hémoglobine 14 p. 100

Poids de l'animal : 9 kilog. 500 (fort).

Le chien sert, à partir de ce moment à des injections massives d'eaux de deux sources *Salztrinkquelle* et *Alte Badequelle de Pyrmont* (1) (jusqu'à 700 cc. en 15 minutes), qu'il supporte très bien.

---

(1) Analyse de l'eau des sources *Salztrinkquelle* et *Alte Badequelle de Pyrmont*, pour 1000 parties :

Auto- et iso-transfusions répétées
de globules lavés dans les eaux minérales, chez le lapin et le chien.

Ces mêmes expériences de transfusion de globules lavés et en suspension dans diverses eaux minérales peuvent être répétées plusieurs fois chez le même animal sans qu'aucun trouble spécial ou effet nocif des eaux minérales sur les globules se manifeste. J'ai répété jusqu'à 4 fois chez le lapin ces transfusions de globules dans les eaux minérales et, après chaque transfusion, les résultats ont été absolument analogues à ceux qui avaient suivi la transfusion initiale.

Je rapporte seulement le résumé de quelques expériences à ce sujet.

(Suite de la note précédente.)

	Salztrinkquelle	Alte Badequelle
Chlorure de sodium	7,0575	9,5366
— de lithium	0,0062	0,0008
— de magnésium	———	0,5879
Sulfate de soude	0,1205	———
— de potassium	0,0017	0,0014
— de calcium	0,7796	2,5935
— de magnésium	0,9929	0,3081
Bicarbonate de calcium	1,7166	1,1906
— de manganèse	0,0207	0,0126
Silice	0,0046	0,0055
Alumine	0,0002	0,0003

(In ALBU u. NEUBERG. *Loc. cit.*)

Expérience LXIII

Auto-transfusions répétées de globules
lavés dans l'eau de Briscous-Biarritz, chez le lapin.

Lapin de 3 kil. 150.

Globules rouges : 5.420.000.

Première saignée de **98** cc., suivie de la *transfusion de la même quantité d'eau de Briscous-Biarritz* isotonique.

Trois quarts d'heure après, nouvelle saignée de **85** cc., suivie immédiatement dé la *transfusion de 90 cc. de la même eau.*

Le sang de chaque saignée est défibriné et les globules, lavés et mis en suspension dans la même eau, préalablement oxygénée. On obtient ainsi 130 cc. *d'émulsion globulaire qu'on transfuse au lapin après lui avoir fait à nouveau une saignée de* **50** *cc.* L'animal se trouve bien restauré.

Après la transfusion, on compte 4.150.000 globules rouges.

Le lendemain, globules rouges : 4.080.000.

3me jour . Glob. rouges : 4.520.000

5me — .   —   4.870.000   Poids de l'animal : 3 k. 110

8me — .   —   4.840.000

11me — .   —   5.270.000

15me — .   —   5.740.000   Poids de l'animal : 3 k. 220

On fait alors à l'animal, comme précédemment, une double saignée, la première de **95** cc., la seconde de **87** cc., suivies chacune immédiatement de la *transfusion, par la jugulaire, des mêmes quantités correspondantes d'eau de Briscous.*

Une heure après la seconde saignée, on retire encore à l'animal **60** cc. de sang et on transfuse, sous forme de 120 *cc. d'émulsion* *globulaire* dans la même eau les globules lavés des deux premières saignées. Le résultat est le même que précédemment.

Deux heures après cette transfusion, le nombre des globules rouges est de 4.125.000.

Le lendemain, globules rouges : 4.000.000.

3me jour. Glob. rouges : 3.990.000

5me —.   —   4.870.000

8me —.   —   5.250.000   Poids de l'animal : 3 k. 120

10me —.   —   5.120.000

12me —.   —   5.460.00   Poids de l'animal : 3 k. 200

Une *troisième saignée-transfusion*, faite exactement dans les mêmes conditions quinze jours plus tard, donne encore les mêmes résultats : 3 jours après la saignée, le nombre des globules rouges est de 4.150.000 et huit jours plus tard il est de 5.540.000. L'animal pèse alors 3 kilog. 335.

Expérience LVIV

Auto-transfusions répétées de globules lavés dans l'eau de Rheinfelden, chez le lapin.

Lapin de 3 kilog. 250.

Globules rouges : 4.970.000.

Subit deux saignées successives de **95** cc. et **86** cc., suivies chacune de la *transfusion des mêmes quantités correspondantes d'eau de Rheinfelden isotonique* (1) .

---

(1) *L'eau de Rheinfelden*, d'après une analyse de Treadwell en 1898, a la composition suivante, exprimée pour 1000 grammes :

Chlorure de sodium 252,0734

— de potassium 0,0438

On lave les globules comme d'habitude et on les met en suspension dans cette eau. On fait à l'animal une troisième saignée de 55 cc. et on lui transfuse, par la jugulaire, *l'émulsion de globules correspondant aux deux saignées primitives*, sous un volume de 150 cc. L'animal reste un peu somnolent après la transfusion, puis prend peu à peu un aspect normal.

Globules rouges 2 heures après la transfusion : 4.110.000.

Les jours suivants, rien d'anormal. Urines claires.

3me jour. Glob. rouges : 3.850.000
6me — . — 4.420.000
8me — . — 4.570.000 Poids de l'animal : 3 k. 240
10me — . — 4.230.000
12me — . — 4.890.000

Au quinzième jour, l'animal subit *deux autres saignées* dans des conditions identiques aux premières, suivies également de *transfusion de ses propres globules lavés en suspension dans l'eau de Rheinfelden* isotonique oxygénée.

(Suite de la note précédente)

Chlorure de lithium	0,0048
— d'ammonium	0,0029
— d'aluminium	0,0044
Sulfate de soude	0,5040
Silicate de soude	0,0156
Borate de soude	0,0538
Bromure de magnésium	0,0058
Sulfate de magnésium	0,4624
Carbonate de calcium	0,2273
Sulfate de calcium	3,9131
Sulfate de strontium	0,0466
Carbonate ferreux	0,0027
TOTAL	257,3606

Des numérations globulaires faites dans les jours qui suivent donnent des résultats analogues à ceux qui viennent d'être indiqués. Au onzième jour après la transfusion, les globules atteignent le chiffre de 5.250.000, avec 13,5 p. 100 d'hémoglobine et l'animal pèse alors 3 kil. 310.

Expérience LXV

Auto-transfusions répétées de globules lavés dans l'eau de Kissingen-Schœnbornsprudel, chez le lapin.

Lapin 2 kilog. 810.

Globules rouges : 5,150.000.

Subit deux saignées successives de **42** cc. et **95** cc., suivies chacune de la *transfusion des mêmes quantités correspondantes d'eau de Kissingen-Schœnbornsprudel* (1) isotonique et oxygénée.

(1) Les eaux des diverses sources de *Kissingen* que j'ai utilisées ont, d'après J. v. Liebig, la composition suivante, exprimée par litre :

	Salinensprudel	Schœnbornsprudel	Racozyquelle
Chlorure de sodium	11,7972	9,3800	5,82205
— de potassium	—	—	0,28690
— de lithium	0,0274	0,0249	0,02002
— d'ammonium	0,0270	0,0276	—
— de magnésium	0,7434	0,1891	0,30379
Bromure de sodium	—	—	0,00838
— de magnésium	0,0100	0,0097	—
Sulfate de potasse	0,5911	0,3726	—
— de chaux	1,0064	0,3932	0,38937
— de magnésie	0,7044	1,0828	0,58839
Carbonate de calcium	1,5605	1,4460	1,06096
— de magnésium	0,1239	0,0746	0,01704
— de fer	0,0439	0,0250	0,03158
— de manganèse	traces	0,0019	traces

Les globules du sang défibriné de ces deux saignées sont lavés et mis en suspension dans cette eau. On les réinjecte alors à l'animal après lui avoir retiré encore **45** cc. de sang. L'effet restaurateur se manifeste immédiatement; demi-heure après la transfusion, on trouve 4.125.000 globules rouges.

Les jours suivants, l'animal continue à se bien porter et augmente de poids.

4me jour. Glob. rouges : 4.920.000

8me — . — 5.050.000 Poids de l'animal : 2 k. 840

11me — . — 5.370.000

13me — . — 5.850.000

15me — . — 5.420.000 Poids de l'animal : 2 k. 870.

On répète alors la *même saignée-transfusion*, dans les mêmes conditions.

Après la transfusion le nombre des globules rouges est de 4.300.000. Au 8me jour, il est de 4.910.000 et l'animal pèse 2 kil. 900. Au 12me jour, il est de 6.020.000 et a donc dépassé même le chiffre initial. L'animal pèse alors 2 kilog. 930.

La même expérience répétée enfin *une troisième fois* onze jours plus tard est suivie du même succès. Le maintien du taux globulaire persiste dans les mêmes limites : au huitième jour après cette dernière saignée-transfusion, le nombre des globules est de 6.470.000 avec 14,2 p. 100 d'hémoglobine et l'animal pèse 2 kil. 995.

(*Suite de la note précédente.*)

Nitrate de soude...................... .	—	—	0,00931
Phosphate de chaux.....................	traces	traces	0,00561
Acide silicique........................	0,0140	0,0138	0,01290
TOTAUX.......	16,6492	13,0412	8,55630
Acide carbonique libre	1 g. 8896	1,6315	1,9113

Auto-et iso-transfusions de globules lavés
dans les eaux minérales
et conservés plus ou moins longtemps à la glacière.

Les eaux minérales étudiées ne sont pas seulement capables d'entretenir la vie des globules rouges hors du corps pendant le court laps de temps nécessaire à leur lavage. Elles peuvent aussi maintenir la vitalité de ces éléments pendant beaucoup plus longtemps encore si l'on a soin de conserver les émulsions globulaires à basse température, *à la glacière*, en vue de diminuer les échanges nutritifs des globules, passés ainsi en quelque sorte à l'état de vie ralentie.

On observe ici des phénomènes de même nature que ceux dont nous avons parlé à propos de la persistance des l'irritabilité à basse température des organes contractiles, tels que l'intestin, l'œsophage, etc.

J'ai pu ainsi conserver pendant plusieurs jours à la glacière dans les eaux minérales que nous venons d'étudier, isotoniques et oxygénées, des globules lavés de lapin et de chien sans qu'ils perdent la propriété de restaurer parfaitement les animaux soumis à de copieuses saignées lorsqu'on ramène ces émulsions globulaires à la température du corps et qu'on les injecte dans les vaisseaux. Les chiens et les lapins saignés ne présentent pas d'hémoglobinurie, ni de signes de destruction globulaire notable et rapide après ces transfusions. Le maximum de survie des globules que j'aie pu obtenir dans ces conditions a été, chez le lapin, de **11 jours** après la saignée de l'animal dont ils provenaient : ces chiffres dépassent donc la durée de survie que nous avons observée pour des organes complexes tels que l'intestin et l'œsophage, ce qui n'est pas étonnant si l'on songe que la nutrition d'éléments cellulaires simples doit être beaucoupmoins exigeante que celle des systèmes organiques beaucoup plus compliqués faits de tissus multiples et d'éléments très différenciés, tels que des fibres musculaires et même des ganglions nerveux.

Cependant ces durées de 11 jours sont exceptionnelles; les globules, d'ailleurs, qui ont subi un séjour si prolongé à la glacière présentent un commencement de laquage, mais si celui-ci est peu important, ils sont encore aptes à restaurer l'animal après une saignée importante et ne produisent pas d'hémoglobinurie.

Dans mes expériences, les globules lavés dans les eaux minérales étaient conservés à la glacière soit dans ces eaux minérales sans addition de sérum sanguin, soit dans ces mêmes eaux additionnées d'une proportion plus ou moins élevée de sérum sanguin.

Je cite seulement quelques protocoles d'expérience.

Expérience LXVI

Auto-tranfusion, chez le lapin, de globules lavés dans l'eau de Balaruc et conservés pendant quatre jours à la glacière dans cette eau

Lapin de 2 kil. 980.

Globules rouges : 6.270.000.

Saignée lente, par la carotide, de **106** cc. suivie de la transfusion immédiate de 150 *cc. d'eau de Balaruc en nature.* L'animal est momentanément bien restauré, mais au bout de demi-heure il est roulé en boule, abattu, somnolent et dyspnéique.On lui transfuse alors 60 *cc. d'eau de Balaruc.*

Au bout de deux heures,il est moins affaissé et respire mieux. La numération des globules rouges donne alors le chiffre de 2.040.000.

Le sang de la saignée a été défibriné; on le laisse dans l'eau de Balaruc oxygénée et on conserve les globules lavés en suspension dans la même eau, à la glacière.

Le lendemain, globules rouges : 1.990.000.

Trois jours après la saignée, globules rouges : 2.300.000.

Quatre jours après la saignée, globules rouges : 2.520.000. Poids de l'animal : 2 kil. 750.

On fait alors au lapin, par la fémorale, une autre saignée de **82** cc. (convulsions, arrêt respiratoire, disparition du réflexe cornéen).

Immédiatement on *lui transfuse, par la jugulaire, les globules de sa première saignée, ayant séjourné quatre jours à la glacière,* après les avoir progressivement réchauffés au bain-marie, jusqu'à 36°. Le volume total de cette émulsion globulaire est de 100 cc. L'animal, délié, paraît de suite bien restauré.

Une numération faite demi-heure après la transfusion donne 4.880.000 globules rouges.

Le lendemain, l'animal va bien et mange avec appétit. Globules rouges: 3.790.0001.— 10 cc. d'urine claire,non hémoglobinurique. L'animal continue à aller très bien pendant les jours qui suivent et on ne remarque à aucun moment d'hémoglobinurie.

Le 3me jour après la transfusion, globules rouges : 4.850.000.

4me jour. Globules rouges : 4.920.000.

19

Poids de l'animal : 2 kil. 720.

5ᵐᵉ jour.	Glob. rouges :	4.710.000	
8ᵐᵉ — .	—	4.580.000	
10ᵐᵉ — .	—	5.170.000	Poids de l'animal : 2 k. 860
13ᵐᵉ — .	—	5.220.000	
15ᵐᵉ — .	—	5.110.000	Poids de l'animal : 2 k. 940
20ᵐᵉ — .	—	5.360.000	— — 2 k. 995

Un mois après environ, on constate que l'animal a encore augmenté de poids et ne présente rien d'anormal.

Expérience LXVII

Auto-transfusion, chez le lapin, de globules lavés dans l'eau de Salins-Moutiers et conservés pendant six jours à la glacière dans cette eau

Lapin de 3 kil. 250.

Globules rouges : 5.220.000.

Première saignée, par la carotide, de **80** cc. suivie de la *transfusion d'une égale quantité d'eau de Salins-Moutiers (Grande Source)* isotonique.

Une heure plus tard, nouvelle saignée de **70** cc., suivie de la *transfusion de 110 cc. de la même eau.* L'animal est assez bien restauré, se tient bien sur ses pattes, et deux heures plus tard mange. Globules rouges : 3.050.000.

Le sang de chaque saignée est défibriné et les globules lavés dans l'eau de Salins-Moutiers. isotonique et oxygénée. On les conserve, dans le même milieu, pendant six jours à la glacière pour les transfuser de nouveau à l'animal.

Six jours après les deux premières saignées, on retire encore à l'animal **80** cc. de sang et on lui *transfuse immédiatement la totalité de l'émulsion globulaire conservée* (120 cc.).

Avant cette transfusion, on comptait 3.870.000 globules rouges. Après la transfusion, une numération donne le chiffre de 5.010.000. L'animal paraît bien restauré; les jours suivants il mange bien et ne présente pas trace d'hémoglobinurie.

Le 3me jour après cette transfusion, on compte 4.870.000 globules rouges.

5me jour. Glob. rouges : 4.980.000
6me —. — 4.820.000 Poids de l'animal : 3 k. 145
8me —. — 4.910.000
9me —. — 5.200.000
12me —. — 4.870.000
15me —. — 5.340.000 Poids de l'animal : 3 k. 270
20me —. — 5.170.000

L'animal pèse 3 kil. 285 et sert un mois plus tard à d'autres expériences.

Expérience LXVIII

<u>Auto</u>-transfusion, chez le lapin, de globules lavés dans l'eau de <u>Hombourg-Elisabethenbrunnen</u> et conservés pendant sept jours à la glacière dans un mélange de cette eau eau et de sérum sanguin.

Lapin de 2 kilog. 870.

Globules rouges : 4.970.000.

Première saignée de **75** cc., suivie de la *transfusion d'une égale quantité d'eau de Hombourg-Elisabethenbrunnen* isotonique et oxygénée comme d'habitude.

Une heure et demie après, nouvelle saignée de **64** cc., suivie de la *transfusion de* 100 *cc. de la même eau.* Demi-heure après cette transfusion, globules rouges : 2.180.000.

Le sang de chaque saignée est défibriné et les globules lavés dans l'eau de Hombourg-Elisabethenbrunnen, modifiée comme il a été dit. Le culot de globules provenant de la dernière centrifugation est *émulsionné dans un mélange fait de* 60 *cc. de sérum sanguin provenant des deux premières saignées et de* 60 *cc. de la même eau de Hombourg que précédemment.* Cette émulsion globulaire est conservée sept jours à la glacière.

Le lendemain de la double saignée, on trouve chez l'animal 2.320.000 globules rouges. Il reste affaissé et mange très peu.

Le 3ᵐᵉ jour, globules rouges : 2.570.000. L'animal est peu vif. Mais les jours suivants il va de mieux en mieux et mange bien.

Sept jours après la saignée, on retire encore à l'animal 70 cc. de sang et on lui *transfuse immédiatement l'émulsion globulaire conservée* après avoir fait subir aux globules un nouveau lavage pour les dépouiller de leur sérum et les avoir mis finalement en suspension dans l'eau de Hombourg. L'émulsion est injectée à 36°. L'effet restaurateur est des plus nets : pendant la transfusion même, l'animal devient moins dyspnéique, les convulsions cessent. Le lapin, une fois délié, se tient bien sur ses pattes, n'est pas somnolent et paraît même assez vif.

Avant la saignée-transfusion, on comptait 3.280.000 globules rouges. Une heure après la saignée-transfusion, une numération donne 5.720.000.

Pendant les jours qui suivent, l'animal va bien, augmente de poids, et le taux des globules rouges ne subit passagèrement que de faibles diminutions. Pas d'hémoglobinurie (dans les urines observées chaque jour pendant une période de 13 jours).

Le lendemain de la transfusion, globules rouges : 4.360.000.

3me jour. Glob. rouges : 4.150.000

5me	— .	—	4.670.000	
7me	— .	—	4.520.000	
9me	— .	—	4.850.000	Poids de l'animal : 2 k. 780
11me	— .	—	4.920.000	
13me	— .	—	4.670.000	
16me	— .	—	4.980.000	Poids de l'animal : 2 k. 800
18me	— .	—	5.220.000	
21me	— .	—	5.040.000	Poids de l'animal : 2 k. 880
26me	— .	—	5.350.000	
31me	— .	—	5.250.000	

L'animal est en excellent état, il pèse 2 kilog. 910.

Auto-transfusions de globules lavés dans les eaux minérales, chez l'homme.

Dans toutes ces expériences d'auto- ou d'iso-transfusions de globules lavés, il se produit, pendant une période de temps plus ou moins longue après la transfusion, une *leucocytose* très marquée. Elle ne paraît cependant nullement spéciale à ces cas, car on l'observe aussi après les saignées ordinaires, après les saignées suivies de transfusions salines et même de simples injections de sérums artificiels. Aussi n'ai-je relaté que les chiffres se rapportant aux globules rouges, bien que, dans certaines expériences, j'aie aussi suivi les variations du taux des globules blancs.

(Une étude importante à greffer sur celle-ci serait celle qui aurait trait aux modifications de la richesse du sang en hématoblastes après les auto- ou les iso-transfusions de globules lavés. Elle permettrait peut-être de se faire une idée du temps pendant lequel les globules transfusés peuvent survivre en nature dans le sang circulant.)

Comme je l'ai dit plus haut, j'ai appliqué à la thérapeutique humaine l'auto-transfusion répétée de globules lavés dans quelques cas de toxémies de diverse nature. Je ne retiens, pour le sujet actuel, qu'un cas d'*intoxication urémique* chez un néphritique où ce mode d'auto-transfusion de globules lavés dans l'eau de Balaruc oxygénée et mis en suspension dans cette même eau amena la cessation de crises d'urémie très graves et enraya complètement l'état néphritique aigu. L'auto-transfusion fut répétée trois fois, à quelques jours d'intervalle, et on ne remarqua à aucun moment le moindre signe de destruction globulaire dans l'urine. L'albumine diminua beaucoup, la diurèse fut plus abondante, les symptômes d'urémie s'atténuèrent rapidement. L'effet thérapeutique fut d'ailleurs si net que le malade réclama de lui-même un troisième lavage du sang avant sa sortie de l'hôpital.

Chaque transfusion globulaire s'accompagne d'une petite réaction (frissons) avec ordinairement un peu de fièvre pendant quelques heures, ce qui est l'effet normal de l'eau minérale injectée.

Dans le cas présent, les transfusions furent faites de 2 à 5 heures environ après les saignées, le transport du sang de l'hôpital au laboratoire et réciproquement augmentant notablement le temps nécessité par le simple lavage des globules.

En vue de l'auto-transfusion répétée, la technique que j'ai employé chez ce malade a été la suivante. Le bandage avant la saignée étant fait, une veine de l'avant-bras est ponctionnée au moyen d'une grosse aiguille en platine. Après s'être assuré, par l'écoulement de quelques gouttes de sang, que l'aiguille est bien dans la veine, on la fixe à un tube de caoutchouc de petit calibre et à parois épaisses, d'une longueur de 30 cm. environ, relié lui-même à l'un des deux tubes coudés traversant un bouchon en caoutchouc qui ferme un ballon en verre épais contenant des perles pour défibriner le sang; le second tube qui traverse le bouchon porte dans sa lumière un tampon d'ouate fixe et est en relation avec un appareil aspirateur quelconque permettant de diminuer la pression dans le flacon et d'y faire arriver le sang plus rapidement. Lorsque la saignée atteint le volume voulu, marqué par un trait sur le ballon, on cesse l'aspiration, on enlève le bandage et on retire brusquement l'aiguille de la veine en même temps qu'on exerce une certaine compression sur elle avec un tampon d'ouate. On défibrine le sang, qui est alors prêt à subir le lavage.

Quand la saignée n'est pas très rapide, on est obligé de commencer la défibrination pendant la saignée elle-même, ce qui n'est pas difficile, le ballon étant relié à l'aiguille par un tube assez long.

On peut encore, au lieu de défibriner le sang, l'empêcher de coaguler par du citrate de soude.

Le sang défibriné est filtré d'abord sur coton de verre pour le séparer de la fibrine, puis sur filtre de papier pour retenir les fines particules de fibrine qui auraient pu rester. On lave alors les globules suivant la technique habituelle. (Au lieu de faire la filtration sur papier avant le lavage, on peut la faire après pour séparer les rares globules qui auraient par la suite pu s'agglomérer en amas.) Il ne reste plus qu'à réinjecter les globules en suspension dans l'eau minérale par simple ponction veineuse.

Toutes ces diverses opérations, depuis le début de la saignée, sont effectuées avec l'asepsie la plus rigoureuse.

Bien qu'une observation clinique paraisse devoir être rapportée plus logiquement au chapitre où il sera question des essais thérapeutiques, je cite néanmoins ici l'observation résumée d'auto-transfusion, car elle est particulièrement indiquée pour parachever la démonstration du point qui nous intéresse en ce moment, la survie des globules dans les eaux minérales et leur réinjectabilité dans le sang après séjour dans ces milieux.

Observation I

Auto-transfusions répétées de globules lavés dans un cas d'urémie grave au cours d'une néphrite mixte par auto-intoxication, avec forte albuminurie, chez l'homme.

Homme 25 ans, boucher-charcutier, entre à l'Hôpital suburbain le 26 mars 1907, salle Combal, n° 1. M. Guiraud, interne du service, a recueilli les données suivantes :

Antécédents héréditaires sans importance; pas d'antécédents personnels pathologiques; ni alcoolisme, ni tabagisme. Régime carné habituel à peu près exclusif.

Depuis cinq ou six mois, le malade ressent de la céphalée bi-temporale et occipitale, tantôt le matin, tantôt le soir.

Depuis deux mois, troubles digestifs, nausées, vomissements à différentes heures de la journée, fétidité de l'haleine, sécheresse buccale. Crampes dans les mollets et soubresauts fréquents. Epistaxis de temps en temps. Troubles de la vue (mouches volantes, étoiles devant les yeux). Se lève deux ou trois fois la nuit pour uriner. Albumine dans l'urine en quantités variables. Pas d'œdème ni de crises d'étouffements, pas de toux ni d'expectoration.

Depuis un mois, ces symptômes se sont aggravés; en huit jours la vue a baissé rapidement et actuellement le malade ne peut pas lire.

Augmentation progressive de la céphalée, haleine devenue très fétide et vomissements très fréquents; la quantité d'albumine aurait atteint 8 grammes par litre. Un médecin de la ville, craignant un coma urémique, a déjà pratiqué une saignée de 400 cc.

Actuellement (28 mars), les divers symptômes passés en revue ne se sont que très légèrement atténués. Paupières enflées, facies bouffi et blafard. Le malade se plaint surtout d'une céphalée très violente et a l'haleine très fétide. Cœur hypertrophié surtout à gauche. A la pointe, le premier bruit est prolongé, parfois dédoublé; le second est claqué. En plein ventricule gauche, le premier bruit est soufflé. Pouls tendu, fort. Pas de signe de la temporale, pas de signes nets d'artério-sclérose.

Le fond des deux yeux est constellé de plaques étoilées et nacrées; quelques-unes sont au contraire de couleur rouge très sombre.

Réflexes exagérés. Insomnie très marquée, obnubilation intellectuelle avancée ; c'est habituellement la femme du malade qui répond pour lui.

Cinq grammes d'albumine dans l'urine par 24 heures : Urée = 16,5 ; chlorures = 1,95 (par 24 heures). Quantité d'urine = 970 cc.

30 mars. — L'état du malade est le même, malgré le régime lacté absolu auquel il est soumis depuis treize jours et malgré divers traitements d'emploi classique.

On fait alors, suivant la technique indiquée précédemment, une *auto-transfusion de globules lavés, avec les globules provenant de 600 cc. de sang retiré au malade par une veine du pli du coude.* La saignée est faite à 11 heures 30 du matin ; les globules du sang défibriné filtré sont *lavés à l'eau de Balaruc* oxygénée et transfusés au malade dans la même eau (600 cc. d'émulsion globulaire), à 4 heures 30 de l'après-midi.

Globules rouges avant la saignée : 4.840.000. Globules rouges une heure après la transfusion : 4.720.000.

Deux ou trois heures après la transfusion, le malade a éprouvé de la céphalée et un petit frisson et a eu, pendant une heure environ, une température (axillaire) de 37º8. Il a profondément dormi pendant la nuit qui a suivi et s'est senti beaucoup mieux le lendemain. L'obnubilation intellectuelle a beaucoup diminué. Il s'est fait une *diurèse* assez abondante (1800 cc. pendant les 24 heures qui ont suivi la transfusion). Pas *d'hémoglobine, ni d'urobiline, ni de pigments biliaires* dans l'urine. L'urine est claire et contient, pour 24 heures, 17 gr. d'urée, 5 gr. 5 de chlorures et 2 gr. 2 d'albumine. Le nombre des globules rouges est successivement de 4.970.000, 4.650.000 et 4.910.000.

Les jours qui suivent, le pouls n'est plus hypertendu, on

constate même un peu d'hypotension. On injecte 2 cc. d'huile camphrée au dixième et on fait prendre au malade une poudre alcaline et 3 gr. de bromure de strontium. — Un peu moins de 2 gr. d'albumine dans l'urine.

Le 3 avril, pouls petit et fréquent (112). Bruit de galop. L'obnubilation et la céphalée ont de nouveau beaucoup augmenté. 4 gr. d'albumine dans l'urine.

On fait une *nouvelle auto-transfusion de globules lavés, avec le sang d'une saignée de 750 cc.*, pratiquée à 11 heures 30 du matin. La saignée ayant été pratiquée rapidement, une très légère lipothymie se produit, mais l'injection sous-cutanée de 1 cc. d'éther et la position de Nélaton en ont vite raison. *Globules lavés à l'eau de Balaruc* et transfusés dans cette même eau (800 cc. d'émulsion en tout), à 2 heures de l'après-midi.

Deux heures après, céphalée et frissons; le soir, température axillaire = 38°. La nuit le malade dort bien et au réveil se sent beaucoup mieux. La céphalée a complètement disparu, pas du tout d'obnubilation intellectuelle. L'urine du lendemain ne contient que 1 gr. 40 d'albumine.

Globules rouges avant la saignée : 4.360.000. Globules rouges deux heures après la transfusion : 4.520.000.

Pendant les jours qui suivent, tous les symptômes rétrocèdent et l'intellectualité est redevenue absolument normale. Aucun signe dans l'urine de destruction globulaire.

Le 6 avril, 1 gr. 20 d'albumine par 24 heures.

Le 8 avril, l'amélioration s'est maintenue. L'albumine tombe à 0 gr. 50 par 24 heures. On note seulement quelques secousses dans les membres et des réflexes exagérés. L'état général est bon. Le facies est moins bouffi, les paupières moins enflées.

Des numérations de globules rouges faites pendant les jours qui ont suivi la seconde saignée-transfusion ont donné successivement les chiffres de 4.270.000, 4.540.000, 5.020.000, 4.880.000, 4.650.000, 5.120.000.

Le 18 avril, 0 gr. 15 d'albumine par 24 heures. L'amélioration s'étant parfaitement maintenue, on remplace le régime lacté absolu par un régime lacté mitigé de riz au lait et de purées sans sel.

Le 21 avril, l'état général est toujours satisfaisant. La vue est bonne, le malade peut facilement lire le journal.

28 avril, épistaxis à deux reprises, mais état général bon.

Le 12 mai, sur la demande du malade, on fait une troisième *auto-transfusion de·globules, sur les globules d'une saignée de 550 cc.*, toujours dans les mêmes conditions que précédemment. La transfusion est faite 3 heures après la saignée. Absolument aucun incident. Faible réaction après l'injection. Aucun signe, dans l'urine, de destruction globulaire pendant les jours qui suivent. Pas de chute du nombre des globules.

Cinq jours après la dernière auto-transfusion globulaire, on fait au malade une prise de sang de 25 cc. (par ponction veineuse du dos de la main). On sépare, par centrifugation, le sérum des globules, qu'on lave au sérum artificiel et l'on constate que ce sérum n'a sur ces globules ni action hémolytique ni action agglutinante, pas plus d'ailleurs que sur les globules d'autres individus. *Les transfusions globulaires successives n'ont donc pas provoqué de réaction hémotoxique (autohémotoxique ou isohémotoxique).*

Le 17 mai, le malade sort de l'hôpital en très bon état.

Un mois et demi après sa sortie, à la suite de *libations carnées copieuses*, auxquelles il s'est livré, malgré les proscriptions du médecin, il est pris d'un violent accès de coma urémique ; le malade étant alors à la montagne, dans un endroit privé de tout secours médical, ne peut suivre aucun traitement et meurt deux jours après, au moment où un médecin, mandé *in extremis*, venait pour pratiquer une saignée.

Cette observation (à part l'intérêt qu'elle présente au point de vue pathogénique, puisqu'il n'a été possible de déceler chez le malade aucune des causes habituelles de la néphrite — ni maladie infectieuse, ni intoxication exogène ni artério-sclérose — cette néphrite étant probablement attribuable à une auto-intoxication d'origine alimentaire) est particulièrement démonstrative au point de vue de l'innocuité d'abord, de l'effet thérapeutique ensuite, des auto-transfusions de globules lavés en suspension dans une eau minérale appropriée. Elle confirme bien les résultats de ces auto-transfusions chez l'animal et montre que les globules humains ne subissent aucune influence nocive dans ces conditions.

SURVIE ET REVIVISCENCE DES SPERMATOZOÏDES

Les spermatozoïdes m'ont paru des éléments très commodes pour étudier l'influence de liquides de composition diverse et en particulier des sérums artificiels et des eaux minérales envisagées comme tels. Ils présentent, même à la température ordinaire, des mouvements extrêmement intenses et qui durent pendant un nombre d'heures suffisant pour permettre de comparer entre elles les actions des divers milieux. De plus, en réalisant certaines conditions, on peut conserver leur vitalité hors du corps et hors de leurs voies normales pendant très longtemps, ainsi que je l'ai constaté et qu'on va le voir par les résultats des recherches qui suivent.

Je me suis servi, pour étudier sur eux l'action des eaux minérales, des *spermatozoïdes humains.*

Ces recherches peuvent se diviser en trois catégories : 1º étude des mouvements des spermatozoïdes dépouillés, par centrifugations et lavages successifs,de la partie liquide du sperme et mis en suspension dans des eaux minérales (spermatozoïdes que j'appellerai « *lavés* »); 2º étude des mouvements des spermatozoïdes dans le sperme additionné de plus ou moins grandes quantités d'eaux minérales; 3º étude des mouvements des spermatozoïdes dans les eaux minérales après un séjour plus ou moins long, à basse température, dans le sperme ou dans ces eaux.

MOUVEMENTS DES SPERMATOZOÏDES LAVÉS DANS LES EAUX MINÉRALES, L'EAU SALÉE OU L'EAU DE MER ISOTONIQUE

Les spermatozoïdes peuvent être lavés comme les globules : on met dans des éprouvettes à centrifugation de petites quantités de sperme additionnées de grandes quantités du liquide à étudier et on centrifuge; on obtient ainsi un culot blanc de spermatozoïdes qui, après décantation du liquide, sont remis en suspension dans un nouvel excès de ce liquide et centrifugés : on a alors finalement des spermatozoïdes qu'on peut émulsionner dans la solution à étudier et qui sont donc dans un milieu absolument dépourvu d'albumine. Si on veut les séparer des autres éléments solides qui peuvent se trouver dans le sperme, il suffit de les filtrer sur papier : le filtre en retient un certain nombre, mais si les pores ne sont pas trop étroits, la plus grande partie des spermatozoïdes passe à travers.

Ces spermatozoïdes ainsi lavés dans les eaux de *Balaruc*, *Nauheim* (*Karlsbrunnen*), *Kreuznach*, *Hombourg*, *Salins*, *Salins-Moutiers* et bien d'autres analogues, *isotoniques et débarrassées par oxygénation de l'acide* carbonique que certaines d'entre elles peuvent contenir en assez grandes quantités, et laissés en suspension dans ces mêmes eaux, présentent des mouvements ondulatoires intenses et rapides pendant plusieurs heures à la température du laboratoire.

Les mouvements des spermatozoïdes lavés dans l'*eau salée pure* à 9 p. 1000 et mis en suspension dans ce même liquide sont nettement moins intenses et surtout durent beaucoup moins longtemps; ils sont peu rapides, mous et les inflexions successives du filament caudal sont beaucoup moins marquées que dans le cas des eaux minérales citées.

Les eaux minérales peu chargées en acide carbonique peuvent être employées en nature sans oxygénation ou aération préalable : les mouvements des spermatozoïdes y présentent à peu près les mêmes caractères que dans les eaux soumises à l'oxygénation.

Il n'est pas nécessaire d'opérer sur des spermatozoïdes provenant de sperme récemment émis : *du sperme datant de 24 heures* et même de plusieurs jours, conservé à une température de 15° environ, peut servir aux mêmes expériences.

L'eau de mer se comporte de la même façon que les eaux minérales et est beaucoup plus apte à provoquer les mouvements que l'eau salée simple.

La supériorité des eaux minérales est due à leur *minéralisation complexe ;* mais dans celle-ci intervient pour une part sans doute prépondérante l'*action des sels de chaux* dont nous avons vu l'importance et la nécessité même pour la production des mouvements des organes à fibres lisses, nécessité qui se retrouve aussi probablement pour la réalisation de tout phénomène moteur même élémentaire.

Il est en effet facile de mettre en évidence l'*action du calcium sur les mouvements des spermatozoïdes* : il suffit de comparer ces mouvements sous l'influence de l'eau salée pure et sous l'influence de la même solution additionnée de petites quantités de chlorure de calcium (0 gr. 02 à 0 gr. 05 pour 1000). Ils sont beaucoup plus intenses et rapides dans le cas de cette dernière que dans le cas de l'eau salée pure et lorsqu'ils sont arrêtés dans celle-ci, on peut les faire réapparaître encore par addition d'une proportion convenable de chlorure de calcium.

Cette même action du calcium se démontre aussi en étudiant l'effet du citrate de soude qui inactive le métal, soit qu'on opère sur une solution physiologique additionnée de sel de calcium et citratée, soit qu'on opère simplement sur une eau minérale citratée; dans les deux cas, les mouvements des spermatozoïdes s'arrêtent et sont capables de renaître si l'on substitue au milieu citraté un milieu calcique dépourvu de citrate.

MOUVEMENTS DES SPERMATOZOÏDES DANS DES MÉLANGES DE SPERME ET DE PLUS OU MOINS GRANDES QUANTITÉS D'EAUX MINÉRALES

En diluant du sperme dans des proportions plus ou moins élevées d'eaux minérales ou de sérum artificiel, on arrive à avoir des spermatozoïdes en suspension dans des milieux très peu riches en albumine, c'est-à-dire soustraits en grande partie à l'action nutritive et conservatrice de leur milieu normal et on peut étudier, comme sur les spermatozoïdes lavés, leur survie dans ces liquides.

On peut constater alors les mêmes différences que nous venons de signaler pour les spermatozoïdes lavés entre l'eau salée pure et les eaux minérales en question ou l'eau de mer. Elles sont cependant moins nettement tranchées en raison de l'action utile des petites quantités de liquide spermatique qui sont mélangées aux solutions à étudier.

Malgré cela, l'action du calcium est assez importante pour qu'on puisse encore la mettre en évidence en opérant suivant cette technique : dans des mélanges respectifs de I goutte de sperme et de IV gouttes d'eau salée additionnée de 0 gr. 02 à 0 gr. 05 p. 100 de chlorure de calcium, on saisit très bien des différences dans l'intensité et la rapidité des mouvements des spermatozoïdes, qui sont beaucoup plus actifs en milieu calcique qu'en milieu dépourvu de calcium. Une heure après que ces mélanges sont faits par exemple, on ne constate plus aucun mouvement des spermatozoïdes dans l'eau salée pure, tandis qu'ils sont très nets dans l'eau salée, calcique. La netteté est plus grande encore si l'on chauffe légèrement les préparations : on observe alors des mouvements énergiques dans cette dernière solution, tandis que dans la première tous les spermatozoïdes restent absolument immobiles.

Les mêmes phénomènes peuvent se produire, comme précédemment, en utilisant du sperme datant déjà de plus de 24 heures.

Reviviscence des spermatozoïdes
dans les eaux minérales après conservation de plusieurs jours
à basse température.

Si l'on conserve à la glacière, à la température de 2 ou 3° des spermatozoïdes *lavés*, en suspension dans des *eaux minérales*, on observe, en les portant ensuite progressivement à une température de 17° à 20°, une *reprise de mouvements assez énergiques lorsque la durée de conservation n'a pas dépassé 10 à 15 heures*. Pour les spermatozoïdes conservés dans l'*eau de mer* isotonique, la durée de survie est analogue; mais elle est ordinairement plus petite pour ceux qu'on a conservés dans l'eau salée pure.

Quand la durée de conservation atteint 20 heures environ, il est impossible de ranimer les mouvements, même par la chaleur.

Il en est bien autrement si les *spermatozoïdes sont conservés à la glacière soit dans des mélanges de sperme et d'eaux minérales, soit dans du sperme pur* : la durée de survie est alors infiniment plus prolongée. Dans des mélanges à parties égales de sperme et d'eaux minérales, on peut voir

les mouvements des spermatozoïdes renaître, par chauffage, 5 *à* 6 *jours après l'émission du sperme,*et les mouvements
persistent si on dilue alors, à la température de l'observation (16 à 20°), le mélange spermatique dans des quantités
d'eau minérale cinq à dix fois plus élevées.

Dans le cas de la *conservation de sperme pur*, j'ai pu observer la reviviscence du spermatozoïde après **huit jours** de vie
latente; de plus, les mouvements ne se sont pas manifestés
seulement dans le sperme pur, mais aussi *dans des dilutions
assez élevées d'eaux minérales ou d'eau de mer isotoniques et
oxygénées* (à un vingtième de sperme par exemple), alors
que les dilutions à l'eau salée pure étaient très impropres à
les entretenir. Ces mouvements ne durent pas très longtemps
il est vrai (un quart d'heure à une heure) et ne se produisent
que pour un nombre très limité de spermatozoïdes, mais ils
n'en sont pas moins démonstratifs au point de vue de la
théorie des eaux minérales milieux vitaux qui s'appuie
encore ici sur des faits bien expressifs.

CONCLUSION GÉNÉRALE AU SUJET DES SÉRIES D'EXPÉRIENCES SUR LA DÉMONSTRATION DES EAUX MINÉRALES SÉRUMS ARTIFICIELS, MILIEUX VITAUX

L'idée générale qui ressort des diverses séries de
recherches qui viennent d'être exposées sur la survie et la
reviviscence des organes ou des éléments cellulaires isolés
dans les eaux minérales conduit facilement à la conception
de ces milieux comme sérums artificiels et liquides nutritifs
pour les éléments vivants.

Après les expériences d'injections massives ou répétées d'eaux minérales et de transfusions après les saignées, l'ensemble de celles qui concernent plus spécialement la survie des tissus ou des cellules dans ces solutions naturelles et le maintien de leurs propriétés fonctionnelles hors de l'organisme apporte une preuve d'une haute portée pour la démonstration que ces liquides, venus des couches profondes de la terre, loin d'avoir la moindre action toxique, réalisent au contraire d'excellents milieux et peuvent jouer le rôle de véritables plasmas pour les éléments anatomiques dont l'association harmonique constitue l'organisme individuel.

Toutes les eaux minérales ne réalisent certes pas le faisceau de conditions nécessaires pour qu'elles puissent être employées comme sérums artificiels et milieux vitaux. Mais la plupart d'entre elles peuvent facilement subir les modifications physiques ou chimiques (alcalinité, etc.) qui peuvent les rendre aptes à être utilisées à ce point de vue.

Leurs effets, je l'ai déjà fait remarquer, sont loin d'être sans lien commun avec ceux de l'eau de mer. Beaucoup d'eaux minérales sont en effet de *véritables eaux marines* et la plupart des nappes salines d'où elles naissent ne représentent, comme l'a brillamment démontré Dieulafait, que le *reliquat de mers anciennes isolées de la masse océanique.*

Certaines eaux minérales même sont bien plus intéressantes encore que l'eau de mer au point de vue de leur utilisation possible en tant que sérums artificiels et milieux vitaux, puisqu'elles n'ont même pas besoin d'être diluées par addition d'eau et *sourdent de la terre, à un état de stérilité parfaite, déjà isotoniques au milieu vital intercellulaire de l'homme.* Ce sont de vrais plasmas naturels directement injectables, du sein même des gisements d'où elles émanent, dans l'organisme lui-même, sans modification aucune (Balaruc, par exemple).

QUATRIEME PARTIE

QUELQUES EFFETS PHYSIOLOGIQUES DES EAUX MINÉRALES EN TANT QUE SÉRUMS ARTIFICIELS

QUATRIÈME PARTIE

QUELQUES EFFETS PHYSIOLOGIQUES
DES EAUX MINÉRALES
EN TANT QUE SÉRUMS ARTIFICIELS

Dans la *Troisième partie* de ce travail, il a déjà été question d'une façon assez détaillée de divers effets physiologiques des eaux minérales, notamment de certains d'entre eux, pour ne citer que les principaux, sur les phénomènes d'excrétion, sur le sang et l'hématopoïèse. Il n'y a donc lieu d'étudier ici de ces derniers que les points dont il n'a pas été fait mention. Parmi les autres effets physiologiques qui restent à examiner, je limiterai l'étude uniquement à ceux qui sont d'intérêt assez général. Nous aurons donc ainsi à passer en revue successivement l'ensemble des phénomènes réactionnels produits dans l'organisme sous l'influence des injections d'eaux minérales, l'action de ces eaux sur la coagulation du sang, sur la restauration générale et sur la rénovation globulaire après les saignées et comparativement avec l'action de l'eau salée, l'étude des modifications de la pression sanguine, de l'activité cardiaque et enfin des phénomènes d'excrétion et de nutrition sous l'influence de ces mêmes eaux en injections.

Dans l'étude des effets des diverses eaux minérales, pour la plupart d'entre eux du moins, il n'est pas possible, on le conçoit, de donner un schéma unique s'appliquant à toutes les eaux. Les différences de composition chimique et de propriétés physico-chimiques de ces eaux s'accompagnent aussi de différences d'effets physiologiques, de sorte que dans chacun des groupes d'effets qui seront étudiés nous ne retiendrons que ceux qui sont communs à la plupart d'entre elles, sans chercher, pour le moment, à mettre en évidence les particularités diverses d'action physiologique qui les différencient les unes des autres. La comparaison sera faite non pas entre les diverses eaux minérales, mais entre les eaux minérales prises globalement et le sérum artificiel ordinaire ou eau salée à 9 p. 1000, dans le but de vérifier ici encore, comme il a été fait plus haut dans plusieurs séries d'expériences, la supériorité de ces solutions salines naturelles à minéralisation complexe sur la simple solution chlorurée sodique.

Le parallèle détaillé des effets des divers groupes d'eaux minérales utilisées en tant que sérums artificiels devra faire le sujet d'études ultérieures, mais le sujet actuel se limite à montrer les différences d'action générale du sérum artificiel ordinaire et des eaux minérales employées dans les mêmes conditions que ce dernier.

Il était bien nécessaire de préciser le sens de ces recherches pour ne pas dissimuler le caractère schématique des conclusions auxquelles elles aboutissent et pour montrer l'orientation dans laquelle il sera logique de poursuivre celles qu'elles suscitent directement.

Les diverses eaux minérales que j'ai employées comme sérums artificiels s'accompagnent en effet de modifications physiologiques assez analogues à celles des sérums à minéralisation complexe. C'est dire que les modifications qu'elles produisent vis-à-vis des différentes fonctions de l'organisme sont en général plus marquées que celles qu'amène l'eau salée pure.

Comme pour les sérums complexes, j'ai utilisé, *suivant les cas*, les petites injections répétées, les injections massives, les injections prolongées à vitesse lente.

CHAPITRE PREMIER

PHÉNOMÈNES RÉACTIONNELS PRODUITS PAR LES INJECTIONS D'EAUX MINÉRALES

Phénomènes réactionnels consécutifs aux injections de *petites quantités*. — Phénomènes réactionnels consécutifs aux injections de *quantités plus élevées* et de quantités massives. — Influence de la *concentration moléculaire* des eaux minérales injectées sur les phénomènes réactionnels. — Réaction chez l'animal.

Les phénomènes généraux (poussée thermique, etc.) qui succèdent aux injections intra-tissulaires d'eaux minérales par les diverses voies (sous-cutanée, intra-musculaire ou intra-veineuse) traduisent, comme dans le cas des injections d'eau salée ordinaire, la réaction *normale* de l'organisme aux modifications humorales ainsi produites. Ils sont normaux. Ils sont *normaux*, sans nocuité aucune (du moins chez les individus normaux et chez l'immense majorité des malades) et ne peuvent en aucune façon être invoqués contre l'emploi des injections d'eaux minérales, pas plus qu'ils ne l'ont été contre celui des injections d'eau salée simple. Il n'est pas sans intérêt d'insister sur ce point, certains praticiens m'ayant objecté qu'on ne pouvait pas songer à faire entrer dans la thérapeutique courante « un agent qui donne de la fièvre » ! (Voilà bien encore l'empirisme de la médecine symptomatique dans toute sa force !)

Les phénomènes réactionnels varient d'ailleurs d'intensité

suivant certains facteurs, en particulier suivant les doses
d'eaux minérales injectées et la teneur saline de ces eaux.
Ils sont faibles (et même nuls dans certaines conditions)
lorsque les eaux sont injectées en petites quantités, c'est-
à-dire suivant le mode d'administration qui serait le plus
couramment employé dans l'utilisation des injections d'eaux
minérales en tant que moyen d'application d'une cure
thermale. Il en est de même pour les eaux assez hypotoniques et injectées en quantités même assez élevées.

Phénomènes réactionnels consécutifs aux injections de petites quantités d'eaux minérales

Au-dessous de 40 à 50 cc. les injections d'eaux minérales
ne produisent pas de phénomènes réactionnels immédiatement apparents; certaines même, peu chlorurées sodiques et surtout hypotoniques, peuvent être injectées
jusqu'à 100 cc. et même au-delà sans provoquer de réaction
thermique.

De 100 à 200 et 300 cc., les injections s'accompagnent
plus ou moins rapidement de frissons avec élévation thermique pouvant aller jusqu'à 39°. Mais c'est surtout au-delà
de 300 cc., de 400 à 600 cc. par exemple (et au-dessus),
que la réaction consécutive à l'injection est violente.

Phénomènes réactionnels consécutifs aux injections de quantités plus élevées et de quantités massives d'eaux minérales

Une injection de 400 à 600 cc. d'eau minérale isotonique

ou para-isotonique faite dans les muscles, sous la peau ou dans les veines, amène rapidement, au bout d'un quart d'heure à une heure, une violente réaction, caractérisée par des frissons, avec claquements de dents, de l'excitation motrice et quelquefois de l'excitation psychique (dans les maladies infectieuses), une forte *élévation de température* qui peut dépasser souvent 40° et atteindre même 41°, et des sueurs plus ou moins abondantes; cette poussée thermique, au bout d'une à deux heures en général. diminue progressivement, le pouls et la respiration qui s'étaient accélérés reviennent à la normale et les sueurs cessent le plus souvent quelques temps après. Le lendemain, l'individu éprouve souvent un peu de fatigue (dans les maladies infectieuses surtout); il s'est fait une diurèse assez abondante.

Le tableau, comme on le voit, est en somme très comparable à celui qui caractérise les injections de sérum physiologique ordinaire, il paraît seulement plus accentué, surtout pour certaines eaux légèrement hypertoniques, comme nous le verrons.

Dans le cas *d'injection intra-veineuse*, la période de frissons apparaît très rapidement (ordinairement en 30 minutes) et peut même débuter dès la fin de l'injection; dans le cas d'injection sous-cutanée, elle ne se manifeste souvent qu'au bout d'une à deux heures après l'injection et la température maxima est moins rapidement atteinte. Les frissons peuvent s'accompagner de soubresauts et *momentanément* de refroidissement des extrémités. C'est pendant cette période que, chez les malades, on peut constater de

.l'excitation motrice, caractérisée par de l'exagération des réflexes, de l'agitation, et même quelques mouvements tétaniformes. L'excitation motrice peut s'accompagner aussi d'excitation psychique plus ou moins marquée.

C'est progressivement que la période de chaleur fait suite à la période de froid ; l'individu sent des bouffées de chaleur, la peau peut être brûlante, la face devient vultueuse, la céphalée peut être assez intense. Les sueurs, après avoir débuté à la face, se généralisent à tout le corps et présentent un rapport de sens inverse avec l'intensité des autres sécrétions (urine, salive, etc.). A cette période, la respiration est accélérée et le pouls fréquent ; celui-ci devient énergique et vibrant s'il était petit et faible. C'est le moment du maximum de l'élévation thermique, qui ne dure ordinairement pas plus de une à deux heures.

La température diminue ensuite peu à peu et met de 3 à 5 heures pour revenir à la normale. La respiration et le pouls reprennent leurs caractères primitifs, le pouls restant cependant plus fort s'il était assez faible avant l'injection. Les sueurs peuvent s'arrêter assez rapidement ou au contraire ne diminuer que très progressivement lorsque la température est retombée à la normale. C'est à partir de cette période que la diurèse peut commencer à se produire avec intensité.

Dans certains cas, surtout dans les cas d'injections massives (au delà de 600 à 700 cc. par exemple), la poussée thermique se maintient plus longtemps, pendant 12 à 15 heures environ. Dans d'autres cas, une certaine hypotermie succède à la réaction, mais le double fait dont j'ai pu toujours me convaincre est que, 1° chez les individus normaux, 2° chez les malades chez lesquels les injections salines sont indiquées, ou, sans être spécialement indiquées ne sont pas contre-indiquées, je n'ai jamais constaté d'action nocive à la suite des injections même massives d'eaux minérales.

Influence de la concentration moléculaire des eaux minérales injectées sur les phénomènes réactionnels

J'ai déjà signalé tout à l'heure que les eaux hypotoniques provoquaient beaucoup moins facilement l'apparition des phénomènes réactionnels que les eaux isotoniques et surtout que les eaux hypertoniques. Ces différences s'expliquent par les quantités de substances salines injectées dans les trois cas. Il est facile de les mettre en évidence en pratiquant, sur le même individu, à des périodes suffisamment espacées, des injections de mêmes quantités d'eaux de concentrations moléculaires différentes.

Par exemple, chez un malade atteint de syphilis tertiaire précoce (avec gommes cutanées en diverses parties du corps), une première injection intra-musculaire de 400 cc. d'eau de **La Bourboule-Choussy-Perrière** filtrée sur bougie sous pression d'oxygène (donc dans des conditions d'asepsie absolument certaines) ne donna qu'une élévation thermique dont le maximum, **38°7**, ne fut atteint que 5 heures et demie après, après n'avoir provoqué que quelques frissons peu marqués; six jours plus tard, l'injection par la même voie de la même quantité d'eau de **Nauheim-**

Kurbrunnen (1) (assez douloureuse en raison de l'hypertonie), filtrée dans les mêmes conditions, s'accompagna d'une très violente réaction, caractérisée par une série de frissons répétés, une élévation de température allant jusqu'à **40°9** et se maintenant à ce chiffre pendant demi-heure, des sueurs abondantes et une diurèse copieuse; huit jours après, une injection identique d'eau de *Balaruc* (isotonique par elle-même) provoqua une réaction d'intensité moyenne, avec un maximum de température de **39°5** atteint 3 heures 1/4 après l'injection. Treize jours plus tard encore, une nouvelle injection d'eau de **Hombourg-Landgrafenbrunnen** (privée de l'excès de CO_2) donna une élévation

---

(1) L'analyse de *l'eau de Nauheim-Kurbrunnen* donne, pour 1000 parties d'eau, les résultats suivants :

Chlorure de sodium	15,4215
— de potassium	0,5270
— de magnésium	0,7387
— de calcium	1,0349
— de lithium	0,0267
— d'ammonium	0,0371
Bromure de magnésium	0,0063
Iodure de magnésium	traces
Sulfate de calcium	0,0238
Sulfates de baryum et strontium	0,0324
Phosphate de fer	0,0003
Bicarbonate de chaux	1,1461
Bicarbonate de fer	0,0262
Bicarbonate de zinc	0,0070
Bicarbonate de manganèse	0,0080
Arséniate de fer	0,0002
Silice	0,0186
Cœsium et rubidium	traces
CO_2 libre	1,9622

(In ALBU et NEUBERG, *loc. cit.*)

L'eau à injecter avait été préalablement privée de son excès d'acide carbonique.

21

de température de **40°6**. Cette observation, prise entre plusieurs autres de même ordre, me paraît bien mettre en évidence l'influence de l'état de tonicité des eaux minérales sur la facilité avec laquelle elles provoquent les phénomènes de réaction générale à la suite de leur injection dans l'organisme.

Modifications de température chez l'animal, à la suite des injections d'eaux minérales

Chez l'animal, les phènomènes de réaction générale rapidement apparents ont quelque analogie avec ceux qu'on observe chez l'homme, mais nécessitent pour se produire des doses d'eau minérale proportionnellement plus fortes que chez l'homme. Au cours des expériences d'injections prolongées et à vitesse lente, on a pu déjà remarquer les modifications thermiques notées aux diverses périodes de l'injection. Il n'est pas cependant nécessaire de faire des injections aussi abondantes pour observer des variations thermiques chez l'animal. Des injections de 100 à 200 cc. suffisent, chez le chien, à les faire apparaître. Les frissons peuvent être aussi observés.

***

La description donnée ci-dessus des phénomènes réactionnels qui suivent les injections d'eaux minérales est nécessairement très schématique. Des particularités diverses peuvent caractériser certaines eaux et les différencier, à ce point de vue, de plusieurs autres. Mais ce n'est point le lieu ici d'entrer dans les détails de ce genre, le présent travail n'ayant d'autre but que d'exposer dans ses grandes lignes les diverses faces du vaste problème des effets des eaux minérales en tant que sérums artificiels.

CHAPITRE II

ACTION DES INJECTIONS D'EAUX MINÉRALES SUR LE SANG ET LE SYSTÈME CIRCULATOIRE

Action hémostatique. Action hémostatique comparée de l'eau salée ordinaire et des eaux minérales en injections intra-veineuses. Valeur de l'action hémostatique par rapport à la quantité d'eau injectée. Mécanisme de l'action hémostatique.

Effets comparés des injections d'eau salée ordinaire et des injections d'eaux minérales sur la rénovation globulaire et sur la restauration, après les saignées. Expériences. Action des injections d'eaux minérales sur la *pression sanguine* et sur la *contraction cardiaque*

Sur le sang et le système circulatoire, les injections d'eaux minérales exercent des actions qui rappellent pour la plupart celles des sérums artificiels à minéralisation complexe, notamment vis-à vis de la coagulation, des globules, de la pression sanguine et de la contraction cardiaque. Il s'agit ici surtout des eaux qui sont par elles-mêmes assez minéralisées, c'est-à-dire isotoniques ou para isotoniques (un peu hypo- ou hypertoniques), et non des eaux très faiblement chargées en sels : on serait obligé, pour ramener ces dernières au voisinage de l'isotonie, de les additionner d'une telle quantité de chlorure de sodium que leur minéralisation ne serait plus très différente de celle du sérum artificiel ordinaire. Une exception cependant doit être faite pour les eaux peu minéralisées, mais

assez fortement ferrugineuses; une fois ramenées à l'isotonie, elles augmentent la coagulabilité du sang beaucoup
plus que ne le fait l'eau salée ordinaire.

Action hémostatique

On sait, depuis les travaux de HAYEM, FANEY, FOUR-
MEAUX, TUFFIER, que les simples injections d'eau salée
physiologique ont déjà une certaine valeur hémostatique.
« Des expériences que j'ai faites, écrit HAYEM, permettent
de considérer la transfusion comme un moyen de produire
l'hémostase, en augmentant la coagulabilité du sang sta-
gnant. Mais en même temps, elles font voir que le sang
complet est le moins actif de tous les liquides qui pourraient, dans ce but, être injectés dans les vaisseaux. On
pourrait donc, dans les cas où la coagulabilité du sang
paraîtrait plus effacée encore, se servir de sang défibriné
ou de sérum; peut-être réussirait-on parfaitement avec
la solution chlorurée sodique à 0,70 p. 100. »

FANEY, en 1896, signale que, dans certains cas cliniques
où on pratique une injection de sérum artificiel non pas à
la suite d'une hémorragie, mais pendant l'hémorragie
même, on voit l'écoulement du sang cesser peu de temps
après la transfusion.

FOURMEAUX, en 1897, relate des faits de même ordre et,
à la suite de diverses expériences assez démonstratives,
conclut nettement à l'action hémostatique du sérum artificiel.

TUFFIER, en 1907, relate deux cas d'hémophilie dans

lesquels l'emploi des injections de sérum artificiel ordinaire s'est montré très utile chez deux hémophiles, et donne une expérience montrant le pouvoir coagulant de ce sérum. Il place sur la jugulaire d'un chien une pince un peu serrée ou une ligature agissant de même; si après cinq minutes de pression il libère le vaisseau, la circulation se rétablit normalement. Mais si l'on a fait préalablement une injection de sérum artificiel à l'animal, on voit se produire un coagulum au niveau de la région qui a subi la ligature.

Ainsi que l'a fait FOURMEAUX pour le sérum artificiel, l'action hémostatique des injections d'eaux minérales peut s'étudier en recherchant leur effet sur l'hémorragie en nappe, produite, par exemple, par la section transversale d'un muscle. On peut faire les injections soit pendant que l'hémorragie se produit, soit préventivement en utilisant successivement deux muscles symétriques pour comparer deux hémorragies produites l'une avant l'injection, l'autre après cette injection. Au lieu de faire la comparaison sur les deux muscles symétriques d'un même animal, ce qui n'est pas toujours possible étant donnée la quantité de sang quelquefois abondante perdue par l'animal pendant la première saignée, on peut la faire aussi sur les muscles de deux animaux de même espèce et de même poids, mais la valeur des expériences est alors peut-être moins rigoureuse. Cependant lorsque celles-ci sont faites successivement sur le même animal, elles ne restent pas sans objections, la première saignée pouvant augmenter dans des proportions notables la coagulabilité du sang. Les expériences faites successivement sur le même animal ne sont valables que dans les cas où la première saignée n'a pas été trop abondante et n'a pas pu, en conséquence, amener de modification importante de coagulabilité. Néanmoins, en opérant sur un même animal et en laissant entre chaque saignée une période de temps suffisante (deux à trois semaines), toute objection est écartée.

Chez le lapin, *l'hémorragie en nappe produite par la section du grand fessier* s'arrête spontanément au bout de vingt minutes en moyenne (des pinces étant posées sur les artères de calibre suffisant) et l'animal est alors très affaibli et peut même succomber. Mais si, trois minutes après que l'hémorragie a commencé, on injecte dans les veines 10 à 25 cc. d'eau salée à 8 ou 9 p. 1000, on la voit 5 à 8 minutes plus tard diminuer et s'arrêter complètement : la quantité de sang perdue est beaucoup moins abondante et l'animal reste en bien meilleur état.

Si, au lieu d'eau salée simple, on injecte des mêmes quantités d'eaux minérales appropriées, et en particulier d'eaux minérales contenant une proportion élevée de sels de chaux, on constate les mêmes effets déjà de une minute à quatre minutes après l'injection, au bout d'un temps par conséquent qui oscille dans les mêmes limites que celles que j'ai observées dans le cas de l'injection de sérums artificiels à minéralisation complexe et à teneur en chaux assez élevée.

Si les injections d'eaux minérales sont faites particulièrement, c'est-à-dire avant qu'on pratique la section musculaire, l'hémorragie capillaire de la surface de section n'est qu'insignifiante et bien moins marquée que si l'on a injecté de l'eau salée pure.

Les mêmes différences se constatent aussi en étudiant la rapidité de coagulation *in vitro* du sang des animaux auxquels on injecte comparativement du sérum artificiel ordinaire et des eaux minérales.

Les résultats sont surtout importants avec les eaux de *Hombourg, Kreuznach, Kissingen, Nauheim, Pyrmont,* dont la teneur en sels de *chaux* est très notable; ils sont encore plus nets qu'avec l'eau salée simple avec les eaux de *Balaruc, Salins, Salins-Moutiers* et bien d'autres encore, qui sont plus ou moins riches en calcium.

Expériences sur l'action hémostatique comparée de l'eau salée physiologique et des eaux minérales en injections intra-veineuses, chez un même animal

Voici quelques expériences où l'on peut se rendre compte de l'action hémostatique comparée du sérum physiologique ordinaire et de diverses eaux minérales. Elles sont faites chez le lapin et ont trait aux résultats obtenus avec les injections intra-veineuses d'eaux minérales ou de sérum artificiel. Avec les injections sous-cutanées ou intramusculaires, on arrive à des conclusions de même genre ; les effets sont seulement un peu plus lents à se manifester.

Expérience LXIX

Action hémostatique de l'injection intra-veineuse d'eau de Hombourg-Elisabethenbrunnen, chez le lapin

Sur un lapin de 2 kilog. 360, on dénude le grand fessier du côté droit et on y fait *une section transversale* avec un bistouri parfaitement tranchant, pour avoir une section bien nette. On lie quelques artérioles à parois béantes et qui donnent une hémorragie en jet. De temps en temps, on éponge très légèrement la surface cruentée pour éviter la formation de gros caillots. L'hémorragie en nappe est peu abondante, mais à la quinzième minute elle n'a que peu diminué ; à la vingtième minute, elle n'est pas encore arrêtée. Ce n'est que vers la vingt-quatrième minute qu'on peut la considérer comme nulle; il n'y a à ce moment qu'un léger suintement sanguin. L'animal a alors perdu en tout à peu près 25 cc. de sang.

Une prise de sang de 1 cc., à la veine marginale de l'oreille, montre qu'il coagule en 5' 35".

On injecte alors, dans la même veine, **25** cc. d'*eau de Hombourg-Elisabethenbrunnen*, simplement privée de son excès d'acide carbonique par agitation à l'air.

Au bout de 15 minutes, on fait *une section transversale du fessier gauche,*dans les mêmes conditions que précédemment. On lie une artériole. L'hémorragie en nappe est très faible. Une minute plus tard, elle est insignifiante et au bout de deux minutes elle est complètement arrêtée.

Une nouvelle prise de sang de 1 cc., à la veine marginale de l'oreille du côté opposé à celle qui a déjà été utilisée, montre une coagulation au bout de **1' 30"**,

Dans cette expérience, les temps respectifs au bout desquels les deux hémorragies se sont arrêtées et les temps de coagulation des deux échantillons de sang montrent nettement l'action hémostatique de l'eau injectée.

Expérience LXX

Action hémostatique de l'injection intra-veineuse d'eau de Hombourg-Kaiserbrunnen, chez le lapin.

Sur un lapin de 3 kilog. 020, on dénude le grand fessier droit, qu'on sectionne transversalement (section aux trois quarts complète environ). On lie quelques artérioles. L'hémorragie en nappe est abondante. Au bout de 25 minutes, elle n'est pas encore arrêtée, l'animal est très faible, fortement dyspnéique et s'agite. Elle ne cesse que vers la 28me minute. L'animal, détaché, se montre alors extrêmement faible et reste étendu sur le flanc, presque inerte. Il a perdu à peu près 65 cc. de sang.

On lui referme sa plaie et on lui transfuse alors 100 cc. *d'eau salée ordinaire*, par la veine marginale de l'oreille. L'effet restaurateur se montre immédiatement.

La numération des globules demi-heure après l'injection donne le chiffre de 3.020.000.

Cinq semaines plus tard, l'animal étant parfaitement retourné à la normale (poids : 3 kilog. 340), avec un nombre de globules rouges de 6.100.000, on l'utilise à nouveau pour une expérience de même genre, mais *précédée d'injection d'eau de Hombourg*. Après avoir fait, par la veine marginale de l'oreille, une prise de sang de 1 cc. qui coagule en 8' 10'', on lui injecte dans les veines 30 cc. d'eau de Hombourg-Kaiserbrunnen, simplement privée de son excès d'acide carbonique par agitation à l'air.

Vingt minutes après, on dénude et on sectionne transversalement, comme précédemment, le grand fessier gauche. On lie deux artérioles. L'hémorragie en nappe n'est que peu abondante et se trouve complètement arrêtée au bout de 3' 25''. La quantité de sang perdue n'est que de 20 cc. environ.

Une prise de sang de 1 cc. faite alors à l'oreille du côté opposé à celle qui avait servi tout à l'heure montre une coagulation au bout de **2' 8''**.

Expérience LXXI

Action hémostatique de l'injection intra-veineuse d'eau de **Kreuznach-Victoriaquelle**, chez le lapin.

Lapin de 2 kilog. 250.

On fait une section transversale du grand fessier gauche comme d'habitude et on lie les artérioles qui donnent du sang en jet. L'hémorragie s'arrête spontanément au bout de 21 minutes et l'animal a perdu alors environ 50 cc. de sang. On lui transfuse 70 cc. *d'eau salée physiologique.* Globules rouges deux heures après la transfusion : 4.040.000.

Un mois plus tard, il pèse 2 kil. 270. Globules rouges : 5.880.000.

1 cc. de sang, pris à la veine marginale de l'oreille, coagule en 7' 12''.

On injecte alors, par cette même veine, 18 cc. *d'eau de Kreuznach-Victoriaquelle,* simplement débarrassée de son excès d'acide carbonique par agitation à l'air et un quart d'heure plus tard on lui sectionne, comme précédemment, le grand fessier du côté droit. On lie quelques artérioles. L'hémorragie est peu abondante et se trouve complètement arrêtée au bout de 3' 5''. La quantité de sang perdue n'est que de 15 cc. environ.

Une prise de sang de 1 cc., par la veine marginale du côté opposé à celle qui venait de servir, montre une coagulation au bout de 2'.

Expérience LXXII

Action hémostatique de l'injection intra-veineuse d'eau de Kreznach-Elisabethquelle, chez le lapin.

Lapin de 2 kilog. 175.

Section transversale du grand fessier gauche comme d'habitude, ligature des artérioles. Arrêt de l'hémorragie spontanément au bout de 19 minutes. L'animal a perdu alors environ 40 cc. de sang. On lui transfuse 60 cc. de *sérum physiologique* ordinaire:

Globules rouges demi-heure après la transfusion : 4.540.000.

Seize jours plus tard, il pèse 2 kil. 280. Globules rouges : 5.370.000. 1 cc. de sang, pris à la veine marginale de l'oreille, coagule en **9' 15''**.

On fait alors, dans le grand fessier droit, une *section transversale*, et on observe l'hémorragie dans les mêmes conditions que précédemment; neuf minutes après la section, on injecte, par la veine marginale de l'oreille, 20 cc. *d'eau de Kreuznach-Elisabethquelle* débarrassée comme d'habitude de son excès d'acide carbonique. 3' 30'' après, l'hémorragie est arrêtée et une prise de 1 cc. de sang à la veine marginale du côté opposé à la précédente montre une coagulation au bout de **3 minutes**.

Expérience LXXIII

Action hémostatique comparée des injections intra-veineuses d'eau salée physiologique et d'eau de Nauhein-Karslbrunnen, chez le lapin.

Lapin de 2 kilog. 850.

Une prise de 1 cc. de sang par la veine marginale de l'oreille montre une coagulation complète au bout de 8' 5". On injecte alors par la même veine 20 cc. *d'eau salée pure* à 9 p. 1000. Un quart d'heure après, on fait une section transversale du grand fessier droit comme d'habitude. L'hémorragie est peu intense et s'arrête spontanément au bout de 9 minutes environ. La quantité de sang perdue a été à peu près de 17 cc. 1 cc. de sang pris à l'oreille gauche coagule en **5' 5"**.

Trois semaines plus tard, on refait la même section transversale sur le fessier du côté opposé, après avoir constaté qu'une prise de sang de 1 cc. par la veine marginale de l'oreille coagule en 9 minutes. Mais avant la section, au lieu d'injecter de l'eau salée, on a injecté 20 cc. *d'eau de Nauheim-Karslbrunnen*, débarrassée de son excès d'acide carbonique comme à l'ordinaire.

L'hémorragie est très peu abondante et s'arrête au bout de 4 minutes. L'animal n'a perdu que 7 à 8 cc. de sang.

1 cc. de sang pris à l'oreille coagule en **3 minutes**.

Expérience LXXIV

Action hémostatique comparée des injections intra-veineuses d'eau salée physiologique et d'eau de Kissingen-Schœnbornsprudel.

L'expérience est faite exactement dans les mêmes conditions que la précédente, sur un lapin de 2 kil. 990.

Temps de coagulation de la première prise de sang : **10** minutes.

L'hémorragie par section du fessier faite 15 minutes après une injection intra-veineuse de 20 cc. de *chlorure de sodium* à 9 p. 1000 s'arrête au bout de 9 minutes.

Le temps de coagulation d'une autre prise de sang à l'oreille est alors de **6** minutes.

Quinze jours après, le temps de coagulation du sang est revenu de nouveau à peu près à 10 minutes.

L'hémorragie par section de l'autre fessier faite 15 minutes après une injection intra-veineuse de 20 cc. d'*eau de Kissingen-Schœnbornsprudel* s'arrête spontanément au bout de 4 minutes.

Le temps de coagulation d'une autre prise de sang à l'oreille est alors de **2' 40''**

Valeur de l'action hémostatique par rapport à la quantité d'eau injectée

Dans le cas de l'eau salée simple, lorsqu'on pratique l'injection *pendant* l'hémorragie, si au lieu d'employer de petites quantités de sérum on injecte des doses élevées ou massives (100 cc. par exemple chez le lapin), on n'obtient pas d'effet hémostatique, au contraire; d'où la nécessité, dans les hémorragies graves, d'employer l'eau salée, non à hautes doses, mais en petites injections successives, suffisamment espacées les unes des autres. On évite ainsi la dilution trop grande de la masse sanguine ou l'excès de pression *momentané* qui peut être ainsi provoqué, deux faits qui permettent d'expliquer l'action inverse des faibles doses et des fortes doses d'eau salée injectée.

Dans le cas des eaux minérales inversement, et surtout lorsqu'il s'agit d'eaux à teneur élevée en sels de chaux, on peut obtenir souvent, même en injectant de fortes doses, l'effet hémostatique habituel des petites doses, malgré la hausse de pression importante parfois réalisée ainsi.

Voici quelques expériences à cet égard.

Expérience LXXV

Action hémostatique de l'injection intra-veineuse de quantités élevées d'eau de <u>Hombourg-Kaiserbrunnen</u>.

Lapin de 2 kilog. 200.

Temps de coagulation d'une première prise de sang à l'oreille : 8' 30".

On sectionne, comme d'habitude, le grand fessier droit et on lie les artérioles de calibre appréciable. L'hémorragie est assez abondante. Cinq minutes après qu'elle a commencé, on fait par la veine marginale de l'oreille, une injection de 105 cc. *d'eau de Hombourg-Kaiserbrunnen* (privée de l'excès de CO_2). L'injection est faite en 2'45". Une minute après la fin de l'injection, l'hémorragie est arrêtée. La quantité de sang perdue n'a été que de 30 cc. environ.

Une prise de sang de 1 cc., par la veine marginale de l'oreille du côté opposé à la précédente, montre une coagulation au bout de 1' 12".

On injecte alors une nouvelle dose de 80 cc. *de la même eau sous la peau*. L'hémorragie ne se reproduit pas.

Expérience LXXVI

Action hémostatique comparée des injections intra-veineuses de quantités élevées d'eau salée pure et d'eau de Nauheim-Karlsbrunnen.

Lapin de 2 kilog. 170.

Globules rouges : 6.480.000.

Temps de coagulation d'une première prise de sang à l'oreille: 10 minutes.

On sectionne, comme d'habitude, le grand fessier droit et on lie les artérioles de calibre appréciable. L'hémorragie est notable. Quatre minutes après qu'elle a commencé, on fait, par la veine marginale de l'oreille, une injection de 100 cc. de *sérum artificiel ordinaire* à 9 p. 1000. L'injection est faite en trois minutes. A la fin de l'injection, l'hémorragie augmente d'intensité et ne s'arrête que dix-huit minutes après la fin de l'injection, le lapin ayant perdu alors environ 55 cc. de sang.

Une prise de sang faite à l'oreille du côté opposé à la précédente montre cependant une coagulation au bout de **4' 30''**.

On transfuse alors à l'animal 100 cc. *de sérum artificiel ordinaire* dans les veines et on lui ferme sa plaie.

Trois heures après la transfusion, le nombre des globules rouges est de 3.890.000. Pendant les jours qui suivent, l'animal se restaure bien.

Trente-deux jours plus tard, une prise de sang à l'oreille montre 6.120.000 globules rouges et une coagulation en **8 minutes.**

On refait alors la même expérience que précédemment, mais en sectionnant le fessier gauche et en injectant, trois minutes après le début de l'hémorragie, 100 cc. *d'eau de Nauheim-Kurbrunnen*, simplement débarrassée de son excès d'acide carbonique. L'injection est faite en trois minutes. Rapidement, l'hémorragie diminue; elle est complètement arrêtée quatre minutes après la fin de l'injection. Le lapin a perdu en tout 25 à 30 cc. de sang.

Une prise de sang faite à l'oreille du côté opposé à celle qui a servi à la dernière prise montre une coagulation au bout de **1'45"**.

Ces deux expériences, prises entre d'autres analogues montrent qu'on peut avoir intérêt à substituer les injections d'eaux minérales appropriées à celles de sérum artificiel ordinaire lorsqu'on veut obtenir un effet hémostatique en utilisant des quantités de sérum assez élevées, ce qui serait indiqué dans les cas où l'hémorragie a plus ou moins abaissé la tension sanguine.

Chez l'homme, nous avons mis à profit avec succès les différentes données résultant des deux séries d'expériences vues, dans quelques cas d'hémorragie (épistaxis, métrorragies).

Mécanisme de l'action hémostatique

Le mécanisme de l'action hémostatique du sérum artificiel ordinaire *in vivo* résulte surtout d'une augmentation de coagulabilité du sang, augmentation qui peut facilement se constater en faisant des prises de sang successives sur un animal ou sur un individu anquel on a injecté le sérum : les échantillons ainsi recueillis coagulent plus vite que les échantillons témoins obtenus avant l'injection.

Cette action sur la coagulation ne se manifeste guère d'ailleurs que *in vivo*. Du sérum artificiel ajouté à du sang *in vitro*, à des doses variées, ne montre une augmentation dans la rapidité de coagulation que dans d'assez faibles limites.

A côté de l'augmentation de coagulabilité du sang, le sérum artificiel peut exercer aussi une faible action sur les phénomènes vasomoteurs et provoque par exemple une légère vaso-constriction au niveau de certains territoires, ce qui contribue évidemment à la production de son action hémostatique. Il ne faut cependant pas prendre à la lettre les opinions des anciens thérapeutes et même de certains grands thérapeutes modernes tels que NOTHNAGEL et ROSBACH, estimant que le sel marin, qui peut arrêter des hémoptysies, agit réellement sur les vaisseaux du poumon. Si le sérum artificiel peut avoir une action vaso-constrictive plus ou moins localisée, celle-ci n'est certainement que très minime, vu l'absence des modifications nettes qu'il produit sur la pression sanguine.

Il n'en est pas de même des sérums artificiels à minéralisation complexe, à teneur en chaux élevée et des eaux minérales qui leur sont assimilables. Ici, le mécanisme de l'action hémostatique relève à la fois d'une *augmentation de coagulabilité du sang* et de *modifications vaso-motrices*. L'augmentation de coagulabilité est, nous l'avons vu au cours des expériences, beaucoup plus marquée dans le cas des injections d'eaux minérales que dans celui des injections d'eau salée. Cette augmentation elle-même se met aussi facilement en évidence en opérant sur le sang *in vitro*

et est alors bien plus importante que celle que produit l'eau
salée dans les mêmes conditions. D'autre part, l'intervention d'une action vaso-constrictive peut se démontrer beaucoup mieux pour les injections d'eaux minérales que pour
celles de sérum artificiel ordinaire; on a, dans le cas des
eaux minérales, des modifications de pression infiniment plus
nettes et prolongées, comme nous le verrons plus bas, que
dans le cas du sérum ordinaire (les hausses de pression étant
alors toujours nulles ou insignifiantes et passagères).

Action hémostatique combinée des eaux minérales
et du sérum sanguin

L'action hémostatique des eaux minérales, comme celle
des sérums artificiels à minéralisation complexe, peut être
renforcée encore par l'addition d'une proportion convenable de sérum sanguin. Les physiologistes savent depuis
longtemps que le sérum sanguin possède de fortes propriétés
coagulantes. Ces dernières années, Emile WEIL a appliqué
avec succès ces données à la thérapeutique et a montré
que les sérums animaux ou humains frais favorisent la
coagulation de façon assez marquée dans l'hémophilie
familiale et de façon absolue dans l'hémophilie spontanée.
Il a utilisé cette action avec le plus grand succès dans divers
cas d'hémophilie ou d'hémorragie de diverse nature et
d'autres auteurs ont aussi obtenu avec cette méthode des
résultats très démonstratifs. (Il y a lieu de dire à ce propos
que HAYEM avait déjà insisté sur l'action favorisante du
sang défibriné et du sérum sanguin et proposé de les uti-

liser dans les états pathologiques où la coagulabilité du sang était diminuée.)

Mais on connaît l'action nocive des injections intra-veineuses de sérum sanguin qui, *si elles atteignent certaines doses,* peuvent produire des embolies et des coagulations intra-vasculaires mortelles; c'est d'ailleurs là une des raisons pour-lesquelles on a dû renoncer à la transfusion clinique du sang défibriné en nature. La méthode de WEIL, qui s'applique aussi par injection intra-veineuse (10 à 20 cc.) pourrait donc ne pas être sans danger dans le cas où, pour produire une action hémostatique intense, on songerait à injecter dans les veines de grandes quantités de sérum sanguin.

C'est à la suite de ces considérations que j'ai été amené à essayer si l'on ne pourrait pas, chez l'animal, *obvier au danger des injections intra-veineuses de sérum sanguin en diluant celui-ci dans une quantité suffisante de sérum artificiel ordinaire (ou mieux de sérum artificiel à minérali-sation complexe fortement calcique) ou dans des eaux minérales plus ou moins riches en calcium.* J'ai pu ainsi me convaincre que les injections intra-veineuses de fortes proportions de sérum sanguin de cheval devenaient, chez le chien, beaucoup moins toxiques si on les additionne d'un grand excès de sérums artificiels divers ou d'eaux minérales.

Soixante centimètres cubes de sérum sanguin injectés ainsi chez l'homme n'ont produit absolument aucune action nuisible et ont augmenté dans de très fortes proportions la coagulabilité du sang. D'après les résultats de l'expérimentation animale, on peut prévoir que ces doses sont certainement loin d'être maxima. Etant donnée la production possible de phénomènes d'anaphylaxie à la suite de ces injections de sérum sanguin (dilué ou non), on a tout intérêt à ne pas les répéter et à injecter plutôt une forte dose de sérum au début ou deux fortes doses à deux jours d'intervalle, ce que permet dans de grandes limites la modification proposée.

L'as ociation du sérum sanguin et de sérums artificiels divers ou d'eaux minérales paraît d'autant plus logique *que le mode d'action est de même nature pour les deux sortes de sérum*. Comme je l'ai déjà écrit en 1907, l'action hémostatique du sérum sanguin s'explique par un double mécanisme, à la fois sur la coagulation et sur le système vasculaire par les vaso-constrictions qu'il contient. (LAUNOIS, dans une leçon récente faite à l'hôpital Lariboisière, l'explique aussi par ce double mécanisme.)

On a ainsi une méthode qui rend possible l'utilisation de l'effet hémostatique du sérum sanguin dans de plus grandes limites puisque la dose pourra être beaucoup plus élevée; elle permettra en outre d'associer cette action à celle des sérums à minéralisation complexe ou d'eaux minérales appropriées, qui est déjà si marquée. Expérimentalement, le mélange de ces derniers (eaux minérales ou sérums complexes) et de sérum sanguin a, *in vivo* et *in vitro*, un effet hémostatique supérieur à celui que chaque espèce de sérum possède à elle seule et il y a toute raison d'introduire la méthode dans la thérapeutique courante.

EFFETS COMPARÉS DES INJECTIONS D'EAU SALÉE ORDINAIRE ET DES INJECTIONS D'EAUX MINÉRALES SUR LA RÉNOVATION GLOBULAIRE ET SUR LA RESTAURATION APRÈS LES SAIGNÉES

Dans la troisième partie de ce travail, nous avons déjà constaté les effets de transfusions d'eaux minérales sur la rénovation globulaire et sur la restauration en général après les saignées, soit après des saignées massives uniques, soit après des saignées massives répétées plusieurs fois chez le même animal (chien ou lapin), soit après des saignées pathologiques ou thérapeutiques chez l'homme. Ces expériences étaient faites en vue de montrer qu'on pouvait substituer dans une large mesure au milieu vital de l'organisme les solutions naturelles représentées par les eaux minérales. Ici il va être question plus spécialement de la comparaison des mêmes effets obtenus respectivement sous l'influence des injections d'eau salée ordinaire et des injections d'eaux minérales, pour montrer que ces dernières sont beaucoup plus actives que le sérum physiologique ordinaire, comparables en cela aux sérums artificiels à minéralisation complexe que j'ai antérieurement étudiés.

Il suffira de citer ici un certain nombre d'expériences pour mettre ces faits en évidence.

Ces expériences se groupent en deux séries.

Dans la première, on étudie la rénovation globulaire comparée après des saignées massives identiques, soit chez deux animaux de même poids et transfusés ensuite l'un d'eau salée ordinaire, l'autre de la même quantité d'eau minérale isotonique ou para-isotonique, soit chez un même animal soumis, à des époques différentes, à des saignées-transfusions de même genre. Les résultats ainsi obtenus montrent que la rénovation globulaire est nettement plus rapide sous l'influence des injections d'eaux minérales que des injections d'eau salée ordinaire.

Dans la deuxième série d'expériences, on étudie les effets restaurateurs généraux des injections d'eaux minérales chez des animaux de même poids soumis à des saignées massives telles que la simple transfusion de sérum artificiel ordinaire soit incapable de les restaurer : on arrive à montrer ainsi que diverses eaux minérales peuvent permettre la survie définitive d'animaux qui, transfusés simplement d'eau salée ordinaire, eussent fatalement succombé.

Les eaux utilisées pour ces deux séries d'expériences ont été surtout celles de *Hombourg, Kreuznach, Nauheim, Pyrmont, La Bourboule, Balaruc.* La plupart sont très riches en certains éléments très actifs, tels que le fer, la chaux, etc., qui peuvent avoir une part importante dans l'explication des effets observés, qui relèvent sans doute aussi en grande partie de la minéralisation très complexe des eaux employées.

PREMIÈRE SÉRIE D'EXPÉRIENCES

RÉNOVATION GLOBULAIRE COMPARÉE APRÈS LES SAIGNÉES, SOUS L'INFLUENCE DES TRANSFUSIONS D'EAU SALÉE SIMPLE ET D'EAUX MINÉRALES

Les expériences citées ici ont été faites sur le chien. Chez le lapin, on arrive d'ailleurs à des résultats absolument analogues.

Chez deux animaux de même poids, on fait deux saignées massives identiques. L'un est transfusé ensuite d'eau salée, l'autre d'eau minérale. Au moyen de numérations globulaires successives et de dosages d'hémoglobine, on recherche au bout de combien de temps l'équilibre hématologique est rétabli. On note aussi les modifications de l'état général et du poids de l'animal. Les expériences montrent des différences très nettes dans les deux cas.

Il en est de même si l'on opère sur un même animal saigné et transfusé à deux reprises différentes, un temps suffisant étant laissé entre les deux saignées-transfusions pour qu'il soit revenu à l'état normal.

Expérience LXXVII

(Chiens 33 et 34)

Rénovation globulaire comparée chez deux chiens de même poids, après une même saignée massive, suivie chez l'un de transfusions de sérum physiologique ordinaire, chez l'autre des mêmes transfusions d'eau de La Bourboule-Croizat.

Chien 33, **21** kilogrammes.

Globules rouges : 6.742.000. Globules blancs : 11.800. Hémoglobine : 13,6 p. 100.

Chien 34, **21** kilogrammes.

Globules rouges : 5.840.000. Globules blancs : 12.600. Hémoglobine : 13 p. 100.

Le même jour, chaque chien subit une saignée de **1000** cc. par la carotide, c'est-à-dire de **1/21** du poids du corps. Les phénomènes produits par la saignée chez les deux chiens sont à peu près comparables : violente dyspnée et, à la fin, convulsions.

Chaque saignée est suivie immédiatement de la transfusion, par la jugulaire, chez le chien 33 de 1500 cc. de *sérum artificiel ordinaire* à 9 p. 1000, chez le chien 34 de 1500 cc. *d'eau de La Bourboule-Croizat*; les deux transfusions sont faites à la température de 38°. L'effet restaurateur est immédiat dans chaque cas et les deux animaux paraissent aussi bien restaurés l'un que l'autre.

Un examen de sang fait, dans chaque cas trois heures après la transfusion, donne les résultats suivants :

	GLOB. R.	GLOB. B.	
Chien 33....	2.550.000	5.800	Hémoglobine: 6 p. 100
Chien 34....	2.150.000	6.200	Hémoglob. : 5,5 p. 100

Pendant les 15 heures qui suivent la transfusion, les deux animaux vont bien, le chien 33 paraît seulement un peu moins vif que le chien 34.

Pendant les 12 jours qui suivent, chaque animal reçoit respectivement, soit sous la peau, soit dans les veines (par ponction de la saphène) 100 cc. de sérum physiologique ordinaire (chien 33) ou 100 cc. d'eau de La Bourboule-Croizat (chien 34).

Résultats comparés chez les deux chiens pendant les jours qui suivent la transfusion initiale de 1500 cc.

Chien 33	Chien 34
(transfusé de sérum artificiel)	*(transfusé d'eau de La Bourboule)*
1er jour. Glob. rouges : 2.540.000	Glob. rouges : 2.300.000
Glob. blancs : 6.200	Glob. blancs : 6.400
Hémoglobine : 6,2 p. 100	Hémoglobine : 5,8 p. 100

2e jour..	Glob. rouges : 2.670.000	Glob. rouges : 2.420.000
	Glob. blancs : 5.800	Glob. blancs : 8.000
	Hémoglobine : 6,4 p. 100	Hémoglobine : 6 p. 100
3e jour..	Glob. rouges : 2.650.000	Glob. rouges : 2.480.000
	Glob. blancs : 7.600	Glob. blancs : 10.200
	Hémoglobine : 6 p. 100	Hémoglobine: 6,5 p. 100
4e jour..	Glob. rouges : 2.980.000	Glob. rouges : 2.880.000
	Glob. blancs : 6.400	Glob. blancs : 9.800
	Hémoglobine : 5,8 p. 100	Hémoglobine : 6,8 p. 100
5e jour..	Glob. rouges : 2.700.000	Glob. rouges : 3.220.000
	Glob. blancs : 9.800	Glob. blancs : 15.200
	Hémoglobine : 7 p. 100	Hémoglobine : 7 p. 100
6e jour..	Glob. rouges : 2.950.000	Glob. rouges : 3.450.000
	Glob. blancs : 8.400	Glob. blancs : 9.200
	Hémoglobine: 6,5 p. 100	Hémoglobine : 7 p. 100
7e jour..	Glob. rouges : 2.570.000	Glob. rouges : 3.220.000
	Glob. blancs : 13.200	Glob. blancs : 12.600
	Hémoglobine: 6,8 p. 100	Hémoglobine: 8.2 p. 100
8e jour..	Glob. rouges : 2.990.000	Glob. rouges : 3.790.000
	Glob. blancs : 12.000	Glob. blancs : 12.400
	Hémoglobine : 7,4 p.100	Hémoglobine : 8,8 p. 100
	Poids de l'an. : 19 kil. 500	Poids de l'anim. : 20 kil.
9e jour..	Glob. rouges : 3.150.000	Glob. rouges : 3.980.000
	Glob. blancs : 14.600	Glob. blancs : 19.200
	Hémoglobine : 7 p. 100	Hémoglobine : 9,5 p.100
10e jour,.	Glob. rouges : 3.020.000	Glob. rouges : 4.360.000
	Glob. blancs : 8.400	Glob. blancs : 14.600
	Hémoglobine : 8 p. 100	Hémoglobine: 10 p. 100
11e jour..	Glob. rouges : 3.400.000	Glob. rouges : 4.800.000

	Glob. blancs : 12.000	Glob. blancs : 19.200
	Hémoglobine : 8 p. 100	Hémoglobine : 10,4 p.100
12ᵉ jour..	Glob. rouges : 3.320.000	Glob. rouges : 4.720.000
	Glob. blancs : 6.800	Glob. blancs : 15.000
	Hémoglobine : 8,2 p. 100	Hémoglobine : 10,2 p.100
15ᵉ jour..	Glob. rouges : 3.200.000	Glob. rouges : 4.970.000
	Glob. blancs : 12.200	Glob. blancs : 14.600
	Hémoglobine : 8,5 p. 100	Hémoglobine : 11,5 p.100
	Poids de l'an. : 19 kil.	Poids de l'an. : 20 kil.(fort)
18ᵉ jour..	Glob. rouges : 3.580.000	Glob. rouges : 5.220.000
	Glob. blancs : 9.600	Glob. blancs : 10.400
	Hémoglobine: 10 p. 100	Hémoglobine : 12,4 p.100
19ᵉ jour..	Glob. rouges : 3.450.000	Glob. rouges : 5.470.000
	Glob. blancs : 10.200	Glob. blancs : 12.200
	Hémoglobine : 9,5 p. 100	Hémoglobine : 12 p. 100
20ᵉ jour..	Glob. rouges : 3.870.000	Glob. rouges : 5.970.000
	Glob. blancs : 8.400	Glob. blancs : 13.600
	Hémoglobine : 9,8 p. 100	Hémoglobine : 13,2 p.100
	Poids de l'animal : 20 kil.	Poids de l'an.: 20 kil. 500
22ᵉ jour..	Glob. rouges : 3.645.000	Glob. rouges : 6.470.000
	Glob. blancs : 11.200	Glob. blancs : 12.200
	Hémoglobine : 10 p. 100	Hémoglobine : 13 p. 100
25ᵉ jour..	Glob. rouges : 3.850.000	Glob. rouges : 6.180.000
	Glob. blancs : 15.200	Glob. blancs : 11.800
	Hémoglobine: 11,5 p. 100	Hémoglobine: 14 p. 100
27ᵉ jour..	Glob. rouges : 3.940.000	Glob. rouges : 6.000.000
	Glob. blancs : 13.000	Glob. blancs : 11.200
	Hémoglobine : 12 p. 100	Hémoglobine : 14,5 p.100
29ᵉ jour..	Glob. rouges : 4.580.000	Glob. rouges : 6.870.000

	Glob. blancs : 15.000	Glob. blancs : 14.400
	Hémoglobine: 13 p. 100	Hémoglobine: 13,8 p.100
30e jour..	Glob. rouges : 6.340.000	Glob. rouges : 6.350.000
	Glob. blancs : 12.200	
	Hémoglobine: 13,2 p. 100.	
	Poids de l'an. : 20 kil. 500	Poids de l'an. : 21 kil. 400
32e jour..	Glob. rouges : 6.850.000	Glob. rouges : 5.980.000
	Glob. blancs : 15.800	
	Hémoglobine : 13 p. 100	
35e jour..	Glob. rouges : 6.180.000	Glob. rouges : 6.760.000
	Glob. blancs : 11.400	
	Hémoglobine : 13,8 p. 100	
	P. de l'an. : 21 kil. (faible)	Poids de l'an.: 21 kil. 800

Si l'on admet que les deux chiens sont comparables, cette expérience montre bien la rénovation globulaire plus rapide après la saignée chez le chien transfusé d'eau de La Bourboule que chez le transfusé de sérum artificiel. On remarquera que les différences commencent surtout à s'accentuer après la série des injections successives comparatives de sérum artificiel et d'eau de La Bourboule, ce qui est bien en faveur d'une action vraie de cette dernière. D'ailleurs l'expérience n'est pas la seule de ce genre et dans plusieurs autres analogues le résultat a été de même nature.

L'expérience qui suit est plus probante encore, car les injections comparatives de sérum artificiel et d'eau de La Bourboule sont faites chez le même animal.

Expérience LXXVIII
(Chien 17)

Rénovation globulaire comparée, chez le même chien, après deux mêmes saignées massives faites à 46 jours d'intervalle et suivies, l'une de transfusion de <u>sérum physiologique ordinaire</u>, l'autre de transfusion <u>d'eau de La Bourboule-Croizat</u>.

Chien de 14 kil 500.

Globules rouges : 6.220.000. Hémoglobine : 13 p. 100.

Saignée, par la carotide, de **450** cc., c'est-à-dire de **1/32,2** du poids du corps, suivie de la transfusion, par la jugulaire, de 500cc. *de sérum artificiel ordinaire*, à 9 p. 1000. Effet restaurateur immédiat. Pendant les 10 jours qui suivent, on injecte *tous les jours sous la peau* 100 cc. *du même sérum*.

Examen du sang deux heures après la saignée-transfusion initiale :

Globules rouges : 3.500.000. Hémoglobine : 7,2 p. 100.

2me jour .	Glob. roug. :	3.620.000	
3me — .	—	3.700.000	
4me — .	—	3.670.000	Hémoglobine : 7,8 p. 100
6me — .	—	3.800.000	
8me — .	—	3.910.000	
11me — .	—	3.780.000	Poids de l'an. : 13 kil. 500
13me — .	—	3.940.000	Hémoglobine : 8,5 p. 100
16me — .	—	3.470.000	
19me — .	—	3.970.000	
20me — .	—	4.150.000	Hémoglobine : 11,5 p. 100
24me — .	—	4.220.000	

26me jour. Glob. rouge : 4.680.000

8me — . — 4.975.000 Hémoglobine : 13,5 p. 100

30me — . — 5.960.000

32me — . — 6.450.000 Hémoglobine : 13,8 p. 100

Poids de l'animal : 14 kilog.

15 jours plus tard, l'animal pèse 14.kil. 500.

Globules rouges : 6.350.000. Hémoglobine : 14 p. 100.

On lui fait alors une seconde saignée identique à la première (**450** cc.) suivie de la transfusion, par la jugulaire, de 500 cc. *d'eau de La Bourboule-Croizat*. L'effet restaurateur immédiat est le même que dans le cas de la transfusion précédente. Pendant les 10 jours qui suivent, on injecte *tous les jours sous la peau* 100 cc. *de la même eau.*

Examen du sang deux heures après la saignée-transfusion initiale:

Glob. rouges : 3.270.000 Hémoglobine : 6,8 p. 100

2me jour. — 3.300.000

3me — . — 3.380.000

4me — . — 3.720.000

5me — . — 3.850.000 Hémoglobine : 8 p. 100

6me — . — 3.820.000

7me — . — 3.980.000

8me — . — 4.200.000

12me — . — 4.380.000 Poids de l'animal : 14 kil.

13me — . — 4.850.000 Hémoglobine : 11,8 p. 100

15me — . — 5.300.000

16me — . — 5.880.000 Hémoglobine : 13,5 p. 100

18me — . — 5.940.000

20me — . — 6.200.000

25me — . — 6.870.000 Poids de l'an. 14 kil. 800

Dans cette expérience encore, la rénovation globulaire a donc
été bien plus rapide sous l'influence de l'eau de La Bourboule que
sous l'influence du sérum artificiel.

Expérience LXXIX

(Chiens 5 et 35)

**Rénovation globulaire comparée chez deux chiens de même poids,
après une même saignée massive, suivie chez l'un de transfusions
de sérum physiologique ordinaire, chez l'autre des mêmes transfusions d'eau de Hombourg Elisabethenbrunnen.**

Chien 5, **15** kilog.

Globules rouges : 6.140.000. Hémoglobine : 13 p. 100. (C'est
le même chien qui avait déjà servi antérieurement à deux expériences d'injection intra-veineuse prolongée et à vitesse lente de
liquide de Locke et d'eau de Salins. Il est utilisé un mois environ
après la fin de l'observation de cette dernière expérience.)

Chien 35 : **15** kilog.

Globules rouges : 6.560.000. Hémoglobine : 13,5 p. 100.

Le même jour, chaque chien subit une même saignée, par la
carotide : 1º saignée de **500** cc., suivie pour le chien 5 d'une transfusion de 500 cc. *de sérum artificiel ordinaire* et pour le chien 35
d'une transfusion de la même quantité *d'eau de Hombourg-Elisabethenbrunnen* (privée de l'excès de CO^2 comme d'habitude);
2º une heure après une saignée de **340** cc. suivie pour le chien 5 d'une
transfusion de 600 cc. de *sérum artificiel ordinaire*, et pour le
chien 35 d'une transfusion de la même quantité *d'eau de Hombourg-Elisabethenbrunnen*. Toutes les transfusions sont faites
à la température du corps.

L'effet restaurateur immédiat est bien supérieur pour le chien 5 à celui qu'on constate chez le 35, le premier se tient bien sur ses pattes et marche, le second reste couché, affaissé, dyspnéique.

Pendant les jours qui suivent, des différences de même sens se constatent entre les deux animaux; ce n'est que vers le dixième jour que l'état général est comparable chez les deux.

Un examen de sang fait, pour chacun des deux, trois heures trente après la transfusion donne les résultats suivants :

Chien 5. Glob. rouges : 3.100.000 Hémoglobine : 6 p. 100
Chien 35. — 2.990.000 — 5,8 p. 100

Pendant les quinze jours qui suivent la saignée-transfusion initiale, chaque animal reçoit respectivement sous la peau 150 cc. de sérum physiologique (chien 5) ou 150 cc. d'eau de Hombourg-Elisabethenbrunnen. (CO_2 non chassé).

Résultats comparés chez les deux chiens pendant les jours qui suivent la-transfusion initiale de 500 cc. + 340 cc.

	Chien 5 *(Transfusé de sérum artificiel)*	Chien 35 *(Transfusé d'eau de Hombourg)*
1er jour.	Glob. rouges : 3.220.000	Glob. rouges : 2.940.000
	Hémoglobine: 6 p. 100	Hémoglobine: 6 p. 100
2e jour..	Glob. rouges : 3.200.000	Glob. rouges : 2.970.000
	Hémoglobine: 6,8 p. 100	Hémoglobine: 6,5 p. 100
3e jour..	Glob. rouges : 3.560.000	Glob. rouges : 3.400.000
	Hémoglobine: 6,5 p. 100	Hémoglobine: 7 p. 100
4e jour..	Glob. rouges : 3.060.000	Glob. rouges : 3.750.000
	Hémoglobine: 6,4 p. 100	Hémoglobine: 8,5 p. 100
5e jour..	Glob. rouges : 3.150.000	Glob. rouges : 3.940.000
	Hémoglobine: 7,2 p. 100	Hémoglobine: 8,8 p. 100
6e jour..	Glob. rouges : 3.550.000	Glob. rouges : 4.370.000
	Hémoglobine: 8 p. 100	Hémoglobine: 10 p. 100

7e jour..	Glob. rouges : 3.680.000	Glob. rouges : 4.845.000
	Hémoglobine: 8 p. 100	Hémoglobine: 10 p. 100
8e jour..	Glob. rouges : 3.670.000	Glob. rouges : 4.700.000
	Hémoglobine: 8 p. 100	Hémoglobine: 10,8 p.100
	Poids de l'an. : 14 kil.	Poids de l'an.: 14 k. 300
9e jour..	Glob. rouges : 3.840.000	Glob. rouges : 4.820.000
	Hémoglobine: 8,5 p. 100	Hémoglobine: 10,8 p.100
10e jour..	Glob. rouges : 3.900.000	Glob. rouges : 4.890.000
	Hémoglobine: 10,6 p. 100	Hémoglobine: 10,9 p.100
15e jour..	Glob. rouges : 4.150.000	Glob. rouges : 5.980.000
	Hémoglobine: 11 p. 100	Hémoglobine: 12 p. 100
17e jour..	Glob. rouges : 4.020.000	Glob. rouges : 5.990.000
	Hémoglobine: 11 p. 100	· Hémoglobine: 12 p. 100
19e jour..	Glob. rouges : 4.520.000	Glob. rouges : 6.800.000
	Hémoglobine: 12 p. 100	Hémoglobine: 13 p. 100
20e jour..	Glob. rouges : 4.700.000	Glob. rouges : 6.750.000
	Hémoglobine: 12 p. 100	Hémoglobine: 13 p. 100
25e jour..	Glob. rouges : 4.980.000	Glob. rouges : 6.840.000
	Hémoglobine: 12,8 p. 100	Hémoglobine: 13,8 p.100
Poids de l'anim. : 14 k. 500 (faible).		
28e jour..	Glob. rouges : 5.200.000	Glob. rouges : 6.300.000
	Hémoglobine: 13 p. 100	
32e jour..	Glob. rouges : 5.870.000	Glob. rouges : 6.480.000.
	Hémoglobine: 13 p. 100	
35e jour..	Glob. rouges : 6.080.000	
	Hémoglobine: 13,2 p. 100	
40e jour..	Glob. rouges : 6.020.000	Glob. rouges : 6.700.000
	Hémoglobine: 13 p. 100	
Poids de l'animal : 15 kilos.		Poids de l'an. : 15 k. 500

Expérience LXXX

(Chien 22)

Rénovation globulaire comparée chez le même chien, après deux saignées massives, faites à 35 jours d'intervalle et suivies l'une de transfusion de sérum physiologique ordinaire, l'autre de transfusion d'eau de Hombourg-Elisabethenbrunnen.

Chien de **12** kil. **800**.

Globules rouges : 5.450.000. Hémoglobine 14 p. 100.

Saignée, par la carotide, de **460** cc., c'est-à-dire de **1 27,8** du poids du corps, suivie de la transfusion, par la saphène, de 500 cc. *de sérum artificiel ordinaire* à 9 p. 1000. Effet restaurateur immédiat. Pendant les 13 jours qui suivent, on injecte *tous les jours sous la peau ou dans les veines* (par ponction) 120 cc. *du même sérum.*

Examen du sang 1 heure 45 après la saignée-transfusion initiale :

	Glob. rouges :	3.020.000	Hémoglobine : 6 p. 100
2me jour.	—	3.100.000	
3me — .	—	3.180.000	
4me — .	—	3.170.000	Hémoglobine : 7 p. 100
5me — .	—	3.220.000	
6me — .	—	3.400.000	
8me — .	—	3.700.000	Hémoglobine : 9 p. 100
11me — .	—	3.450.000	Poids de l'anim.: 11 k.700
15me — .	—	3.800.000	
18me — .	—	3.870.000	
22me — .	—	4.220.000	Hémoglobine : 11 p. 100

24me jour.   Glob. rouges : 4.760.000
26me — .   —   4.900.000   Poids de l'animal : 12 kil.
30me — .   —   5.200.000
32me — .   —   5.105.000
35me — .   —   5.920.000   Hémoglobine : 13 p. 100
              Poids de l'animal : 12 kil. 500.

Deuxième saignée de **460** cc., suivie de la transfusion, par la saphène, *de 500 cc. d'eau de Hombourg-Elisabethenbrunnen* (gaz carbonique chassé). Effet restaurateur très puissant. Pendant les 13 jours qui suivent, on injecte *tous les jours sous la peau ou dans les veines* 120 cc. *de la même eau.*

Examen du sang 2 heures environ après la saignée-transfusion initiale :

              Glob. rouges : 2.990.000   Hémoglobine : 6,2 p. 100
2me jour.   —   3.150.000
3me — .   —   3.260.000
4me — .   —   3.800.000
5me — .   —   3.720.000   Hémoglobine : 9,2 p. 100
6me — .   —   3.860.000   Poids de l'an. : 11 k. 900
9me — .   —   4.120.000
11me — .   —   4.705.000   Hémoglobine: 10,5 p.100
13me — .   —   4.945.000
16me — .   —   5.450.000   Hémoglobine: 13,8 p.100
22me — .   —   6.020.000   Poids de l'an.: 12 kil. 600

DEUXIÈME SÉRIE D'EXPÉRIENCES

Survie d'animaux saignés et transfusés d'eaux minérales. Mort d'animaux de même poids que les précédents après saignées identiques suivies de transfusions des mêmes quantités d'eau salée ordinaire.

Les expériences citées ici ont été faites chez le chien et le lapin. Elles démontrent qu'une saignée juste suffisante pour empêcher le rétablissement de l'animal malgré la transfusion consécutive d'eau salée simple peut n'être plus mortelle si l'on substitue à l'eau salée diverses eaux minérales.

D'après les moyennes que j'ai obtenues dans diverses séries d'expériences, la quantité minima de sang à soustraire chez le lapin pour que la transfusion d'eau salée pure reste inefficace est de **1/23** du poids du corps si la saignée est pratiquée en une seule fois, et de **1/19,4** si elle est faite en deux fois (à une heure d'intervalle, la première saignée ayant été suivie d'une injection d'une quantité de sérum artificiel égale au volume de cette saignée). Chez le chien, la quantité minima en question, à soustraire pour le cas d'une saignée unique, s'est montrée de **1/18,5**.

Or ces mêmes saignées, suivies de la transfusion de diverses eaux minérales, peuvent encore être supportées par les animaux. La pression sanguine, sous l'influence de ces eaux, se relève plus facilement vers son taux normal et l'activité de la rénovation globulaire peut être, dans les jours qui suivent, assez importante pour éviter le maintien de l'état suraigu d'anémie.

Expérience LXXXI
(Chiens 40 et 41)

Effets restaurateurs comparés, chez deux chiens de même poids, après une même saignée massive, chez l'un de transfusions de sérum physiologique ordinaire, chez l'autre des mêmes transfusions d'eau de Kreuznach-Victoriaquelle : mort du premier, survie du second.

Chien 40, **10** kilos.

Globules rouges : 5.470.000.

Saignée *lente*, par la carotide, de **555** cc., c'est-à-dire de **1/18** du poids du corps. Violente dyspnée, convulsions, syncope respiratoire, disparition du réflexe cornéen.

Immédiatement, transfusion par la jugulaire de 800 cc. d'*eau salée à 9 p.* 1000, à la température du corps. Pendant la transfusion, la respiration et le réflexe cornéen reparaissent.

Délié, l'animal est très faible, il peut à peine se tenir sur ses pattes et reste couché sur le flanc, très fortement dyspnéique pendant l'heure qui suit. Peu à peu cependant, il paraît se restaurer. L'amélioration n'est que passagère : dix heures après la transfusion, on le trouve affaissé dans sa cage, inerte. On lui transfuse encore, par la pédieuse, 500 cc. d'*eau salée*. Cette transfusion a un effet de restauration immédiate assez marqué. Mais le lendemain matin, l'animal est trouvé mort.

Chien 41, **10** kilos.

Globules rouges : 6.120.000.

Saignée *lente*, par la carotide, de **555** cc., c'est-à-dire de **1/18** du poids du corps. Mêmes phénomènes que chez le chien précédent sous l'influence de la saignée. La transfusion, par la jugulaire, de 800 cc. *d'eau de Kreuznach-Victoriaquelle* (gaz carbonique chassé comme d'habitude) restaure immédiatement l'animal qui, délié, se tient bien sur ses pattes et marche.

Deux heures après cependant, l'animal paraît faible et reste volontiers couché. Dix heures après, l'animal est dans le même état.

On lui transfuse alors, par la pédieuse, 500 cc. *de la même eau de Kreuznach*. L'effet restaurateur immédiat est net.

L'animal cependant refuse toute nourriture.

Le lendemain, il paraît moins faible. On lui injecte sous la peau encore 300 cc. de la même eau. Six heures après, 260 cc. d'urine claire, sans signe de destruction globulaire. L'animal mange.

Globules rouges : 1.980.000.

3me jour. L'animal est faible, mais mange avec assez d'appétit. Injections sous-cutanée de 300 cc. de la même eau. Le soir, l'animal paraît en assez bon état.

Globules rouges : 1.850.000.

4me jour. Animal plus vif, marche, mange bien. Globules rouges: 2.100.000.

A partir de ce moment, l'animal se restaure de mieux en mieux et revient peu à peu à la normale.

5me jour. Globules rouges : 2.170.000. Poids de l'animal : 8 kil. 800.

6me jour. Injection sous-cutanée de 250 cc. d'eau de Kreuznach-Victoriaquelle.

Globules rouges : 2.340.000.

8me jour. Injection intra-veineuse (par ponction de la saphène) de 200cc. de la même eau.

Globules rouges : 2.310.000.

11me jour. Injection sous-cutanée de 200 cc. de la même eau. Globules rouges : 2.625.000.

15me jour. Glob. rouges : 3.800.000 Hémoglobine : 8 p. 100.

17me — .   —   3.670.000

18me — .   —   3.940.000 Poids de l'animal : 9 k.,fort

22me — .   —   3.920.000

25me — .   —   4.310.000

28me — .   —   4.740.000

30me — .   —   4.870.000

35me — .   —   5.300.000 Hémoglobine : 14,5 %

39me — .   —   5.570.000 Poids de l'animal : 10 k. 300

25 jours plus tard, l'animal, en parfait état de santé, est utilisé pour d'autres expériences.

Expérience LXXXII

(Chiens 37 et 38)

Effets restaurateurs comparés, chez deux chiens de même poids, après une même saignée massive, chez l'un de transfusions de sérum physiologique ordinaire, chez l'autre des mêmes transfusions d'eau de Hombourg-Landgrafenbrunnen: mort du premier, survie du second.

Chien 37 : **8** kilog. **500**.

Globules rouges : 6.250.000.

Première saignée de **285** cc. par la carotide, c'est-à-dire de **1/29,8** du poids du corps, suivie de la transfusion d'une égale quantité d'*eau salée à* 9 p. 1000.

Puis, demi-heure plus tard, nouvelle saignée de **190** cc., c'est-à-dire de **1/44,7** du poids du corps, suivie de la transfusion, par la jugulaire, de 300 *cc. d'eau salée*. Effet restaurateur médiocre : animal affaissé, dyspnéique.

Le soir, nouvelle injection intra-veineuse (ponction de la saphène), de 200 cc. *d'eau salée*.

Le lendemain matin, l'animal reste couché, ne mange pas et a l'air très faible.

Globules rouges : 1.740.000. Injection sous-cutanée de 200 cc. d'eau salée.

Le 3me jour, l'animal semble aller mieux; nouvelle injection de 100 cc. d'eau salée sous la peau.

4me jour. Animal très faible. 150 cc. d'urine. Le soir, trouvé mort.

Chien 38. **8** kilog. **500** (faible).

Globules rouges : 6.175.000.

Subit deux *saignées successives identiques à celles du chien précédent* et suivies chacune de la transfusion, par la jugulaire, de quantités d'*eau de Hombourg-Landgrafenbrunnen* (gaz carbonique chassé) respectivement les mêmes que les quantités transfusées au chien précédent.

L'animal reste très faible le premier jour et faible encore pendant les quatre jours qui suivent, puis la restauration se fait de mieux en mieux et la survie est définitive.

Il reçoit, à partir du soir même de la saignée, des injections successives de quantités d'*eau de Hombourg* correspondant exactement aux quantités d'eau salée injectées au chien précédent.

Le soir même de la saignée, injection intra-veineuse de 200 cc.

Le lendemain, injection sous-cutanée de 200 cc.

Le 3me jour, injection sous-cutanée de 100 cc.

Une numération globulaire, faite le lendemain de la saignée, donne 1.570.000 globules rouges.

3me jour.	Glob. rouges :	1.850.000	

3me jour. Glob. rouges : 1.850.000

5me — .   —   1.970.000

7me — .   —   2.080.000   Injection sous-cutanée de de 200 cc. d'eau Hombourg

10me — .   —   2.500.000

12me — .   —   2.870.000   Poids de l'animal : 7 k. 500

16me — .   —   3.200.000

24me — .   —   4.125.000   Poids de l'animal : 8 k.

33me — .   —   4.570.000

38me — .   —   5.020.000   Poids de l'animal : 8 k. 300

Saignée de la même quantité que le précédent, suivie de la transfusion de 150 cc. *d'eau de Hombourg-Kaiserin-Auguste-Victoria, additionnée des 2/3 environ de son volume d'eau distillée* (gaz carbonique chassé).

On ne peut observer l'animal pendant les heures qui suivent, mais l'effet de restauration immédiat n'est pas douteux. Le lendemain, l'animal est faible, mais mange avec appétit. Nouvelle transfusion (intra-veineuse) de 400 cc. de la même eau. Globules rouges : 1.540.000.

3me jour. Glob. rouges :	2.120.000	Injection sous-cutanée de 300 cc. d'eau de Hombourg.
4me — .	—	2.340.000	L'animal mange avec appétit.
5me — .	—	2.200.000	
7me — .	—	2.540.000	Injection sous-cutanée de 250 cc. d'eau de Hombourg.
9me — .	—	2.870.000	Poids de l'animal : 16 k. 30
12me — .	—	2.710.000	Injection sous-cutanée de 300 cc. d'eau de Hombourg.
14me — .	—	2.920.000	
16me — .	—	2.845.000	
20me — .	—	3.370.000	Poids de l'animal : 17 kilog.
25me — .	—	3.850.000	
30me — .	—	3.940.000	
35me — .	—	4.870.000	Poids de l'animal : 17 k. 500
37me — .	—	5.020.000	
39me — .	—	4.950.000	
42me — .	—	5.680.000	Poids de l'animal : 18 k. (faible).

L'animal augmente encore de poids, jusqu'à 19 kilog. en trois semaines et reste en excellent état.

Expérience LXXXIV

(Lapin)

Effets restaurateurs comparés, chez deux lapins de même poids, après une même saignée massive, chez l'un de transfusions de sérum physiologique ordinaire, chez l'autre des mêmes transfusions d'eau de Hombourg-Kaiserbrunnen.

Lapin 2 kil.**870**.

Globules rouges : 6.970.000.

Première saignée, par la carotide, de **95** cc., c'est-à-dire de **1/30,2** du poids du corps, suivie de transfusion par la jugulaire, de 95 *cc. d'eau salée ordinaire.*

Une heure plus tard, deuxième saignée de **55** cc., c'est-à-dire de **1/52,1** du poids du corps, suivie de transfusion de 70 *cc. d'eau salée ordinaire.*

L'animal est mal restauré, il reste roulé en boule, somnolent; respiration très ralentie. Dix heures après, il est plus faible encore, étendu inerte sur le flanc. On lui transfuse alors, par la veine marginale de l'oreille, 50 *cc. d'eau salée ordinaire.* L'animal paraît être un peu moins faible momentanément, mais 3 heures plus tard on le trouve mort.

Lapin 2 kil. **870**.

Globules rouges : 6.580.000.

Subit *deux saignées successives, exactement dans les mêmes proportions et dans les mêmes conditions que dans le cas du lapin pré-*

cédent, mais suivies chacune de transfusion d'*eau de Hombourg-Kaiserbrunnen* (gaz carbonique chassé) au lieu d'eau salée. L'animal est mieux restauré que le précédent après ses deux transfusions d'eau salée : il est faible, mais n'est pas ramassé sur lui-même, ne laisse pas retomber sa tête à terre ; la respiration est moins dyspnéique.

Onze heures après la saignée-transfusion, on lui transfuse encore, par la veine marginale de l'oreille, 50 *cc. d'eau de Hombourg*.

Le lendemain, on compte 1.980.000 globules rouges. L'animal est faible, mais mange. Nouvelle injection intra-veineuse de 50 cc. d'eau de Hombourg.

Pendant les cinq jours qui suivent, injection intra-veineuse quotidienne de 40 cc. de la même eau. Au quatrième jour, l'animal paraît aller extrêmement bien.

3me jour. Glob. rouges :	2.200.000	
5me — .	—	2.140.000	
6me — .	—	2.520.000	
8me — .	—	2.500.000	Poids de l'animal : 2 k. 530
15me — .	—	3.870.000	
17me — .	—	3.910.000	
20me — .	—	4.250.000	Poids de l'animal : 2 k. 715
25me — .	—	4.810.000	
27me — .	—	4.980.000	
32me — .	—	5.800.000	
35me — .	—	5.060.000	
39me — .	—	5.550.000	
42me — .	—	5.870.000	Hémoglobine : 15 p. 100
48me — .	—	5.370.000	Poids de l'animal : 2 k. 930
55me — .	—	6.320.000	Poids de l'animal : 3 k. 020

ACTION DES INJECTIONS D'EAUX MINÉRALES SUR LA PRESSION SANGUINE ET SUR LA CONTRACTION CARDIAQUE

Un des points qui différencient encore nettement plusieurs eaux minérales du sérum artificiel ordinaire, c'est l'action qu'elles exercent en injection intra-veineuse sur la pression sanguine. On sait que, chez un animal à pression normale, on peut injecter de grandes quantités d'eau salée sans modifier aucunement cette pression. Il n'en est pas de même de certaines eaux minérales, notamment des eaux qui contiennent une assez forte proportion de sels de chaux, telles que celles de *Hombourg*, *Kreuznach*, *Nauheim*, *Pyrmont* par exemple : ces eaux, injectées dans les veines même chez des animaux à pression normale, produisent une hausse de pression persistante, à des doses où l'eau salée simple est loin d'avoir le moindre effet.

Lorsqu'il s'agit d'eaux assez fortement hypertoniques et injectées sans être ramenées à l'isotonie, la hausse de pression produite peut provenir en grande partie de l'hypertonie de l'eau; elle résulte alors surtout de l'augmentation ainsi produite de concentration moléculaire du sang, amenant, par suite d'un mécanisme régulateur, une attraction d'eau des tissus dans les vaisseaux, d'où hausse de pression. Mais pour les eaux qui sont isotoniques ou seulement légèrement hypertoniques, l'hypertension produite ne peut plus s'expliquer par un mécanisme physique, elle résulte nécessairement de l'action spéciale de certains éléments dissous dans l'eau, et, au premier chef, de l'action des sels de chaux.

Les *figures* 9, 10, 11, 12 et 13, représentant des tracés de pression carotidienne pris sur des chiens chloralosés ou curarisés, montrent nettement l'action hypertensive des eaux de certaines sources de *Hombourg* injectées dans les veines à des doses où l'eau salée ordinaire n'exerce absolument aucune action.

On obtient des courbes analogues avec les autres eaux citées précédemment, aussi ai-je jugé inutile de les reproduire ici.

Sur ces tracés, *outre l'élévation de la pression sanguine,* on remarquera l'existence d'une *action toni-cardiaque* très puissante s'accompagnant d'un ralentissement corrélatif du cœur. Cette action a déjà été notée au cours de ce travail, à propos de la survie du cœur sous l'influence des eaux minérales. Elle paraît donc être, au moins en partie, de nature périphérique.

Les mêmes phénomènes sont produits par les injections intra-veineuses de sels de chaux, en particulier de chlorure de calcium, ce qui est loin d'être étonnant, puisque les eaux minérales en question sont riches en calcium. On trouvera, à la suite de ces tracés, d'autres courbes, qui sont faites pour être rapprochées des premières, et qui montrent l'action cardio-tonique et hypertensive des injections intra-veineuses de chlorure de calcium.

Dans le cas des eaux minérales, comme dans celui des sels de calcium, la hausse de pression s'accompagne de vaso-constriction dans divers territoires du corps, en particulier dans le rein.

Lorsque la pression a été préalablement abaissée, par une

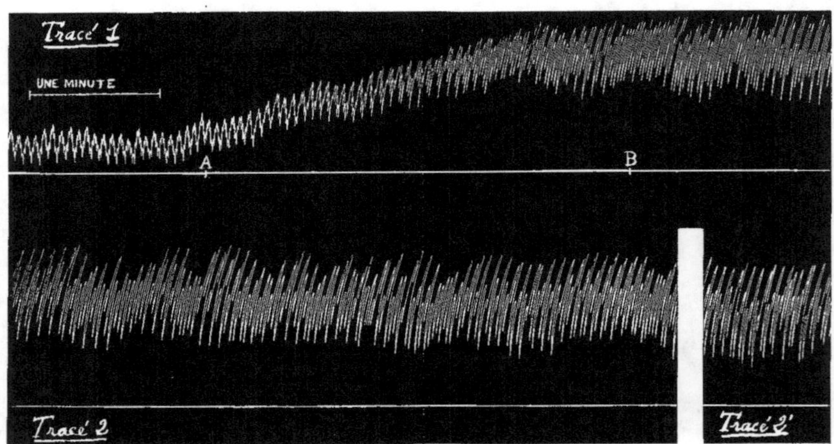

Fig. 9. — Chienne de 8 kilos, *chloralosée* à 0 gr. 07 par kilo. *Pression carotidienne*

Tracé 1. De A à B, *injection intraveineuse de 60 cc. d'eau de Hombourg-Elisabethenbrunnen*, simplement filtrée sur papier. (Voir l'analyse ci-jointe.) La pression monte de 12 à 19 cm Hg. Deux injections préalables d'eau salée à 9 ‰ (en tout 110 cc.) avaient à peine modifié la pression (1 cm d'augmentation seulement). Action *cardiotonique et ralentissement cardiaque.*

Tracé 2. Suite immédiate du précédent. La hausse de pression se maintient, ainsi que l'indique la hauteur du tracé au-dessus de la ligne de niveau.

Tracé 2'. Pris dix minutes après le précédent. La hausse de pression et les modifications cardiaques se maintiennent.

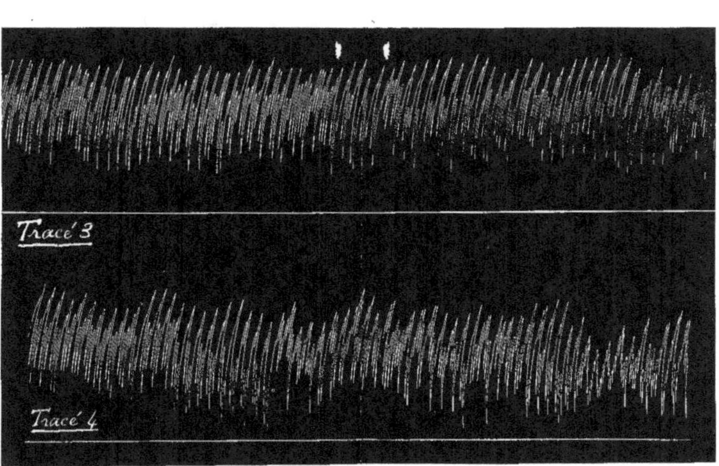

Fig. 10. — *Tracé 3*. Pris 5 minutes après le précédent.

Tracé 4. Pris 8 minutes plus tard. La pression reste toujours au-dessus de son chiffre initial et les modifications cardiaques persistent.

(Les lignes horizontales sont les lignes de niveau qui font suite à celles des deux tracés précédents.)

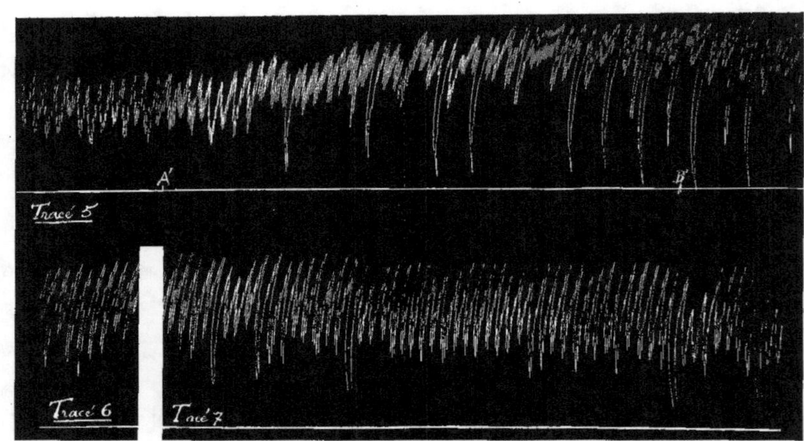

Fig. 11. — *Tracé 5*. Pris 10' après le précédent. De A' à B', *nouvelle injection intra-veineuse de 60 cc. d'eau de Homboury, Elisabethenbrunnen*. La pression monte jusqu'à *22 cm Hg*

Tracé 6. Pris 5 minutes après le précédent. — *Tracé 7*. Pris 8 minutes après le précédent.

(Les lignes horizontales sont les lignes de niveau qui font suite à celles des tracés précédents.)

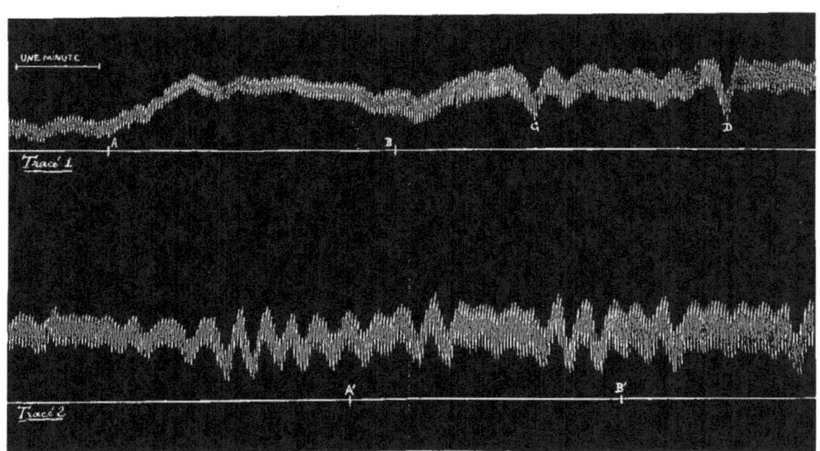

Fig. 12. — Chien de 12 kil., *curarisé. Pression carotidienne.*

Tracé 1. De A à B, *injection intra-veineuse de 80ᶜᶜ d'eau de Hombourg, Elisabethenbrunnen.* (En C et D, irrégularités dues à des variations accidentelles de la respiration artificielle.)

Tracé 2. Pris 10' après le précédent. De A' à B', *injection intra-veineuse de 100ᶜᶜ d'eau salée à 9 ‰* : aucune modification de pression.

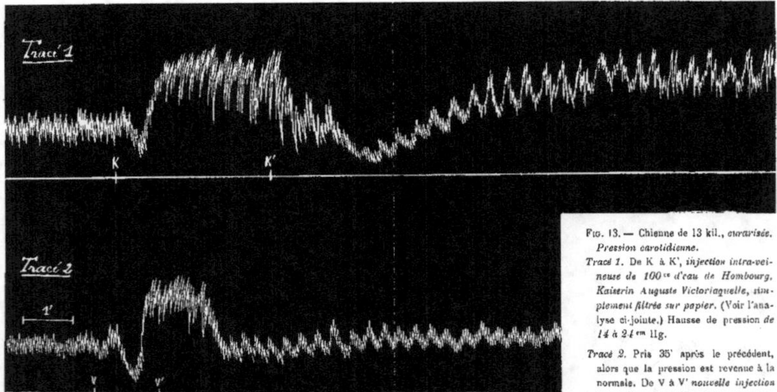

Fig. 13. — Chienne de 13 kil., *curarisée. Pression carotidienne.*

Tracé 1. De K à K', *injection intra-veineuse de 100 cc d'eau de Hombourg, Kaiserin Auguste Victoriaquelle, simplement filtrée sur papier.* (Voir l'analyse ci-joiute.) Hausse de pression *de 14 à 24* cm Hg.

Tracé 2. Pris 35' après le précédent, alors que la pression est revenue à la normale. De V à V' *nouvelle injection intra-veineuse de 40 cc de la même eau.* Une injection préalable d'eau salée n'avait eu aucune action.

saignée par exemple, les différences entre l'action cardio-vasculaire des injections d'eaux minérales et de sérum artificiel ordinaire sont plus manifestes. Ces eaux sont capables notamment de ramener la pression à la normale, employées à des doses très inférieures à celles qui seraient nécessaires pour produire le même résultat avec l'eau salée. De même si les injections sont faites chez des *animaux infectés*, chez lesquels l'abaissement de pression est dû à une vaso-dilatation d'origine toxique.

Si, au lieu d'injections intra-veineuses, on fait des *injections sous-cutanées*, on observe des phénomènes de même genre, ils sont seulement plus lents à se produire et plus graduels.

(Qu'on me permette à ce propos de signaler l'intérêt qu'on aurait, en clinique, lorsqu'on veut à la fois augmenter la pression sanguine et la coagulabilité du sang, à avoir recours aux injections intra-veineuses de chlorure de calcium, soit pur, en solution à 10 à 12 pour 1000, soit mélangé à partie égale de chlorure de sodium (ââ 5 à 6 gr. par litre par exemple.) (1).

J'ai déjà eu l'occasion de constater chez l'homme, l'innocuité parfaite de ces injections et la forte augmentation de coagulabilité du sang qu'elles amènent.

C'est à cette double indication, modificatrice de la coagulation et de la pression sanguine, que répondent aussi les injections d'eaux minérales riches en sels de calcium.

---

(1) Cf. C. Fleig. Sur les injections de solutions isotoniques de chlorure de calcium ou de sérums fortement calciques, de solutions isotoniques ou hypertoniques de sucres et sur l'ingestion ou les lavements d'eau abondants, avant et après l'anes-thésie chirurgicale. *Académie des Sciences et Lettres de Montpellier*, 7 juin 1909.

Figures 14, 15 et 16. — A la suite des précédents tracés montrant l'action hypertensive et cardio-tonique des injections intra-veineuses de certaines sources des eaux de Hombourg, je donne ici des tracés, pris le 6 *août* 1902 avec mon ami et collaborateur M. LEFÉBURE, en présence de M. HÉDON et qui mettent bien en évidence le rôle que peut avoir le *calcium* contenu en proportions notables dans certaines eaux minérales (en particulier celles de Hombourg) dans l'explication de *leur action cardio-vasculaire*. La publication de ces tracés aurait eu à l'époque plus d'originalité qu'aujourd'hui, l'action cardio-vasculaire du calcium ayant été alors peu étudiée; néanmoins, je crois utile de les joindre ici, étant donnée la technique spéciale dont nous nous étions servis (indiquée ci-dessous) et leur valeur comparative avec les tracés obtenus par injections d'eaux minérales.

Chez un chien de 22 kilog., *curarisé*, on ouvre la cage thoracique et, après résection du plastron sterno-costal, on fixe verticalement dans le péricarde un tube de verre (de 7 ^{mm} de diamètre intérieur et de 20^{cm} de haut) muni, à son extrémité inférieure d'un bourrelet sur lequel on lie hermétiquement le péricarde légèrement incisé sur sa face antérieure; le tube, immobilisé par fixation à un support métallique, est terminé à son extrémité supérieure par une partie effilée qu'on met en relation avec un tambour enregistreur au moyen d'un tube de caoutchouc, après avoir introduit de l'eau salée dans le tube de verre jusqu'au quart inférieur environ. Le péricarde étant inextensible, le cœur peut être ainsi considéré comme étant dans un

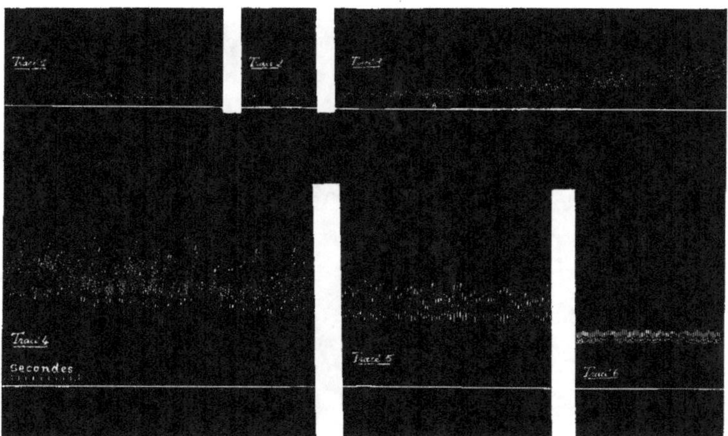

Fig. 14. — *Action cardiotonique des injections intra-veineuses de chlorure de calcium à 9 °/$_{oo}$ (en vue de mettre en évidence le rôle partiel du calcium dans l'action cardio-vasculaire des injections de certaines eaux minérales).*

Chien de 22 kilos, *curarisé*. Contractions du *cœur*, dont le péricarde est lié sur un tube de verre en relation avec un tambour enregistreur.
(Voir explication détaillée page précédente.)

Tracé 1. Courbe normale. — *Tracé 2.* Courbe obtenue juste avant le moment de l'injection de chlorure de calcium. — *Tracé 3.* On a commencé une *injection intra-veineuse de CaCl^2 à 9 °/$_{oo}$* ; en A il est passé 70 cc. de la solution. — *Tracé 4.* Pris quelques secondes après le précédent, alors qu'on a injecté *100 cc.* *Tracé 5.* Pris 8 minutes après le précédent. — *Tracé 6.* Pris 18 minutes plus tard. (Suite sur la figure 15.)

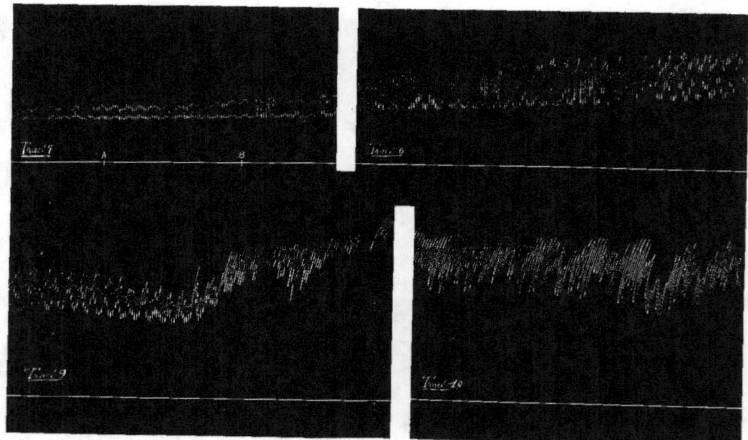

Fig. 15. — *Tracé* 7. Pris 15 minutes après le précédent. De A à B, *injection intra-veineuse de 50 cc. de la solution de $CaCl^2$ à 9 $°_{/00}$.*

Tracé 8. Pris quelques minutes après le précédent.

Tracé 9. Pris 30 secondes après le précédent.

Tracé 10. Pris 30 secondes après le précédent.

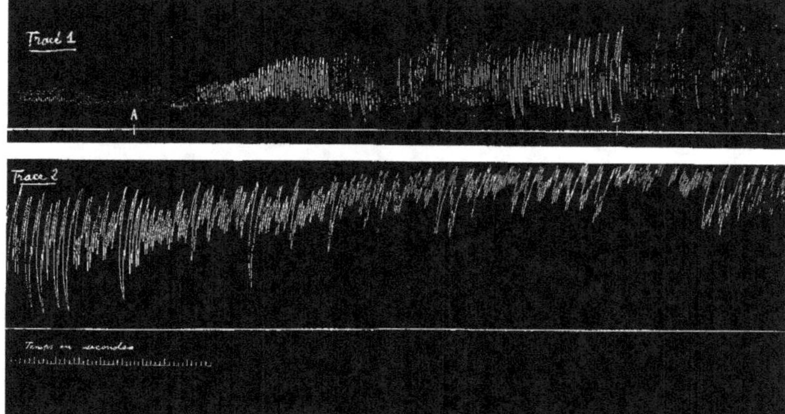

FIG. 18. — *Action cardiotonique et hypertensive des injections intra-veineuses de chlorure de calcium à 9 °/₀₀.* Chien de 18 kil., curarisé. *Pression carotidienne.*

Tracé 1. De A en B, on fait une *injection intra-veineuse de 50 ᶜᶜ de chlorure de calcium à 9 °/₀₀.*

Tracé 2. Suite immédiate du tracé précédent. La pression carotidienne, qui était sur le tracé normal à 13 ᶜᵐ Hg, s'élève jusqu'à 30 ᶜᵐ. La hausse de pression est tellement accentuée que le style dépasse les limites du cylindre enregistreur, ce qui se traduit sur le tracé par des manques d'inscription.

Un quart d'heure après, la pression diminue peu à peu, mais, de toute la durée de l'expérience (1 h. 15'), ne revient pas à la normale : elle se maintient entre 18 et 21ᶜᵐ Hg.

On avait enregistré synchroniquement le volume du *rein* (non rapporté sur ces tracés) : une *vaso-constriction rénale* très marquée et persistante s'était produite en même temps que la hausse de pression.

pléthysmographe et, sur le tracé obtenu, on observe facilement les modifications cardio-toniques qu'on peut produire. C'est ce que l'on constate snr les figures 14 et 15 qui suivent, sous l'influence d'*injections intra-veineuses* de CaCl² à 9 pour 1000 (un peu hypotonique).

Je joins aussi la figure 16, montrant l'action cardio-tonique et hypertentive des injections intra-veineuses de CaCl² chez un chien curarisé dont on enregistre la pression carotidienne.

Il ne faut cependant pas, d'après ces tracés, vouloir considérer les eaux à action hypertensive en injections intra-veineuses comme devant avoir, dans les diverses conditions possibles de leur administration, une action de même nature. Il est certain que, données par une autre voie que la voie des injections, elles n'auront pas nécessairement le même effet (soit quantitatif évidemment, soit même qualitatif) et que, même par la voie des injections, elles pourront avoir, suivant la dose, des effets bien différents. Il était utile de bien spécifier ce point qui, méconnu, pourrait prêter à de fausses interprétations et même à des erreurs thérapeutiques.

Quoi qu'il en soit, cette action sur le système circulatoire donne bien une idée des différences d'effets physiologiques qui peuvent exister entre la simple solution chorurée sodique et beaucoup d'eaux minérales. Toutes les eaux minérales cependant ne possèdent pas l'action hypertensive que nous avons vue : les eaux de Vichy, par exemple, se sont montrées tantôt sans action spéciale sur la pression sanguine, tantôt ont amené une légère hausse de pression; celles de La Bourboule n'ont pas eu d'effet appréciable à ce point de vue.

Il n'est donc pas possible de trouver, pour chacun des divers points de l'action physiologique des eaux minérales étudiées, des différences marquées avec l'action de l'eau salée. Mais si certains points sont communs aux deux sortes de sérums, d'autres restent qui les distinguent bien tout de même les uns des autres et l'intérêt de l'emploi des eaux minérales comme sérums artificiels n'en est en rien diminué.

CHAPITRE III

ACTION DES INJECTIONS D'EAUX MINÉRALES
SUR LES PHÉNOMÈNES D'EXCRÉTION
ET DE NUTRITION

Injections prolongées à vitesse lente.
Petites injections répétées.
Injections massives.

Dans l'étude comparative des effets des injections d'eau salée simple et d'eaux minérales, un point important était de rechercher les modifications produites sur les divers systèmes d'excrétion et de nutrition. J'ai examiné les phénomènes d'élimination par le rein et par le tube digestif, provoqués sous l'influence soit de petites injections répétées, soit d'injections massives, soit d'injections prolongées à vitesse lente. Ces recherches ont surtout été faites chez le chien et chez l'homme et suivant le même plan et les mêmes techniques déjà utilisées à propos des sérums artificiels à minéralisation complexe.

Les eaux minérales que j'ai utilisées pour ces études sont surtout les eaux qui sont naturellement assez voisines de l'isotonie. Je me suis limité pour le moment aux eaux *surtout chlorurées sodiques, riches pour la plupart en sels de chaux et aux eaux arsenicales de La Bourboule*, dans l'idée que les résultats pourraient être ainsi plus comparables entre eux et avec l'eau salée ordinaire. Il est à prévoir en effet que des eaux à minéralisation « *spéciale* », en particulier bi-carbonatées ou magnésiennes, doivent agir sur les phénomènes de nutrition autrement que par le fait de leur minéralisation complexe et sont susceptibles de constituer à ce point de vue un sujet d'étude spécial.

Dans la *Troisième partie* de ce travail, nous avons déjà vu comment se fait l'élimination des eaux sous l'influence des *injections intra-veineuses prolongées et à vitesse lente*, soit pendant la période d'injection elle-même, soit pendant les périodes successives qui suivent l'injection. Nous avons constaté, à côté de l'élimination urinaire, une élimination par le tube digestif et souvent une sorte de balancement, bien physiologique, entre les deux modes d'élimination.

Sous l'influence de ces mêmes injections, *l'augmentation d'activité des fonctions d'élimination et de nutrition est plus marquée lorsqu'il s'agit d'eaux minérales que de l'eau salée à 9 p.* 1000. La diurèse, dans le cas des eaux minérales, est nettement plus abondante et plus rapide, à la fois pour l'élimination de l'eau et pour celle des matériaux solides. Le taux de la diurèse liquide est souvent deux fois plus élevé, la diurèse moléculaire totale et la diurèse moléculaire achlorée sont aussi plus intenses; le poids de la molécule élaborée moyenne se trouve au contraire plus faible et sa toxicité en général diminuée dans de plus fortes proportions, comme dans le cas des sérums artificiels à minéralisation complexe. L'augmentation du rappotr azoturique est aussi plus accentuée et se maintient plus longtemps.

Nous avons signalé les conséquences qui résultent du fait de l'excrétion plus abondante de l'eau et des matériaux solides totaux, c'est-à-dire du travail d'élimination rénale plus intense : la plupart des eaux minérales réalisent des milieux moins toxiques encore que le sérum physiologique ordinaire et l'altération qu'elles apportent au milieu vital intercellulaire naturel est moindre encore que celle que produit la solution chlorurée simple.

Chez les animaux chez lesquels il s'établit, sous l'influence de l'injection prolongée, une suppléance entre le rein et le tube digestif et qui arrivent à sécréter dans l'espace de trois heures plus de 250 cc. de salive, l'étude cryoscopique du suc établissant aux différents moments les variations de la diurèse salivaire montre que la marche de cette dernière se fait suivant un mode analogue à celle de la diurèse rénale.

Les *petites injections répétées, chez l'animal,* à la dose de 0 cc. 5 à 1 cc. par kilogramme, ne modifient que peu l'élimination rénale, qu'il s'agisse de l'eau salée simple ou d'eaux minérales; le taux de l'urée augmente légèrement dans les deux cas; la nutrition, à en juger par le rapport azoturique, le taux des phosphates et la cryoscopie urinaire, s'accélère un peu, mais il n'y a pas de différence nette suivant qu'il s'agit d'injections d'eaux minérales ou d'eau salée ordinaire. *Chez l'homme,* les différences paraissent plus accentuées.

Dans le cas des *injections massives, soit chez l'animal,*

soit chez l'homme, les résultats sont de même genre, mais plus accentués; on saisit plus facilement la plus grande intensité d'action des injections d'eaux minérales comparativement anx injections d'eau salée pure.

Un chien de 17 kilog. reçoit par exemple dans les veines 700 cc. d'eau de *Kreuznach-Elisabethbrunnen* (simplement débarrassée de son excès d'acide carbonique par agitation à l'air). L'injection est faite massivement en dix minutes. Douze heures après, il a uriné' 1600 cc. (D = 1011) et 24 heures plus tard 1970 cc. (D = 1013). Pendant les jours qui suivent (observation faite pendant dix jours), le volume de l'urine de 24 heures se maintient d'ailleurs bien au-dessus de la normale et la densité urinaire reste très abaissée.

Chez un autre chien de 11 kilog., une injection intra-veineuse de 330 cc. en cinq minutes d'eau de Hombourg-Elisabethenbrunnen (débarrassée de l'excès d'acide carbonique comme d'habitude) provoque, au bout de 12 heures l'élimination de 1500 cc. d'urine (D = 1010); 12 heures plus tard, l'animal élimine encore 1000 cc. (D = 1013); 12 heures plus tard 1100 cc. (D = 1012). L'élimination par 24 heures ne revient au volume et à la densité primitifs que 13 jours après l'injection.

Des diurèses d'intensité analogue s'observent aussi à la suite d'injections massives d'eaux minérales *chez le lapin* (en particulier avec les eaux de *Nauheim, Kreuznach, Hombourg, Pyrmont, Kissingen, Salins*, etc.).

La conclusion générale qui se dégage de ces divers résultats, dont l'étude détaillée sera faite ultérieurement dans

un travail spécial, est la production d'une suractivité plus
grande dans les phénomènes d'élimination et de nutrition
sous l'influence des injections d'eaux minérales que sous
l'influence de l'eau salée simple. De la sorte se confirme
bien encore l'affirmation que ces eaux sont préférables à
l'eau salée isotonique lorsqu'il s'agit d'accélérer la nutrition et la diurèse; l'action dynamogénique plus marquée
qu'elles exercent sur les échanges organiques et la facilité
plus grande avec laquelle elles permettent l'excrétion par
les divers émonctoires les différencient nettement du sérum
physiologique ordinaire.

Ainsi se trouve de mieux en mieux établie la conception
des eaux minérales en tant que sérums artificiels.

Les quelques effets physiologiques qui viennent d'être
passés en revue ne sont certes pas les seuls qui permet-
traient de différencier les eaux minérales de l'eau salée
ordinaire. Les effets sur les glandes digestives, les sécrétions
de toute nature, les échanges respiratoires, le système
nerveux, etc., permettront de pénétrer plus à fond la physiologie de ces eaux étudiées en tant que sérums. Le présent
travail se borne à l'étude très générale des grandes lignes
susceptibles de montrer la supériorité de la plupart des
eaux minérales sur la simple solution chlorurée sodique
et en conséquence l'intérêt bien évident qui en découle
directement pour les applications cliniques.

CHAPITRE IV

EAUX MINÉRALES RADIOACTIVES
ET SÉRUMS RADIOACTIFS

Beaucoup d'eaux minérales sont, nous l'avons vu, radio-actives ; leur radioactivité, due *le plus souvent* à l'émanation du radium, et non à l'existence en solution d'un sel de radium, est temporaire et disparaît spontanément assez vite.

Dans le but de la prolonger indéfiniment, JABOIN et BEAUDOIN (1) ont proposé de les additionner d'une quantité convenable de bromure de radium. On peut calculer en effet la quantité d'émanation qui existe à un instant quelconque dans un poids connu de sel de radium et inversement le poids de bromure de radium qui produit une quantité maxima donnée d'émanation. La radioactivité moyenne par exemple de l'eau de Bussang, à la source, se mesure par 0,792 milligramme minute d'émanation (c'est-

---

(1) A. JABOIN et BEAUDOIN. Sur la radioactivation artificielle des eaux minérales et sur l'élimination du bromure de radium soluble. *Société de Pharmacie,* 4 novembre 1908 et *Journal de Pharmacie et de Chimie,* 6ᵉ série, XXIX, 1ᵉʳ janvier 1909, 15-23. — Rapport sur ce mémoire par LÉGER, MOUREU, FOURMEAU, BRETEAU et MEILLÈRE (rapporteur). *Soc. de Pharmacie,* 4 novembre 1908 ; paru in *Journ. de Pharmacie et de Chimie,* 6ᵉ série, XXVIII, 1908, 172-471.

à-dire que dix litres d'eau contiennent, au moment de l'émergence, une quantité d'émanation égale à celle que produisent 0,722 milligrammes de bromure de radium pendant une minute, sans tenir compte de la destruction spontanée). Pour obtenir alors dix litres d'eau de Bussang dont la radioactivité sera indéfiniment égale à sa valeur initiale 0,792, on devra ajouter un poids de bromure de radium égal à $\frac{0,792}{8,286} = 0,000095$ millig., soit 0,095 microgramme (le microgramme n'étant autre que le millième de milligramme).

On peut ainsi, non seulement prolonger de façon pratiquement indéfinie la radioactivité naturelle d'une eau minérale (puisqu'un sel de radium doit conserver sa radioactivité pendant plus de 1.000 ans), mais encore conférer à cette eau une radioactivité bien plus élevée que celle qu'elle possède à la source; si cette propriété est un facteur entrant en jeu dans la « vie » des eaux minérales, on prévoit l'importance possible de la radioactivation; peut-être a-t-on déjà là un moyen de fixer en quelque sorte de façon immuable l'activité thérapeutique d'une eau minérale et d'augmenter de beaucoup l'activité des eaux utilisées plus ou moins longtemps après leur sortie du griffon. Il serait cependant prématuré de donner actuellement une conclusion quelconque à cet égard, vu le manque de faits d'observation sur le sujet; on ne peut que simplement poser la question.

Quoi qu'il en soit, il était nécessaire de s'assurer préalablement de l'innocuité des doses de radium ajoutées aux eaux minérales pour les radioactiver. De nombreuses expé-

riences cliniques ont déjà montré que le bromure de radium,
absorbé à faibles doses, est parfaitement bien toléré. DOMI-
NICI et FAURE-BEAULIEU (1) d'autre part ont prouvé que
les sels *insolubles* de radium peuvent rester fixés longtemps
dans les organes sans aucun danger. JABOIN et BEAUDOIN,
par des expériences directes, ont établi que le bromure de
radium, soluble, ne séjourne pas dans l'organisme, mais est
facilement éliminé dans les quelques jours qui suivent son
ingestion (2). Enfin LÉPINE et BOULUD ont étudié quelques
effets de l'injection intra-veineuse, chez le chien, d'eau
salée radifère, notamment sur la glycémie et l'excrétion
urinaire (3) (sérum de Hayem radifère mis à leur disposition par JABOIN).

Je me suis alors demandé quelle pouvait être l'action des
eau minérales radioactivées ou de sérums artificiels radifères à minéralisation complexe sur les organes et les éléments cellulaires isolés du corps, tels que l'intestin, l'œsophage, le cœur, les globules rouges et les spermatozoïdes
en suivant les méthodes précédemment utilisées dans les
cas des eaux minérales ordinaires.

Les solutions radifères dont je suis parti pour composer
les sérums artificiels radifères à minéralisation complexe
en question et pour donner une radioactivité fixe aux eaux

---

(1) DOMINICI et FAURE-BEAULIEU. De l'arrêt et du séjour prolongé du sulfate
de radium dans les tissus vivants. *C. R. Acad. Sciences*, 18 mai 19 3.

(2) *Loc. cit.* — L'élimination, chez le lapin, à la suite de l'ingestion de 50 microgrammes de bromure de radium, est terminée au bout des quatre jours qui suivent
l'ingestion.

(3) R. LÉPINE et BOULUD. Sur les effets de l'injection intra-veineuse d'eau
salée radifère. *C. R. Soc. Biol.*, LXV, 21 novembre 1908, p. 467.

minérales dont je me suis servi m'ont été obligeamment
fournies par M. JABOIN. Pour les recherches comparatives
sur la radioactivité des divers liquides que j'ai employés
comme sérums artificiels, j'ai utilisé l'électroscope de CURIE
et celui de CHENEVEAU et LABORDE, que je remercie M. le
prof. MASSOL d'avoir bien voulu mettre à ma disposition.

Les solutions radifères que m'a envoyées M. JABOIN,
étant à des titres assez faibles (de 1 microgramme de bromure de radium à 500 microgrammes par litre), j'ai utilisé
jusqu'à présent comme eaux minérales à radioactiver
surtout des eaux très fortement salines, celle de Biarritz
surtout, qu'il faut diluer de 40 volumes d'eau pour la ramener à l'isotonie. Pour les eaux minérales peu hypertoniques
naturellement ou voisines de l'isotonie, la radioactivation
était réalisée en les additionnant d'une petite quantité de
solution de bromure de radium à 500 microgrammes par
litre.

J'obtenais ainsi des eaux minérales dont la radioactivité
fixe correspondait à 1 à 12 microgrammes de bromure de
radium par litre et se trouvait être par conséquent bien
plus élevée que la radioactivité des eaux minérales naturelles même les plus radioactives. J'ai même utilisé de l'eau
de Biarritz isotonique à 500 microgrammes de bromure de
radium par litre. Pour les sérums artificiels à minéralisation complexe, la teneur en bromure de radium variait de
1 microgramme à 500 microgrammes par litre.

Dans d'autres expériences, j'ai utilisé des eaux minérales
ou des sérums artificiels à minéralisation complexe possé-

dant une radioactivité *induite* acquise à la suite du séjour plus ou moins prolongé dans ces liquides d'un tube de bromure de radium à activité de 1.500.000, que je remercie M. le prof. Ville d'avoir bien voulu me prêter.

Enfin j'ai aussi recherché l'action de *l'émanation* de ce tube de radium placé directement dans le voisinage des organes ou des éléments cellulaires que j'étudiais.

L'ensemble de ces expériences est destiné à montrer que l'action sur ces divers systèmes organiques soit d'eaux minérales ou de sérums radifères (radioactivité fixe), soit des mêmes liquides possédant une radioactivité induite ou contenant le tube de radium, conduit à des conclusions qui montrent l'innocuité de l'emploi des injections intra-tissulaires d'eaux minérales très radioactives, infiniment plus radioactives même que toutes celles qu'on connaît actuellement.

Action d'eaux minérales et de sérums artificiels radioactifs sur les contractions spontanées de l'intestin, de l'utérus, du cœur et sur les contractions provoquées de l'œsophage de lapin. — Des fragments d'intestin grêle de lapin immergés comparativement dans des sérums artificiels complexes et dans ces mêmes sérums additionnés de 1 à 100 microgrammes par litre de bromure de radium se contractent avec la même intensité dans les deux sortes de milieu et la durée des contractions est tout à fait comparable dans les deux cas.

Lorsque la dose de bromure de radium atteint 500 micro-grammes par litre, on peut observer, quoique de façon inconstante, une légère inhibition des contractions dans les milieux radifères, mais aucune action toxique cependant, les contractions reprenant leur intensité normale si l'on change l'intestin du sérum radifère dans le sérum non radifère témoin.

Les mêmes résultats s'obtiennent en étudiant la reviviscence de l'intestin après conservation à la glacière ou en se servant de l'utérus de lapin au lieu de l'intestin.

Pour des doses de bromure de radium ne dépassant pas 500 microgrammes par litre, on n'arrive à saisir aucune différence entre les contractions de l'œsophage de lapin (provoquées électriquement) dans un sérum artificiel complexe et dans le même sérum additionné de radium. De même en ce qui concerne le cœur de grenouille excisé.

Le sérum complexe dont je me suis servi pour ces expériences est celui que j'ai déjà utilisé avec M. HÉDON pour l'étude des contractions de l'intestin, et répond à la formule suivante : NaCl 6 gr.; KCl 0 gr. 3; $SO^4 Mg$ 0,3; $PO^4 HNa^2$ 0,5; $CO^3 NaH$ 1,5; glucose 1 gr.; eau distillée 1000 cc. Pour le cœur de grenouille, j'ai utilisé le liquide de RINGER.

Si, au lieu de sérum artificiel, on se sert d'eau de Biarritz radifère, contenant de 1 microgramme à 500 microgrammes de bromure de radium par litre, on arrive aux mêmes conclusions.

Avec les sérums artificiels ou les eaux minérales radioactivés par *induction*, on ne saisit aucune différence dans les contractions de l'intestin, de l'utérus ou de l'œsophage de lapin par rapport aux contractions observées dans les mêmes milieux non radioactifs. Dans ces expériences, la radioactivation était obtenue en laissant en contact avec 500 cc. des liquides à étudier le tube de bromure de radium d'activité 1.500.000, pendant 24 à 48 heures.

Bien plus, les contractions spontanées de l'intestin grêle de lapin dans le sérum artificiel complexe ou dans diverses eaux minérales n'ont paru nullement influencées par la présence dans ces milieux du *tube de radium placé au contact même de l'intestin* (l'intestin lui-même étant maintenu à la partie supérieure d'une éprouvette de 100 cc. contenant le liquide). Ces résultats sont en parfait accord avec des recherches relatives à l'action du radium sur les tissus organiques, qui ont montré que des ampoules contenant du sulfate de baryum radifère, maintenues pendant un à quatre mois dans la cavité péritonéale du cobaye, n'ont produit aucune lésion comparable à celles provoquées par les applications directes au niveau de la peau. Cependant j'ai observé que si le contact du tube de radium au niveau de l'intestin immergé dans un sérum artificiel à la glacière est très prolongé, cet organe devient à un moment donné incapable de reprendre ses contractions par réchauffement progressif : il en est ainsi par exemple au bout de trois ou quatre jours de contact.

Auto-ou iso-transfusions de globules rouges en suspension dans des sérums artificiels ou des eaux minérales radifères ou radioactivés par induction; transfusions de globules rouges préalablement soumis à l'émanation directe du tube de radium. — Je résume les expériences faites à ce sujet, chez le lapin, en disant que des globules rouges lavés et mis en suspension dans du sérum artificiel ou des eaux minérales isotoniques contenant de 1 à 500 microgrammes de bromure de radium par litre ne sont altérés en aucune façon, car leur transfusion permet la restauration définitive d'animaux qu'une simple transfusion de sérum artificiel est incapable de sauver. Ces globules prennent la forme habituelle en pomme épineuse et reviennent à leur forme normale une fois réinjectés dans le torrent circulatoire. Ils ne sont nullement laqués et l'urine des jours consécutifs à leur transfusion ne présente aucun signe de destruction globulaire. Ces résultats s'appliquent aux globules lavés et restés en suspension même pendant une période de quatre heures dans du sérum artificiel ou des eaux minérales contenant jusqu'à 500 microgrammes de bromure de radium par litre.

Les mêmes liquides, radioactivés par *induction* comme il a été dit plus haut, ne manifestent non plus aucune action nocive vis-à-vis des globules rouges et peuvent être employés pour les mêmes expériences.

Enfin, des globules lavés laissés en suspension *pendant quatre heures* dans un sérum artificiel ou une eau minérale *au contact du tube de bromure de radium à activité de* 1.500.000 sont tout aussi ɔptes que les globules simplement lavés dans du sérum ordinaire à restaurer les animaux après les saignées : aucune hémoglobinurie ni aucun autre signe de destruction globulaire pendant les jours qui suivent 'auto- ou l'iso-transfusion.

Survie et reviviscence des spermatozoïdes dans des sérums artificiels ou des eaux minérales radifères, radioactivés par induction ou au contact direct dn tube de radium. — Les mêmes expériences de survie et de reviviscence des spermatozoïdes qui ont été relatées au cours de ce travail et se rapportent soit aux spermatozoïdes lavés, soit aux spermatozoïdes dans des mélanges de sperme et d'eaux minérales, conduisent à des résultats analogues si l'on se sert d'eaux minérales contenant de 1 à 500 microgrammes de bromure de radium par litre. Ces faibles doses de radium n'exercent pas la moindre action empêchante sur les mouvements des spermatozoïdes, qui, au contraire, m'ont paru parfois activés. Il en est de même avec les eaux minérales radio-activées par induction.

Au point de vue de la reviviscence après conservation à la glacière, il faut cependant ajouter que du sperme pur, maintenu ainsi à basse température au contact du tube de radium habituellement employé, ne contient plus, au bout de quatre jours, de spermatozoïdes capables de se mouvoir, ce qui montre que l'action *directe* et *prolongée* d'une émana-tion de radium de haute intensité exerce sur ces éléments un effet nocif analogue à celui que nous avons observé dans le cas de l'intestin conservé dans les mêmes conditions.

Mais il s'agit ici de conditions qui ne sont jamais réalisées dans la pratique et le fait de l'innocuité de faibles doses de radium ou d'émanation, même de doses bien supérieures à celles qu'on peut trouver dans les eaux minérales natu-relles, me paraît parfaitement établi par les trois séries d'expériences que je viens d'exposer.

CINQUIÈME PARTIE

DÉDUCTIONS
ET APPLICATIONS THÉRAPEUTIQUES
BASÉES SUR LES DONNÉES PHYSIOLOGIQUES

CINQUIÈME PARTIE

DÉDUCTIONS ET APPLICATIONS THÉRAPEUTIQUES BASÉES SUR LES DONNÉES PHYSIOLOGIQUES

On conçoit facilement que de nombreuses et importantes déductions thérapeutiques peuvent découler des notions physiologiques qui viennent d'être exposées. Les effets généraux des injections, mêmes massives ou prolongées ou répétées d'eaux minérales, les effets spéciaux de leurs transfusions après les saignées, leur action si remarquablement conservatrice et nutritive vis-à-vis des organes ou des systèmes cellulaires séparés du corps, leur supériorité à divers points de vue vis-à-vis du sérum artificiel ordinaire, autant de faits dont la démonstration a fait l'objet des précédents chapitres, permettent de prévoir quel large champ d'action est ouvert aux applications cliniques.

Nous avons, au cours de ces démonstrations, déjà signalé l'utilisation des injections d'eaux minérales dans certains cas d'hémorragie, ou après les saignées, soit sous forme de transfusions simples, soit sous forme de transfusions de globules lavés, et noté en même temps leur effet hémostatique, souvent bien supérieur à celui du sérum artificiel ordinaire. Le moment est venu maintenant de jeter un coup d'œil d'ensemble sur les indications générales et spéciales de cette nouvelle méthode thérapeutique, d'en préciser, autant qu'il sera possible, les limites et aussi de bien spécifier qu'ici comme ailleurs il faudra bien se garder d'appliquer la méthode sans discernement et en faire une panacée bonne à tout traiter, ce qui est trop souvent le sort des innovations thérapeutiques insuffisamment étudiées et trop hâtives.

CHAPITRE PREMIER

APERÇU SUR LES APPLICATIONS CLINIQUES
DES INJECTIONS INTRA-TISSULAIRES
D'EAUX MINÉRALES

Injections d'eaux minérales *en tant que sérums artificiels* à minéralisation complexe.

Injections d'eaux minérales *en tant que nouvelle méthode d'application* de la cure hydrominérale.

Observations cliniques. Adénites tuberculeuses. Ostéites. Tuberculoses pulmonaires à types divers, ·lymphatisme. Asthénies et anémies. Paludisme. Diabètes. Rhumatisme chronique. Ulcères. Eczémas. Psoriasis. Syphilis grave avec intolérance mercurielle.

Glycosuries expérimentales. Tuberculoses expérimentales.

Mode d'action général des injections d'eaux minérales sur l'organisme malade.

L'expérimentation physiologique montre que beaucoup d'eaux minérales pourront être utilisées comme sérums artificiels et donner des effets supérieurs à ceux du sérum physiologique ordinaire. *Les eaux à minéralisation dite banale seront en général à employer dans tous les cas où ce dernier est indiqué et les eaux à minéralisation dite spéciale dans divers cas déterminés où l'élément particulier qui les caractérise (As, Fe, H^3S, CO^2, etc.) est susceptible de produire un effet thérapeutique spécifique.* L'action hémostatique des eaux de *Hombourg, Kreuznach, Nauheim,* etc., ou d'autres eaux assez riches en calcium peut être mise à profit dans différentes hémorragies; l'action excitante, sur la nutrition et sur l'hématopoïèse, de ces mêmes eaux et de celles de *Balaruc*, *La Bourboule*, etc., dans diverses maladies du sang et de la peau, dans certaines manifestations tuberculeuses; l'action de l'eau d'*Uriage* dans des syphilis graves, comme adjuvant du traitement mercuriel, et dans certaines affections cutanées, etc. On verra plus loin quelques détails d'observations cliniques à ce sujet.

Avant d'entrer dans l'analyse de ces faits, je désire donner une idée nette de l'orientation du champ des études cliniques à entreprendre sur l'action thérapeutique des injections intra-tissulaires d'eaux minérales. Le problème se pose à un double point de vue : 1º au point de vue de la valeur des injections d'eaux minérales en tant que sérums artificiels à minéralisation complexe; 2º au point de vue de leur valeur en tant que nouvelle méthode d'application de la cure hydrominérale .

1º *Injections d'eaux minérales en tant que sérums artificiels à minéralisation complexe.* — Les eaux minérales à minéralisation banale, et de teneur saline suffisante (*isotoniques* ou *para-isotoniques*) pourront être employées comme sérums artificiels, en injections intra-veineuses, sous-cutanées ou intra-musculaires, à des doses aussi fortes et plus fortes même que celles où on utilise le sérum ordinaire.

Les eaux à minéralisation banale et très hypertoniques par rapport au plasma sanguin pourront être utilisées dans les mêmes conditions, après avoir été ramenées par dilution avec de l'eau distillée à un taux salin voisin de celui du plasma.

Les mêmes eaux à minéralisation banale, mais de concentration moléculaire trop faible, ne seront injectées telles quelles dans les veines qu'en quantité minime, mais à des proportions élevées (500 cc.) sous la peau ou dans les muscles; il est d'ailleurs facile, lorsqu'on veut les injecter en grande quantité, de les ramener à l'isotonie par addition de chlorure de sodium ou de proportions convenables d'eaux très fortement minéralisées ou d'eau de mer ou de sucres (glucose).

Les eaux à minéralisation spéciale pourront être employées aussi comme les eaux à minéralisation banale, en tant que sérums artificiels, dans les limites où le permettra l'activité ou la toxicité des éléments spécifiques (As, Fe, H^2S, etc.), qn'elles contiennent. Ces limites, nous l'avons vu, sont d'ailleurs extrêmement élevées: il suffit de se rappeler à quelles hautes doses peuvent être parfaitement tolérées les eaux de *La Bourboule*; de même pour les eaux *alcalines.*

A propos de ces dernières, les injections massives ou prolongées nous ont montré quelles grandes quantités on peut en introduire dans l'organisme, bien que leur composition chimique soit assez éloignée de celle du plasma sanguin, Roger Trémolières et Clermont ont, indépendamment l'un de l'autre et postérieurement à mes premières publications sur les eaux minérales sérums artificiels (où étaient mentionnées les injections chez l'animal et chez l'homme d'eaux de *Vals, Châtel-Guyon, Saint-Nectaire, Tarasp-Schuls* (1), injecté chez l'animal de *petites quantités* de diverses

---

(1) J'ai étudié ensuite les injections des eaux de Vichy, Royat, Le Boulou, Contrexéville.

Cf. C. Fleig. Injections sous-cutanées, intra-musculaires et intra-veineuses, chez

eaux alcalines (Trémolières = *Contrexéville*, *Vichy*, *Châtel-Guyon*, eaux ramenées à l'isotonie; Clermont = *Vichy*, eau prise à la source, sans addition d'aucune substance). Le premier de ces auteurs a aussi tenté une fois sur lui-même l'injection de 5 cc. d'eau de *Vichy* (dans la fesse).

Les résultats de Trémolières et Clermont confirment les miens, à savoir que ces injections ne s'accompagnent d'aucun accident; les auteurs indiquent de plus chez l'animal une perte de poids très nette pendant la période qui suit les injections et plus tard un phénomène inverse, fait que j'ai constaté aussi. Clermont note encore un effet diurétique et observe que l'eau de Vichy transportée est, en injection sous-cutanée, absorbée beaucoup moins rapidement que l'eau utilisée à la source.

Mais les quantités injectées par ces auteurs, chez le lapin, sont en moyenne de 10 à 15 cc. (une fois 50 cc. d'eau de *Vichy* en injection hypodermique, par Clermont). Enfin, l'injection intra-veineuse chez l'homme n'avait jamais été pratiquée. Nous avons vu au cours de ce travail à quelles doses élevées on peut injecter, même chez l'homme, les eaux minérales alcalines, ce qui justifie bien leur emploi possible comme sérums artificiels.

Ainsi que le pense Clermont pour l'eau de *Vichy*, les injections d'eaux bicarbonatées, contenant plus ou moins d'acide carbonique libre, seraient à employer dans les cas

---

l'animal et chez l'homme, d'eaux minérales alcalines. *Société de thérapeutique*, 12 mai 1909 (Publié in compte rendu de la séance du 26 mai). Reproduit aussi in *Centre médical et pharmaceutique*, 1er juin 1909, XIV, 395-399.

où sont indiquées les injections salines saturées d'acide carbonique, dans le cas de *shock chirurgical* par exemple, Henderson (1) ayant pu attribuer ce dernier à la diminution du CO^2 du sang produite par l'hyperpnée qui se manifeste à la suite d'opérations douloureuses (par excitation des nerfs sensitifs) et, dans le cas d'opérations abdominales, à l'élimination du gaz par la large surface intestinale exposée à l'air : CO^2 exerce en effet une action tonique sur les centres bulbaires (respiratoires, cardiaques, vasomoteurs) et sur les muscles lisses des vaisseaux et de l'intestin, sa diminution dans le sang peut dès lors amener une tachycardie extrême, avec vaso-dilatation paralytique des vaisseaux et chute de pression réalisant l'état de shock.

Si je viens d'insister sur le cas spécial des eaux minérales alcalines, c'est pour bien montrer que des eaux à composition chimique même éloignées du plasma sanguin peuvent néanmoins être employée comme sérums artificiels dans des états où elles seront particulièrement indiquées.

2° *Injections d'eaux minérales en tant que nouvelle méthode d'application de la cure hydrominérale.* — La seconde application générale des eaux minérales (à minéralisation

<hr>

(1) YANDELL HENDERSON. Acapnia and shock. — I Carbon-dioxyd as a factor in the regulation of the heart-rate. *American Journal of physiology*, XXI, 1er février 1908, 126-156.

J. P. LANGLOIS. Une nouvelle théorie du shock chirurgical. *Presse médicale*, XVI, 24 juin 1908, p. 404.

YANDELL HENDERSON. Acapnia and shock. — II. A principle underlyng the normal variations in the volume of the blood stream, and the deviation from this principle in shock. *American journal of physiology*, XXIII, 1er février 1909, 345-373.

Acapnia and shock. — III. Shock after laparotomy : its prevention, production and relief. *Ibid*, XXIV, 1er avril 1909, 66-85

banale ou spéciale) sera leur emploi spécifique par la voie des injections dans diverses maladies où une cure hydro-minérale déterminée était instituée jusqu'à aujourd'hui par la voie externe (externe par rapport au milieu intérieur, c'est-à-dire aussi bien par la voie digestive ou les voies intra-cavitaires — vagin, rectum, etc., — que par la voie externe proprement dite). Il est permis de penser qu'un traitement hydrominéral interne combiné, suivant les cas, au traitement externe habituellement employé, pourra renforcer de beaucoup l'activité de ce dernier. A côté de la balnéothérapie ordinaire, on aura ainsi un moyen thérapeutique susceptible d'une grande efficacité, réalisant en quelque sorte une **balnéothérapie tissulaire vraie.**

Il n'y a pas lieu d'objecter ici que la voie des injections dans les tissus est peu pratique et limitera de beaucoup l'application de la méthode et je ne me rallie point volontiers à l'opinion d'un maître de cette Faculté, d'après laquelle les malades en cure aux stations thermales « se prêteront mal à se faire trouer la peau devant la perspective agréable des heures de casino ou le charme d'un tour de valse ! » L'argument, on l'avouera, n'est pas sérieux ; les stations n'ont pas seulement des malades de luxe, et les strumeux, anémiques et autres seront certainement peu rebelles à la simple piqûre à laquelle ils ont déjà été souvent abonnés par leurs médecins trai-tants. Apprenons d'ailleurs à connaître d'abord la méthode et, après avoir vu quelques-uns des résultats cliniques déjà obtenus, appliquons-la suivant les données qu'ils nous enseignent, sans enthousiasme aveugle, mais judicieusement, et sachons attendre la sanction du temps et de l'expérience.

Les observations qui suivent, et qui ont été recueillies soit par moi-même, soit par quelques médecins de mes amis dans divers cas d'affections où je leur avais demandé d'essayer les injections d'eaux minérales déterminées, sont assez instructives et donnent une idée des indications possibles de ces injections. Elles se rapportent principalement à diverses formes de tuberculose, en particulier de *tuberculoses ganglionnaires, osseuses* ou autres, chez des individus souvent *lymphatiques* ou *arthritiques*; à des états *asthéniques, anémiques* ou *hémorragiques* de causes diverses (*anémies tuberculeuses, paludéennes, chloro-anémie,* etc.); à des maladies de la nutrition (*diabètes, rhumatisme*); à des maladies de la peau (*ulcères, eczémas, psoriasis*); à certaines formes graves de *syphilis.* Sous la forme assez résumée que je leur ai donnée, elles suffisent à montrer l'intérêt que peuvent présenter dans de multiples cas les injections d'eaux minérales. BILLARD et FERREYROLLES viennent aussi de publier , dans leur communication au *Congrès d'Alger* (*loc. cit.*), un certain nombre d'observations de malades traités par les injections hypodermiques d'eau de La Bourboule-Choussy-Perrière, et, pour ne pas allonger ce travail, je me contente de renvoyer à leur mémoire.

Citons d'abord nos observations pour grouper ensuite les principales conclusions qu'on peut en tirer.

Observation II

Adénite tuberculeuse sous-maxillaire fistulisée.
Injections sous-cutanées d'eau de <u>Kreuznach-Victoriaquelle</u>.

Fille, 19 ans. Se présente pour abcès du cou. Antécédents héréditaires nuls. S'enrhume assez facilement l'hiver. Rougeole et scarlatine à sept ans.

La maladie actuelle aurait débuté il y a huit mois par un abcès dentaire ayant nécessité l'avulsion de deux molaires inférieures à gauche et un curettage. Peu de temps après, aurait apparu, en dessous de l'angle du maxillaire du même côté, une tuméfaction indolore, qui a augmenté peu à peu de volume, aurait dépassé même le volume d'une grosse noix, s'est accompagnée de rougeur de la peau et a fini par s'ouvrir en deux points en laissant écouler un liquide purulent.

A ce moment, injections d'éther iodoformé qui ont amené une forte diminution de la tuméfaction, mais ne se sont pas accompagnées de cicatrisation.

Actuellement, on trouve une tuméfaction sous-maxillaire gauche, au niveau de laquelle la peau est tendue, lisse, d'un rouge vineux, avec trois points fistuleux de la dimension d'une très petite lentille et d'où s'écoule un pus jaune brun, mal lié, grumeleux, contenant des bacilles de Koch. En outre, quelques petits ganglions roulant bien sous le doigt dans les deux fosses sus-claviculaires. Un peu d'obscurité respiratoire, de submatité, d'inspiration rude et d'expiration prolongée au sommet gauche. Rien au poumon droit. Peu d'appétit. Autres appareils normaux. Pas de fièvre.

On fait encore quatre injections d'éther iodoformé, puis de simples pansements aseptiques à l'eau de Kreuznach, et on commence des *injections sous-cutanées* ou *intra-musculaires d'eau de Kreuznach-Victoriaquelle* (simplement débarrassée de son excès d'acide carbonique par agitation à l'air) : une *injection* de 300 *cc. tous les trois jours, pendant* 21 *jours, puis une injection de* 500 *cc. deux fois par semaine pendant un mois.*

Chaque injection est suivie de phénomènes réactionnels assez intenses; dans certains cas, l'élévation de température va jusqu'à 39°7 (pendant 1 heure environ). Céphalée parfois assez forte à la suite d'injections de 500 cc.

Les effets de ces injections se font d'abord sentir sur l'état général, qui devient meilleur, et sur l'appétit, qui augmente notablement. La tuméfaction, qui avait nettement diminué à la suite des injections d'éther iodoformé, mais qui donnait lieu encore à un écoulement de pus assez abondant, diminue à nouveau, mais surtout s'accompagne d'une atténuation très marquée de l'écoulement purulent. Au bout de 21 jours, les fistules sont presque refermées, la peau est beaucoup moins tendue et moins rouge, la tuméfaction a diminué de moitié.

L'appétit est bon. L'état pulmonaire est stationnaire.

Quinze jours plus tard, *après quatre nouvelles injections de* 500 *cc.* les points fistuleux ne laissent plus écouler qu'un liquide séreux non purulent; la tuméfaction est devenue insignifiante et la peau reprend peu à peu sa couleur normale; elle reste violacée seulement autour des points fistuleux.

On fait alors encore deux injections d'éther iodoformé et on continue les injections d'*eau de Kreuznach* (pendant quinze jours). Au bout de trois semaines, les points fistuleux sont complètement fermés, la tuméfaction n'existe plus, la peau reste seulement un peu adhérente aux plans profonds. L'état pulmonaire est peu modifié; il y a seulement un peu moins d'obscurité respiratoire au sommet gauche.

Observation III

Adénite rétro-maxillaire tuberculeuse.
Injections sous-cutanées, locales et à distance, d'eau de <u>Balaruc</u>

Fille de 16 ans. Gros ganglion de la région latéro-supérieure droite du cou, en arrière de la branche montante du maxillaire inférieur, sous le stérno-mastoïdien. A grossi progressivement depuis un an, absolument sans aucune douleur.

Pas d'antécédents héréditaires. Antécédents personnels : amygdalites dans l'enfance, ganglions fistulisés de la région droite du cou, qui ont d'ailleurs laissé des cicatrices chéloïdiennes. Pas de syphilis.

Le ganglion est du volume d'une noix, de consistance ferme, sans adhérences aux tissus sous-jacents ni à la peau; on sent autour de lui d'autres petits ganglions bien mobiles. Dents en bon état. Pas de lésion nasale ni amygdalienne, ni buccale appréciable. Appétit moyen. Bonnes digestions. Globules rouges : 4.200.000. Pas d'amaigrissement.

On traite la malade uniquement par des *injections d'eau de Balaruc ; pendant 20 jours, on lui fait tous les deux jours : 1° une injection sous-cutanée locale, au niveau du ganglion lui-même, de 30 cc. ; 2° une injection sous-cutanée à la cuisse ou à l'abdomen, de 50 à 100 cc.*

Au bout de huit jours, le ganglion *semble* un peu diminué de volume, mais la malade se sent surtout plus vive et plus gaie, l'appétit a augmenté. Les réactions thermiques à la suite de ces injections n'ont été que légères (37°8 environ). Les injections locales au niveau du ganglion sont assez douloureuses momentanément, mais la résorption se fait très vite et, au bout de demi-heure environ, toute douleur à cessé.

Après les injections des jours suivants, l'état local s'améliore de plus en plus : au bout de huit injections en tout, le ganglion a diminué à peu près du tiers, on le sent plus dur et plus net sous le doigt; les petits ganglions voisins ne paraissent pas avoir été modifiés.

Au bout de dix injections, le ganglion a diminué à peu près de moitié. Etat général très bon. Globules rouges : 4.910.000

On suspend les injections pendant treize jours. Le ganglion ne diminue que peu. L'état général se maintient bon.

On continue alors *les injections tous les trois jours*, en injectant, 20 *cc. au niveau du ganglion et* 100 *cc. dans la fesse.* L'amélioration se manifeste de plus en plus. Au bout d'un mois de ce traitement, le ganglion a le volume d'une grosse cerise et ne paraît plus devoir diminuer. L'état général est excellent. Globules rouges : 4.970.000 Hémoglobine : 13 p. 100.

Observation IV

**Ulcération par ostéite tuberculeuse fistulisée du tibia.
Applications locales et injections sous-cutanées d'eau de Balaruc.**

Femme de 23 ans. Plaie survenue après un traumatisme à la partie supérieure de la face interne du tibia droit, suivie de suppuration prolongée. Six mois après, la plaie n'était pas encore cicatrisée et laissait écouler du pus par deux petits orifices fistuleux. Curettage au cours duquel on a enlevé un petit séquestre, mais à la suite duquel la cicatrisation n'est pas encore faite cinq mois après. L'examen du pus montre du streptocoque et du bacille de Koch. Second curettage, qui a laissé une plaie de la grandeur d'une pièce de cinquante centimes, à bords irréguliers et légèrement décollés ; le fond de la plaie elle-même est anfractueux, rouge brun, avec quelques bourgeons sans grande activité. Aucune tendance à la cicatrisation. L'exploration au stylet ne montre cependant pas de trajets fistuleux appréciables.

La malade présente au sommet droit des lésions de tuberculose au premier degré et est elle-même fille de bacillaire. Bronchites répétées depuis plusieurs années. Mauvais état général. Ganglions au creux poplité, à l'aine et dans le creux sus-claviculaire droit. Zone douloureuse diffuse dans la fosse iliaque droite. Diarrhée fréquente. Un peu d'entérite muco-membraneuse. Anorexie assez prononcée. Un peu de fièvre le soir.

Après avoir cautérisé la plaie au chlorure de zinc au dixième pendant une huitaine de jours et détergé le fond sanieux, on fait des *pansements humides simplement aseptiques, à l'eau de Balaruc, fréquemment renouvelés pendant les dix premiers jours, puis changés simplement tous les deux jours.*

En même temps on soumet la malade aux *injections sous-cutanées d'eau de Balaruc : d'abord une injection quotidienne de 300 cc. dans la fesse (pendant une quinzaine de jours), puis une injection tous les trois jours de 400 cc. de la même eau.*

Au bout des huit premiers jours de traitement, les bords de la plaie bourgeonnent activement, la plaie elle-même est d'un rouge rose bien franc et n'a plus l'aspect sale du début, elle ne suppure plus et ne sécrète qu'un liquide séreux sans odeur et de moins en moins abondant de jour en jour.

Chaque injection a été suivie d'une réaction thermique allant jusque vers 38º3, avec un peu de céphalée et parfois quelques frissons, mais dont la malade n'a nullement été incommodée. Six à huit heures après l'injection d'ailleurs elle se trouve très bien.

La zone douloureuse de la fosse iliaque persiste, mais la diarrhée s'est fortement atténuée. Les ganglions du creux poplité ont diminué, mais ceux de l'aine au contraire ont nettement augmenté de volume. L'un d'eux même atteint le volume d'une amande et vient bomber sous la peau.

Après quinze injections, la malade se sent particulièrement bien, l'état général est bon, les ganglions sont de très petit volume. Le gros ganglion inguinal a au plus la grosseur d'une noisette. Les douleurs dans la fosse iliaque ont à peu près disparu et ne sont ressenties faiblement que sous l'influence d'une pression digitale assez énergique. La plaie elle-même est réduite à peu près de moitié et présente des bourgeons un peu exubérants, qu'on touche de temps en temps au nitrate d'argent.

L'appétit est parfaitement revenu, plutôt exagéré même. La malade n'a cependant pas encore augmenté de poids, mais la fièvre vespérale est tombée. La diarrhée a complètement disparu. La période menstruelle, qui commence le lendemain de la 15me injection, dure quatre jours et offre des caractères tout à fait normaux. A la suite de ses règles, la malade se sent seulement un peu affaiblie et a moins d'appétit; il est vrai que les injections ont été suspendues pendant cette période (non avec raison probablement).

26

On continue alors les *injections d'eau de Balaruc à raison de* 300 *cc.* tous les trois jours. A la suite de la 3me injection, la malade retrouve l'amélioration déjà obtenue, elle mange bien, se lève, mais reste en chaise longue la plus grande partie de la journée.

Chaque injection s'accompagne d'une réaction fébrile intense, jusqu'à 39°, de frissons, de claquements de dents, mais tout rentre rapidement dans l'ordre et la malade éprouve un bien-être notable.

Finalement, au bout de *sept injections de* 300 *cc.*, elle a augmenté de deux kilogrammes, n'éprouve plus aucune douleur abdominale, même à la pression, digère très bien et n'a plus aucune diarrhée. La plaie est à peu près totalement épidermisée. Les lésions pulmonaires ne se manifestent que par un peu d'obscurité respiratoire, d'expiration prolongée, par quelques frottements pleuraux et une légère submatité. On supprime alors les injections.

La malade, observée encore pendant trois semaines, continue à se porter de mieux en mieux ; la cicatrisation à la jambe est totale. Mais les ganglions sus-claviculaires persistent et on sent même une petite chaîne cervicale à gauche. On l'envoie faire une saison à la mer, d'où elle revient, au bout de trois mois, ayant encore augmenté de 1 kilog. 500, la cicatrisation de son ancienne plaie étant restée complète.

Observation V

Tuberculose pulmonaire au premier degré avec adénopathies multiples et anémie.

Injections sous-cutanées d'eau de Hombourg-Elisabethenbrunnen.

Fille, 16 ans. Vient pour une toux chronique durant depuis plusieurs années.

Antécédents héréditaires. : le père se soigne actuellement pour tuberculose (plusieurs hémoptysies); mère tuberculeuse (ganglions du cou ulcérés).

Antécédents personnels. Variole à 6 ans. Tumeur blanche du genou il y a 4 ans, guérie par des soins médicaux et une cure d'air prolongée. Grippe grave il y a un an, à prédominance pulmonaire et suivie de convalescence longue et pénible, avec abcès à la cuisse très lents à cicatriser. Consécutivement apparaissent de . volumineux ganglions au cou et une toux de plus en plus opiniâtre s'installe, sans la moindre rémission malgré divers traitements institués. L'amaigrissement n'a fait qu'augmenter de plus en plus et les forces ont rapidement diminué, l'appétit est presque nul. L'instauration menstruelle ne s'est pas encore faite.

Actuellement, ganglions volumineux et nombreux, de chaque côté du cou, sous le sterno-mastoïdien; ils sont pour la plupart mobiles sous la peau; certains cependant semblent avoir contracté avec les plans profonds une certaine adhérence. Gros paquet ganglionnaire aussi dans les deux aisselles, présentant les mêmes caractères. Aux aines, on ne sent que de très petits ganglions, peu nombreux.

Foie augmenté de volume. Submatité et exagération des vibrations au sommet gauche. Quelques sous-crépitants du même côté, en arrière. Respiration soufflante des deux côtés et autres signes d'adénopathie trachéo-bronchique. Bruits du cœur un peu sourds; pouls assez petit et rapide; pas d'hypertrophie de la rate, pas de douleur à la pression dans les différents points de l'abdomen. Pas d'albuminurie.

Globules rouges : 4.050.000. Globules blancs : 13.200. Hémoglobine : 10 p. 100. Quelques déformations globulaires. Mononucléose.

Fièvre : de 37°7 le matin à 38°8 le soir. Quelques frissons nocturnes. Vertiges, lipothymies. Epistaxis fréquentes.

Après avoir ordonné successivement de la quinine, de l'antipyrine et de la cryogénine, qui font tomber la fièvre à un maximum vespéral de 38° et qu'on continue d'ailleurs, on fait *tous les deux jours une injection sous-cutanée de 60 cc. d'eau de Hombourg-Elisabethenbrunnen.* Pendant les six premiers jours, la fièvre monte le soir jusqu'à 38°5, mais la malade se sent mieux, mange avec plus d'appétit, et est moins prostrée.

Deux épistaxis pendant ces huit jours, assez facilement arrêtées par l'eau oxygénée. Le sang, recueilli par piqûre du doigt, ne coagule complètement qu'en 21 minutes. On continue les injections.

Quinze jours plus tard, l'amélioration est notable. La fièvre vespérale est insignifiante. L'appétit est bon et la malade a augmenté d'un kilogramme. Les ganglions sont plus mobiles et ont nettement diminué de volume. Le pouls est moins rapide. Les frissons nocturnes ont disparu et il n'y a plus eu d'épistaxis.

Globules rouges : 4.200.000. Hémoglobine : 11,5 p. 100.

A partir de ce moment, l'amélioration va en croissant. On ne note qu'une petite épistaxis, immédiatement arrêtée. Trois semaines plus tard, les ganglions ont fortement diminué de volume, en particulier ceux du cou ; les quelques sous-crépitants en arrière au sommet gauche ont disparu, la respiration est beaucoup moins soufflante. Il n'y a plus de fièvre. La malade a un grand appétit et digère bien.

On interrompt le traitement pendant deux semaines, pour le remplacer par des injections de cacodylate et de glycérophosphate de soude. L'amélioration continue, mais les ganglions diminuent peu.

On recommence alors les *injections d'eau de Hombourg une fois tous les deux jours* : au bout de trois semaines de ce traitement, les ganglions persistent, mais n'ont que le volume d'une petite noisette, la respiration n'est plus soufflante, il n'y a qu'un peu de submatité et d'exagération des vibrations au sommet gauche. La malade a augmenté de 2 kilog.

Globules rouges : 4.780.000. Hémoglobine : 13,4 p. 100. Globules blancs : 8.800. Le sang obtenu par piqûre du doigt coagule en 6 minutes. A partir de ce moment, on perd de vue la malade, qui est envoyée à la campagne.

Observation VI

Tuberculose pulmonaire à type asthmiforme.
Injections sous-cutanées d'eau de La Bourboule-Choussy-Perrière

Homme, 28 ans. Tousse depuis une quinzaine de jours, sans expectoration. Pas de fièvre ni de sueurs. Douleurs névralgiques en avant et en arrière au niveau du sommet gauche; grand pectoral très atrophié. Se plaint surtout de crises dyspnéiques asthmiformes, mais qui ne sont suivies d'aucune crise sécrétoire terminale.

Antécédents héréditaires : père alcoolique, mort de pneumonie au cours d'une maladie avancée du système nerveux (probablement paralysie générale).

Antécédents personnels : typhoïde à 14 ans; grippe il y a six mois; un peu d'alcoolisme. Pas de syphilis. Trois bronchites d'apparence bénigne, ces deux dernières années.

Les douleurs névralgiques ont commencé dans la région claviculaire gauche et prennent un caractère d'irradiation à l'épaule, dans le bras et jusque dans le poignet. Exacerbations nocturnes fréquentes. Névralgies sciatiques certains jours. Palpitations.

Percussion du sommet gauche normale, sauf une impression de résistance au doigt; douleur provoquée même par une percussion légère, et assez violente par pression digitale. Du même côté, inspiration rude, saccadée, expiration prolongée; frottements pleuraux, très marqués en avant. Obscurité respiratoire. A droite, frottements légers, inspiration rude et expiration prolongée.

A gauche et en avant, en divers points de la poitrine, douleur assez vive à la pression, l'irradiant facilement dans l'épaule. Points de névralgie sciatique des deux côtés. Cœur à 108. Pouls petit, mais régulier. Type respiratoire voisin du Cheyne-Stokes, mais avec irrégularités nombreuses.

Rien d'anormal du côté du tube digestif ni des autres appareils. Pas de signes d'hystérie.

Le malade a déjà eu des pointes de feu et subi divers traitements antituberculeux et antispasmodiques qui n'ont pas donné de résultat appréciable et n'ont eu en tout cas absolument aucun effet sur l'élément douloureux de la maladie.

Une première injection intra-musculaire (à la fesse) de 500 cc. d'eau de La Bourboule-Choussy-Perrière isotonique, après avoir provoqué une élévation de température jusqu'à 39°4 et augmenté momentanément les phénomènes névralgiques, produit un bien-être considérable; le lendemain, le malade se sent très bien, ne souffre pas et urine abondamment.

Une *deuxième injection identique,* faite deux jours après la première, s'accompagne d'une réaction moins intense et du même effet utile consécutif. Mais dans la nuit qui suit l'injection, le malade est pris d'une assez violente crise dyspnéique qui ne cède qu'au bout de deux heures et demie, malgré des inhalations de pyridine.

On fait alors une *série d'injections sous-cutanées de 200 cc. tous les deux jours de la même eau*, pendant trois semaines. Réaction thermique légère, sans céphalée. Peu à peu les phénomènes névralgiques s'atténuent de plus en plus.

Au bout de *onze injections*, il n'y a plus aucune dyspnée, les névralgies sciatiques ont disparu ; les névralgies de la région scapulo-thoracique sont minimes et la· percussion au sommet gauche est infiniment moins douloureuse. Les crises asthmiformes ont complètement disparu. Le malade mange avec appétit. A l'auscultation, on ne trouve qu'une légère amélioration, mais la respiration se fait suivant un type très normal.

Après huit nouvelles injections, on ne retrouve plus que de l'inspiration rude et de l'expiration prolongée, avec une légère submatité. La percussion n'en est nullement douloureuse et il n'y a plus trace de phénomènes névralgiques. Le malade a augmenté de 2 kilogr. Respiration tout à fait normale (21 respirations par minute).

Dans ce cas, l'eau de La Bourboule avait été employée en raison de l'action bien connue des eaux arsenicales dans les états asthmatiques en général ; l'effet sur les phénomènes douloureux a été ici, comme on le voit, des plus nets.

Observation VII

**Lymphatisme et bronchite à répétition chez un enfant.
Injections d'eau de La Bourboule-Croizat.**

Garçon, 12 ans. Tousse depuis un mois, après avoir eu un rhume de cerveau et crache un peu. Est gêné pour parler : voix un peu voilée.

Antécédents héréditaires sans importance.

Antécédents personnels : bronchite il y a 4 ans, terminée au bout d'une quinzaine de jours; antérieurement s'enrhumait souvent. A été opéré de végétations adénoïdes.

Actuellement (8 novembre 1907), dort la bouche ouverte et respire relativement peu par le nez. Epaississement de la muqueuse des fosses nasales. Nombreux ganglions au cou (petits et moyens). Aux deux sommets, inspiration rude, expiration prolongée; quelques sibilants disséminés, sous-crépitants fins aux bases; pas de tachycardie. Légère hyperthermie le soir. Langue rouge et sèche, appétit médiocre. Constipation. Hypoazoturie (13 gr. d'urée par litre et oligurie).

Le 10 novembre, *injection sous-cutanée de 25 cc. d'eau de La Bourboule-Croizat, en nature.*

Quatre heures après, quelques frissons. T. : 37°9.

Est soumis en même temps *aux badigeonnages à la teinture d'iode,* à la friction sèche le matin sur tout le corps et prend une potion à la *terpine.*

11 novembre. *Nouvelle injection de 25 cc.* Bien supportée. Réaction thermique quelques heures après.

Pendant les huit jours qui suivent, *injection quotidienne de*

20 *cc.* de la même eau. Puis, pendant les douze suivants, même injection tous les deux jours.

Après 5 *injections*, l'appétit a déjà augmenté, les signes stéthoscopiques ont diminué, la constipation s'est atténuée, la diurèse a été plus abondante.

Après 10 *injec'ions*, excellent appétit; l'auscultation ne donne plus que quelques sibilants, quelques sous-crépitants aux bases et un peu d'expiration prolongée au sommet.

Après 16 *injections* il ne persiste que l'expiration prolongée et quelques rares sibilants disséminés. Les ganglions ont fortement diminué de volume. La respiration nasale se fait beaucoup mieux. L'appétit se maintient.

On a cessé la terpine et l'iode depuis 5 jours. La diurèse est normale, avec 21 gr. d'urée par litre. L'enfant est moins pâle et ne tousse plus.

Dix jours plus tard, on lui fait encore une série de 5 *injections de* 25 *cc.* toujours très bien tolérées. Les ganglions diminuent encore et l'enfant, revu un mois plus tard, a parfaitement conservé le bénéfice de son amélioration.

Observation VIII

Tuberculeux gras arthritique.
Injections sous-cutanées d'eau d'Uriage

Homme, 22 ans. Il y a deux ans, à la suite de grippe, longue et pénible convalescence, caractérisée surtout par des troubles respiratoires, en particulier essoufflement, crises dyspnéiques et cardiaques *simulant*, d'après la description du malade, de petites crises d'angine de poitrine. Antécédents héréditaires arthritiques. Antécédents personnels : à 16 ans, pleurésie à gauche, guérie sans ponction, avec suites bénignes.

Actuellement, état général bon. Le malade est même gras, digère bien, a bon appétit et n'est gêné que par des crises dyspnéiques, survenant surtout après des fatigues même légères, Les crises se produisent de façon irrégulière, mais sont favorisées par les excès alimentaires que le malade fait quelquefois, étant donné son appétit. La toux est fréquente. Quelques crachats muqueux qui, à l'analyse, sont assez riches en streptocoques et peu riches en bacilles de Koch. Pas d'hémoptysies. Poussées herpétiques fréquentes.

Au poumon gauche et au sommet, submatité, inspiration très rude et saccadée, expiration longuement prolongée, sous-crépitants et en arrière frottements très marqués. A la base et en arrière, frottements et obscurité respiratoire. A droite, expiration prolongée dans tout le poumon. Augmentation de sonorité au sommet. Foie un peu augmenté de volume, langue saburrale. Constipation habituelle, jamais de diarrhée. Ganglions cervicaux, sus-claviculaires et axillaires nombreux. Pas de fièvre. Hypoazoturie marquée (14 gr. 2 d'urée par 24 heures).

Après avoir purgé le malade, on le soumet aux injections *d'eau d'Uriage*, étant donnée l'action des eaux sulfureuses chez les tuberculeux gras arthritiques présentant des manifestations asthmiformes et celle des eaux chlorurées sodiques dans les formes ganglionnaires de la tuberculose : *pendant* 10 *jours d'abord, injection sous-cutanée quotidienne de* 200 *cc. d'eau d'Uriage en nature*, suivie chaque fois de réaction thermique.

Au bout de deux injections, poussée d'herpès aux lèvres et de zona au niveau du quatrième et du cinquième espace intercostal gauche. On continue tout de même les injections, tous les deux jours pendant huit jours, puis tous les jours pendant trois semaines. L'herpès a disparu au bout de cinq jours et le zona au bout d'une dizaine de jours.

Après la série des injections quotidiennes pendant trois semaines, la toux est beaucoup moins fréquente, l'expectoration a disparu. Les crises dyspnéiques ne se sont pas reproduites depuis treize jours; les sous-crépitants au sommet gauche s'entendent beaucoup moins. Le malade est très euphorique. Les fonctions intestinales se sont régularisées.

On interrompt le traitement pendant un mois. Urine : 1400 cc. par 24 heures; urée : 23 gr. 5 par 24 heures. L'amélioration persiste.

On recommence alors les *injections d'eau d'Uriage*, toujours bien supportées; mais le malade, obligé de partir, doit supprimer ce traitement au bout de trois injections de 200 cc.

Observation IX

Suites d'embarras gastrique bacillaire.
Injections sous-cutanées d'eau de Balaruc.

Femme, 38 ans. A la suite d'un embarras gastrique assez grave, se trouve dans un état d'asthénie extrêmement marqué, avec douleurs abdominales continuelles, à exacerbation épigastrique; forte dyspnée, toux, anorexie absolue. Quelques épistaxis.

Ganglions tuberculeux dans le jeune âge et tumeur blanche du genou droit à 15 ans, ayant laissé une ankylose partielle et une atrophie notable du membre. Mère morte tuberculeuse. Père en bonne santé.

Actuellement, langue rouge à la pointe et sur les bords, chaîne d'adénite cervicale bilatérale, au niveau de vieilles cicatrices de ganglions fistulisés. Gargouillements intestinaux. Selles souvent diarrhéiques, avec un peu de lientérie.

En avant et à droite, submatité douloureuse au sommet et à la base, exagération des vibrations, inspiration rude, expiration prolongée, obscurité respiratoire surtout à la base. En arrière, submatité en sablier, vibrations exagérées au sommet et un peu diminuées à la base, obscurité à la base, inspiration rude au sommet. Signes de péricardie légère, frottement couvrant le premier bruit. Ventre un peu ballonné. Fièvre le soir. Quelques sueurs nocturnes. Amaigrissement considérable. Règles supprimées depuis deux mois.

La malade est traitée par des *badigeonnages ichtyo-gaïacolés*, de la *quinine-antipyrine et des injections sous-cutanées d'eau de Balaruc en nature.*

La première injection est de 200 cc.; elle ne s'accompagne que d'une faible réaction thermique et reste sans effet utile notable. La deuxième, identique, faite deux jours plus tard, est suivie, le lendemain, d'une sensation d'euphorie générale et la malade s'alimente mieux.

On fait alors une série de 12 *injections de* 300 *cc.*, pratiquées un jour non l'autre, suivies chacune de réaction thermique passagère.

A la dixième, l'état général est très amélioré, l'appétit est bon, les douleurs abdominales ont disparu, les selles sont normales et la malade se sent beaucoup plus forte. Après la onzième, les règles reparaissent, bien que peu abondantes.

Un mois plus tard, la malade, continuant à être traitée par une *injection de* 200 *cc. tous les trois jours,* a augmenté de 3 kilogr., ne présente plus aucun symptôme du côté du tube digestif et n'est que peu dyspnéique. Les deux bruits du cœur s'entendent bien et sont bien frappés. Les ganglions ont fortement diminué.

Mais les lésions pulmonaires paraissent rester stationnaires. A ce moment, on perd la malade de vue.

Observation X

Broncho-pleurite et périhépatite chez un bacillaire.
Injections sous-cutanées d'eau de Nauheim-Karlsbrunnen

Homme, 38 ans. Pleurésie ancienne et bronchites répétées, terminées par la résolution à peu près complète il y a trois ans. Puis embarras gastrique fébrile avec poussée congestive au sommet gauche. A eu trois hémoptysies il y a deux ans, suivies de retour apparent à la santé à la suite d'une cure d'altitude de neuf mois. Alcoolique et arthritique (rhumatisme articulaire à 18 ans, avec poussées successives par la suite). Une sœur tuberculeuse.

Actuellement, à la suite d'une longue marche sous la pluie, a contracté une bronchite bi-latérale avec pleurite à gauche. L'état aigu a rétrocédé assez rapidement au bout d'une quinzaine de jours, mais a laissé le malade dans un état de faiblesse marquée; le malade est dyspnéique, il tousse, crache peu, vomit souvent après avoir mangé et a de temps en temps de la diarrhée. Selles souvent décolorées avec alternatives de diarrhée et de constipation. Légère hyperthermie le soir. Quelques sueurs nocturnes. Un peu d'insomnie, aucun appétit.

Signes nets de broncho-pleurite bilatérale diffuse et de péri-hépatite. Râles sous-crépitants fins aux deux bases. Frottements en arrière aux deux plèvres. Dans les deux fosses sus-épineuses, frottements et râles sous-crépitants, submatité assez prononcée, augmentation des vibrations. En avant, au sommet, frottements, inspiration rude, expiration prolongée, quelques râles sous-crépitants, surtout à gauche: submatité et augmentation de résistance à la percussion. Retentissement des bruits du cœur à droite, amaigrissement particulièrement marqué au niveau de la région claviculaire gauche. Quelques petits ganglions dans la fosse sus-claviculaire gauche. Tachycardie.

Foie douloureux à la pression, ainsi que la base du poumon droit. Augmentation de la matité hépatique. Pas de points douloureux abdominaux ni dans la fosse iliaque droite. Pas d'ascite.

On fait des *frictions au gaïacol et à l'ichtyol* aux deux sommets et dans la région de l'hypochondre droit et de la base droite et, pendant les 16 premiers jours une injection quotidienne de 200 *cc. d'eau de Nauheim-Karlsbrunnen* (simplement privée de son excès d'acide carbonique), *dans la fesse*. Chaque injection est suivie d'une réaction thermique passagère et le soir le malade a souvent un peu de céphalée.

Au *bout de* 10 *injections*, l'appétit est revenu, les troubles digestifs se sont fortement atténués, le foie est beaucoup moins douloureux à la pression, le malade dort mieux et les sueurs nocturnes ont à peu près disparu. Mais les signes d'auscultation restent les mêmes, sauf à la base droite où les frottements sont moins intenses.

Au *bout de* 16 *injections*, l'amélioration de l'état général est remarquable, il n'y a plus de fièvre, le foie n'est plus douloureux et sa ligne de matité se rapproche beaucoup de la normale. Les râles sous-crépitants ont disparu aux deux bases, il n'y a que quelques frottements à la base droite. La tachycardie a disparu (P = 86). Du côté des sommets, peu d'amélioration : les râles sous-crépitants sont seulement plus atténués.

On continue alors des *injections sous-cutanées de* 100 *cc. tous les deux ou trois jours.* L'amélioration de l'état général se maintient parfaitement et le malade engraisse ; en particulier l'amaigrissement au niveau de la région du sommet gauche est beaucoup moins marqué.

Quinze jours après le début de cette seconde série d'injections, il ne reste plus au sommet gauche que des frottements, de l'inspiration rude et de l'expiration prolongée avec quelques craquements humides assez discrets. Au sommet droit, légers frottements, inspiration rude et expiration prolongée. Plus de sueurs nocturnes. Appétit excellent et digestions normales.

Observation XI

Tuberculose pulmonaire à la deuxième période.
Injections sous-cutanées d'eau de Balaruc. Aggravation

Homme, 30 ans, se plaint de faiblesse générale, toux quinteuse, point de côté à gauche, anorexie, troubles gastriques et insomnies.

Antécédents héréditaires : père mort au cours d'une complication cérébrale de rhumatisme. Mère en bonne santé. Une sœur opérée avec succès, depuis deux ans, d'adénite bacillaire du cou.

Antécédents personnels : depuis cinq ans, bronchites répétées en hiver. Il y a deux ans, à la suite de fatigues physiques prolongées, a été envahi par une faiblesse générale qui n'a pas cessé et a vu son appétit diminuer de plus en plus. Puis, point de côté diffus à la région thoracique gauche. Trois hémoptysies, dont la dernière, il y a deux mois, assez abondante. Extinctions de voix. Quelques épistaxis. Actuellement, toux opiniâtre et quinteuse, sèche depuis une quinzaine de jours, plus fréquente le matin au réveil et le soir au coucher. Douleur inter-scapulothoracique, mais surtout marquée à gauche. Pas d'expectoration. Anorexie. Constipation. Gastralgie après les repas et vomissements après les quintes de toux. Sueurs nocturnes. Fièvre.

Amaigrissement marqué et plus prononcé particulièrement au niveau de la région du grand pectoral gauche. Au sommet gauche, en avant, augmentation des vibrations, submatité, percussion douloureuse donnant nettement la sensation de résistance au doigt; inspiration rude, expiration prolongée. Frottements, râles humides, fins, mais nombreux. Bronchophonie. En arrière et du même côté, mêmes signes, mais râles sous-crépitants plus gros et plus nombreux. Quelques râles sous-crépitants fins aux deux bases. Au sommet droit, simplement inspiration rude et expiration prolongée. Malade très nerveux. Eréthisme cardiaque. Point épigastrique douloureux. Légère douleur à la pression dans la fosse iliaque droite. 38º2 le soir (aiselle). Légère traces d'albumine.

On institue un traitement reconstituant et antithermique. Quinine et cryogénine. *Injections sous-cutanées tous les deux jours de 200 cc. d'eau de Balaruc pendant 20 jours.* Augmentation passagère de l'appétit et amélioration légère de l'état général.

Au bout de 15 jours (après la huitième injection), diarrhée, aggravation des lésions. A partir de ce moment, aucune amélioration. Bien que la malade ait assez d'appétit (le régime lacté ayant été supprimé depuis quelques jours), il diminue de poids et l'auscultation montre des signes de ramollissement avancé.

Observation XII

**Chloro-anémie symptomatique de tuberculose.
Injections sous-cutanées d'eau de <u>Kreuznach-Elisabethquelle</u>.**

Fille, 18 ans. Père mort de tuberculose à 38 ans. Mère et frères bien portants.

Antécédents personnels : rougeole à 5 ou 6 ans; typhoïde à 15 ans. Réglée à 14 ans; règles en général peu abondantes. Leucorrhée fréquente.

Depuis deux mois, n'est plus réglée; asthénie générale. Anorexie complète avec vomissements assez fréquents quelques heures après avoir mangé. Aigreurs d'estomac. Diarrhée fréquente. Céphalée, vertiges, bourdonnements d'oreille. Quelques crampes dans les jambes. Actuellement, tousse peu, mais depuis trois hivers s'enrhume régulièrement. Dyspnée d'effort. Cyanose facile après la marche. Paupières enflées, facies un peu verdâtre, pâle et un peu bouffi, muqueuses décolorées. Conjonctives un peu jaunes. Artères normales, mais pouls rapide. Souffle continu dans les vaisseaux du cou. Souffles précordiaux. Premier bruit du cœur faible; accentuation du deuxième bruit à l'artère pulmonaire. Respiration rapide. Au sommet gauche, submatité légère et respiration prolongée. Légère dilatation gastrique. Pas d'hypertrophie de la rate. Pas d'albuminurie. Globules rouges : 4.200.000. Hémoglobine : 11 p. 100.

On traite la malade par deux *injections sous-cutanées par*

semaine de 400 cc. d'eau de Kreuznach-Elisabethquelle. Chaque fois, forte réaction thermique, céphalée assez marquée les premières fois, puis de moins en moins intense.

Après quatre injections, l'inappétence est beaucoup moins grande, l'appétit est meilleur, les divers symptômes subjectifs s'atténuent. On découvre quelques ganglions le long du sterno-mastoïdien, à gauche.

Après *huit injections,* la malade n'a plus le teint verdâtre initial, les muqueuses sont beaucoup moins décolorées, la dyspnée d'effort a disparu, les paupières ne sont plus enflées, le pouls est moins rapide. Le souffle du cou persiste, mais les souffles précordiaux sont devenus très faibles. La respiration est normale, à 19 par minute. Plus de vomissements. Globules rouges : 4.520.000. Hémoglobine : 13 p. 100.

Après *treize injections,* tous les symptômes se sont très fortement amendés, certains même ont complètement disparu. L'appétit est très bon. Il n'y a plus aucune asthénie. Il persiste seulement un très léger souffle mésosystolique, un souffle dans les vaisseaux du cou et un peu d'expiration prolongée au sommet gauche. La malade est à peine pâle, et n'a plus sont teint chlorotique. On sent à peine les ganglions sterno-mastoïdiens.

Après quinze injections, l'amélioration est la même; de plus, les règles reparaissent; la malade se trouve extrêmement bien et va continuer sa cure à la campagne. Deux mois plus tard, on apprend qu'à la suite d'un refroidissement elle a fait une poussée congestive du sommet, qu'on a cependant pu enrayer facilement. Cinq semaines après cette poussée, elle se trouve en bonne santé apparente.

Observation XIII

Chloro-anémie chez une bacillaire, à la suite de grossesse et de grippe
Injections intra-veineuses et sous-cutanées d'eau
de Nauheim-Karlsbrunnen

Femme, 27 ans. Vient se faire soigner pour affaiblissement général et anémie.

Antécédents personnels : fièvre typhoïde dans le premier âge. Deux grossesses normales, avec enfants à terme et vivants, mais le premier d'entre eux, âgé de trois ans, a une tumeur blanche du cou-de-pied. Traces d'albumine seulement vers la fin de la dernière grossesse. Réglée à 14 ans; depuis, règles irrégulières, plutôt peu abondantes.

Antécédents héréditaires. Mère morte de pneumonie, mais tousseuse habituelle. Père alcoolique, atteint de tumeur blanche du genou à 30 ans, guérie avec ankylose.

La malade fait remonter le début de sa maladie à sa dernière grossesse, terminée il y a cinq mois. Une semaine après l'accouchement, elle a eu une grippe, avec fièvre élevée et persistante et troubles-gastro-intestinaux. La convalescence a été longue et la malade ne s'est jamais sentie complètement remise. Elle a toussé fréquemment depuis.

Actuellement, essoufflement et palpitations, sueurs la nuit assez souvent. Toux sèche, pas de vomissements, mais diarrhée fréquente et douleur épigastrique. Anorexie. Céphalée, quelques crampes, fourmillements dans les doigts. Pas d'albumine. Asthénie générale très marquée. Teint un peu ochrodermique. Au sommet droit, submatité et résistance au doigt, inspiration rude et expiration prolongée; en arrière, même signe, avec quelques frottements. Au sommet gauche, simplement un peu d'inspiration rude et saccadée.

A la pointe du cœur, roulement présystolique et dédoublement présystolique. Tachycardie et pouls faible. Souffles anémiques aux vaisseaux du cou. Rate un peu grosse. Quelques petits ganglions sous le sterno-mastoïdien et dans le creux sus-claviculaire droit.

Globules rouges : 4.570.000. Hémoglobine : 9 p. 100. Pas de fièvre.

On fait, *deux fois par semaine*, des injections de 500 cc. d'eau de *Nauheim-Karlsbrunnen* (simplement débarrassée de son excès d'acide carbonique par agitation à l'air), par ponction veineuse, la malade ayant des veines très saillantes. Chaque injection est suivie, une heure après, d'une forte réaction, avec frissons, céphalée, claquement de dents et élévation thermique allant quelquefois jusqu'à 40°. Le lendemain de l'injection, la malade urine abondamment et se sent mieux.

Après *quatre injections*, on constate un mieux notable : l'essoufflement, les palpitations, la céphalée ont disparu. La douleur épigastrique est minime et l'appétit renaît.

Après *neuf injections*, tous les symptômes s'amendent, l'asthénie est minime, le teint est moins jaune, il n'y a plus de douleur épigastrique, la céphalée est presque nulle.

Globules rouges : 4.840.000. Hémoglobine : 10 p. 100.

L'auscultation du cœur et du poumon donne cependant les mêmes signes, le cœur est seulement beaucoup moins rapide et le pouls est plus fort. La malade est beaucoup moins jaune.

Après *quinze injections*, l'état général est bon, l'appétit est normal, les muqueuses sont colorées. La malade a augmenté de 2 kil. 500, elle dort bien et se sent des forces. La toux a complètement disparu. Signes d'auscultation du sommet droit un peu atténués.

Globules rouges : 4.880.000. Hémoglobine 12,5 p. 100.

On cesse les injections, Au bout de cinq semaines, on constate que l'amélioration s'est parfaitement maintenue.

Observation XIV

Chloro-brightisme et tuberculose
Injections sous-cutanées d'eau de La Bourboule-Choussy-Perrière

Femme, 28 ans. Peu amaigrie, mais très pâle, sans facies chloratique net. Vient pour anémie.

Antécédents personnels. Déjà traitée à plusieurs reprises comme anémique, éprouvait alors des céphalées et s'essoufflait facilement. Scarlatine à 12 ans. Spina ventosa dans l'enfance. Crise d'embarras gastrique légère il y a 6 mois.

Antécédents héréditaires. Père mort de complications à la suite d'une tumeur blanche opérée du genou.

Depuis quatre mois environ, se fatigue facilement, est essoufflée au moindre effort et n'a plus d'appétit. Un peu amaigrie. Se plaint d'un point de côté vers la base droite. Palpitations. Ne tousse pas.

Respiration rapide et superficielle. Aux sommets droit et gauche, respiration rude et soufflante à l'inspiration et à l'expiration. Submatité à la base gauche. Choc cardiaque plutôt exagéré, souffle extra-cardiaque méso systolique en plein ventricule droit. Pouls à 88. Un peu d'œdème malléolaire et d'œdème des paupières. Traces d'albumine. 1300 cc. d'urine par 24 heures, avec 14 gr. d'urée par litre et 6 de chlorures. Un peu d'urobiline. Céphalée et névralgies faciales fréquentes, cryesthésie aux membres inférieurs, surtout au lever; crampes dans les jambes, vertiges. Règles irrégulières et dysménorrhée.

Globules rouges : 4.100.000. Hémoglobine : 10,5 p. 100

La malade est mise au régime lacté et traitée *par des injections sous-cutanées quotidiennes de 150 cc. d'eau de La Bourboule-Choussy-Perrière pendant 21 jours.*

Pendant les neuf premiers jours, aucune amélioration notable, à part la disparition complète des traces d'albumine et une légère augmentation d'appétit. Les céphalées sont même plutôt plus fortes.

Pendant les sept jours qui suivent, les céphalées s'atténuent et disparaissent presque, ainsi que les névralgies. Les règles se produisent normalement. La respiration est moins rapide et plus ample. Le pouls tombe à 78 environ. Le régime lacté étant suspendu, l'albumine ne reparaît pas. L'asthénie diminue nettement.

Quinze jours plus tard, la malade est encore un peu pâle, mais les muqueuses sont colorées, l'œdème malléolaire a complètement disparu, de même que la cryesthésie, les vertiges et les crampes dans les jambes. Le souffle mésosystolique est peu net et variable d'un moment à l'autre. Le point de côté de la base droite n'existe plus. L'appétit est bon et l'état général très satisfaisant. L'albumine n'a pas reparu.

Urine : en moyenne 1500 cc. par 24 heures; D = 1024; urée :

21 gr. par litre; chlorures : 9 gr. 8 par litre. Pas d'urobiline. La respiration est beaucoup moins rude et soufflante qu'au début.

On cesse les injections; la malade, observée encore pendant trois semaines, continue à se bien porter, vaque à ses occupations et se sent assez forte. Le souffle mésosystolique a complètement disparu; le pouls oscille entre 75 et 80, le choc cardiaque est seulement un peu fort.

Globules rouges : 4.700.000. Hémoglobine : 12 p. 100.

Observation XV

Asthénie et anémie consécutives à un embarras gastro-intestinal. Injections intra-veineuses et sous-cutanées d'eau de La Bourboule-Croizat

Homme, 36 ans. Depuis huit jours, anorexie, douleurs abdominales et constipation, avec toux et légère expectoration. Sueurs nocturnes, céphalée violente frontale et occipitale. Quelques épistaxis.

Bonne santé habituelle, mais alimentation généralement défectueuse et insuffisante. Misère physiologique. Alcoolisme.

Actuellement, facies fatigué, langue très saburrale, un peu rouge sur les bords et à la pointe. Douleur diffuse au niveau de la région ombilicale. Pas de fièvre. Symptômes d'embarras gastro-intestinal. Rien d'anormal aux poumons ni au cœur.

Un vomitif et une purgation ont raison de cet état subaigu, mais il persiste une faiblesse générale très marquée, avec anorexie absolue, facies décoloré et amaigrissement notable. Pas de signes de tuberculose viscérale ou ganglionnaire, pas de parasites intestinaux. Mauvaise alimentation.

Globules rouges : 3.800.000. Globules blancs : 4.200.

On fait au malade une première injection intra-veineuse (par ponction d'une veine du dos de la main) *de* 300 cc. *d'eau de La Bourboule-Croizat isotonique.* Deux heures après, frissons. Une heure plus tard, la température atteint 38°4. Le soir, le malade se sent un peu plus fatigué, sue assez abondamment; dort bien; le lendemain, a uriné abondamment et éprouve un bien-être notable.

Deux jours après la première injection, *nouvelle injection intra-veineuse de* 450 *cc. de la même eau.* Réaction assez violente quelques heures après. Le lendemain, le malade se sent très bien et mange avec beaucoup d'appétit.

On *continue pendant* 10 *jours les injections de* 400 *cc. tous les deux jours.* Pendant tout ce temps, l'amélioration a été croissante. L'appétit est revenu à la normale, la sécrétion urinaire se fait bien (1400 cc. par 24 heures, avec 22 gr. d'urée et 10 gr. 2 de chlorures par litre).

Le nombre des globules rouges atteint 4.570.000. Globules blancs : 7.400.

Pendant 15 *jours*, on traite alors le malade par des *injections quotidiennes sous-cutanées de* 50 *cc. de la même eau* : il paraît alors complètement revenu à l'état normal, avec 5.220.000 globules rouges et un taux d'hémoglobine de 13 p. 100. Il a augmenté de 3 kilog., ne présente plus d'asthénie et reprend son travail habituel (homme de peine). Il ne ressent plus qu'un peu de céphalée le soir.

Observation XVI

Anémie paludéenne
Injections intra-veineuses, sous-cutanées et intra-musculaires d'eau
de La Bourboule-Choussy-Perrière

Homme, 36 ans. Vient se faire soigner pour faiblesse générale et anémie.

Antécédents héréditaires sans importance.

Antécédents personnels : typhoïde il y a treize ans. Il y a trois ans, a été pris d'accès paludéens typiques, dans lesquels la quinine réussissait très bien. Plus tard, ces accès se reproduisirent à diverses reprises et devinrent graves. Ils s'accompagnaient de vomissements, de cyanose, de refroidissement des extrémités. Le malade décrit des accès de forme tierce maligne. Il a eu des hématuries ou des hémoglobinuries. Depuis 8 mois, les accès ne se sont pas reproduits, mais le malade est resté dans un état d'anémie grave et d'asthénie très prononcée et n'a aucun appétit.

Actuellement, teint très décoloré, assez jaune. Conjonctives subictériques. Rate hypertrophiée et douloureuse. Foie d'apparence normale. Cœur à 95. Poumons normaux. Pas d'albuminurie. Pas de fièvre. Globules rouges : 3.150.000.

Bien qu'il n'ait pas de fièvre, on essaye la quinine contre l'anémie, mais sans résultat. On *commence alors des injections intra-veineuses* (par ponction) *de 600 cc. d'eau de Choussy-Perrière isotonique deux fois par semaine.* Réaction thermique élevée après chaque injection (jusqu'à 39°9), avec céphalée, frissons, chaleur, sueur, rappelant assez le type d'un accès palustre. Ces injections sont cependant bien supportées.

Trois jours après la quatrième injection, le nombre des globules rouges est monté à 3.720.000; les conjonctives sont à peine subictériques et le teint beaucoup moins jaune. Cœur moins rapide. On continue ce traitement par des injections sous-cutanées ou intra-musculaires de 300 cc. de la même eau tous les deux jours pendant seize jours. Au bout de ce temps, le malade a repris l'appétit, il est pâle encore, mais n'a plus le facies jaune. La rate a diminué de volume et n'est pas douloureuse. Globules rouges : 3.990.000.

On suspend les injections pendant douze jours : l'amélioration se maintient.

On fait une nouvelle série de *douze injections à raison de une de* 200 *cc. tous les deux jours sous la peau.*

Six jours après la douzième, le malade ne se sent plus asthénique, mange bien, n'est qu'un peu pâle, mais pas jaune. La rate n'est plus du tout douloureuse et a nettement diminué encore de volume.

Urine : 1600 cc. par jour, avec, par litre, 22 gr. 3 d'urée et 8 gr. 8 de chlorures.

Globules rouges : 4.310.000. Hémoglobine : 12,5 pour 100.

Observation XVII

Epistaxis rebelles et adénites chez un ancien paludéen.
Injections intra-veineuses d'eau de Hombourg-Elisabethenbrunnen

Homme, 33 ans. Depuis huit mois, épistaxis fréquentes, presque tous les jours et souvent plusieurs fois par jour, qui durent parfois jusqu'à deux et trois heures. Douleurs précordiales. Palpitations. Essoufflement, dyspnée d'effort. Vertiges, bourdonnements d'oreille, crampes dans les jambes, fourmillements dans les doigts. Toux légère sans expectoration. Bon appétit, digestions régulières. Selles normales. Pas d'insomnie. Amaigrissement notable depuis 5 à 6 mois.

Antécédents personnels. Rougeole dans l'enfance. Ni syphilis, ni alcoolisme. Accès francs de paludisme il y a six ans; se sont reproduits depuis, trois à quatre fois par an, sauf depuis 15 mois environ.

Antécédents héréditaires. D'après les renseignements donnés par le malade, le père paraît être mort, à 59 ans, de cirrhose paludéenne. Mère morte tuberculeuse, après de très fréquentes bronchites. Sœur opérée d'adénite sous-maxillaire et actuellement bien portante.

Actuellement, au sommet gauche et en avant, augmentation des vibrations, submatité, expiration prolongée, inspiration rude et retentissement léger des bruits du cœur.

Cœur à 106; dédoublement du premier bruit, souffle léger et doux à la pulmonaire au premier temps. Adénite inguinale, cervicale et axillaire en paquets, avec péri-adénite à l'aisselle gauche. Digestions normales.

Globules rouges : 3.300.000. Globules blancs : 3.800.

Pas d'hématurie ni de mœlena. Rate un peu douloureuse et hypertrophiée.

Des injections de cacodylate de quinine, d'ergotine et de sérum gélatiné n'ont donné aucun résultat sur les épistaxis. Le chlorure de calcium en injection n'agit que faiblement. L'eau oxygénée localement n'arrête que difficilement les hémorragies, qui ont nécessité souvent des tamponnements. Asthénie générale très marquée, nullement atténuée par l'administration des ferrugineux.

On commence alors *des injections intra-veineuses* (par ponction des veines de l'avant-bras) *de 500 cc. d'eau de Hombourg-Elisabethenbrunnen*, simplement privée de son excès d'acide carbonique par agitation à l'air (dans une grande bouteille stérilisée). Forte réaction après chaque injection (jusqu'à 39°).

Les injections sont faites d'abord une fois tous les deux jours, pendant une semaine, puis sont continuées pendant quinze jours sous la peau, à raison d'une injection quotidienne de 150 cc.

Déjà au bout des trois premières injections, le malade ressent un mieux notable et les hémorragies sont moins fréquentes et moins abondantes. Elles cèdent alors assez facilement aux applications externes d'eau oxygénée.

Après *cinq injections*, de trois jours il ne se produit plus d'épistaxis. Celles qui se produisent par la suite sont de peu d'importance et toujours facilement arrêtées.

Après *dix injections*, on compte 4.300.000, globules rouges et 7.400 globules blancs. Le malade se sent beaucoup mieux, mange avec beaucoup d'appétit et urine abondamment. Tous les ganglions ont notablement diminué. L'augmentation de poids est de 1 k. 500.

Après *dix-neuf injections*, les épistaxis ne se reproduisent plus. L'état général est bon, l'asthénie a disparu, l'appétit est très augmenté. Globules rouges : 4.350.000. Le malade éprouve seulement de la céphalée certains soirs, est un peu agité la nuit, mais cet état est passager.

Douze jours après la dernière injection, il paraît normal, bien qu'un peu pâle encore et est décidé à reprendre son travail.

Le cœur est à 88 et les souffles ont presque disparu. Forte diminution de volume des ganglions. Le sommet gauche reste suspect.

Observation XVIII

Diabète à forme hypohépatiqûe
Injections sous-cutanées et intra-veineuses d'eaux de diverses sources de Vichy

Homme 49 ans, 85 kilogrammes. Début de diabète assez brusque il y a deux ans, sans cause apparente.

Antécédents héréditaires sans importance.

Antécédents personnels. Eczémas fréquents entre 18 et 22 ans. Fièvre typhoïde à 28 ans. Grippe à forme gastro-intestinale à 32 ans. Depuis, bonne santé habituelle.

Actuellement, forte polydipsie, mais peu de polyphagie. Polyurie abondante (jusqu'à 6 litres par jour, mais habituellement 4 litres). Sciatique rebelle depuis trois mois à gauche et, depuis quelques jours, zona du front. Hypoazoturie, urobiline. Elimine en moyenne 72 grammes de sucre par 24 heures avec 19 grammes d'urée. Anaphrodisie. Céphalée. Asthénie.

Sans changement de régime (sans hydrocarbonés), *injections d'eau de Vichy pendant trois semaines*, dans les conditions suivantes : d'abord trois injections intra-veineuses (par simple ponction) de 150 *cc. d'eau de Vichy-Grande-Grille isotonique*, un jour non l'autre; puis, au bout de trois jours, série d'injections sous-cutanées de 100 cc. de *Grande-Grille*, de *Célestins*, d'*Hôpital* ou de *Parc*, toujours un jour non l'autre.

Au bout de 12 jours après la première injection, sucre par 24 heures : 12 gr.; urée : 22,5.

Au bout de 18 jours, sucre par 24 heures : 39 gr.; urée : 29,45.

Au bout de 23 jours, sucre par 24 heures : 37 gr.; urée, 30,05.

Le poids du malade est alors de 82 kilog. Le volume de l'urine des 24 heures est tombé à 2.800 cc., et il n'y a plus que des traces d'urobiline dans l'urine. Disparition complète de la sciatique, du zona et de la céphalée. Bon état général. Le malade ne se fatigue plus aussi facilement.

On fait alors des *injections de mêmes quantités de sérum artificiel ordinaire* (à 9 p. 1000), espacées comme les précédentes : aucune modification nette.

Au bout de 34 jours après la cessation du traitement par l'eau de Vichy, l'amélioration s'est parfaitement maintenue.

Dans le cas du sérum artificiel et dans le cas de l'eau de Vichy isotonique, les phénomènes réactionnels produits étaient à peu près de même intensité. (Réaction thermique jusqu'à 37°8.)

Observation XIX

Diabète maigre à forme hyperhépatique.
Injections sous-cutanées de La Bourboule-Choussy-Perrière.

Homme, 45 ans, 55 kilogr. Vient se faire traiter pour asthénie générale et symptômes de diabète.

Antécédents héréditaires : mère épileptique, père éthylique.

Antécédents personnels : bronchites anciennes; anthrax; alcoolisme; surmenage physique.

Le diabète aurait débuté insidieusement, il y a cinq ans environ. Le malade s'est alors aperçu qu'il urinait beaucoup, maigrissait, et a eu deux anthrax, longs à cicatriser. A ce moment,

une analyse d'urine demandé par le médecin révéla la présence
du sucre. Depuis, le malade a eu des rémissions, le sucre a même,
par périodes, complètement disparu de l'urine, mais depuis
deux mois environ, à la suite de fatigues excessives, des symptômes cardinaux de diabète se sont installés et le malade,
depuis ces deux mois, a perdu 3 kilogr. Il a été traité par un
régime sans féculents, du bromure, de l'antipyrine, de la valé-
riane.

Actuellement, élimine en moyenne 120 grammes de sucre par
24 heures, avec 65 gr. d'urée, le volume des 24 heures oscillant
entre 3 litres et 3 litres et demi. Polydipsie relativement peu
marquée, mais forte polyphagie. Sécheresse de la bouche, langue
rouge, empreintes dentaires à la face interne des joues. Foie un
peu sensible à la pression. Trois petits furoncles à la nuque.
Appareils cardiaque et respiratoire normaux. Diminution des
réflexes rotulien et crémastérien. Engourdissement et fourmillements dans les membres. Pas de troubles de la vue, mais
affaiblissement de l'attention et diminution de la mémoire.
Insomnies. Pas d'albuminurie.

On laisse le malade au régime qui lui a déjà été prescrit et,
*pendant 15 jours, on lui injecte sous la peau tous les deux jours
200 cc. d'eau de La Bourboule-Choussy-Perrière, puis 50 cc. de
la même eau chaque jour pendant les huit jours qui suivent.*

Faible réaction thermique au début, puis presque nulle. Ces
injections sont faites avec les plus grandes précautions d'asepsie
et ne provoquent absolument aucun accident.

La polyurie, après avoir augmenté pendant les douze premiers
jours, diminue; mais c'est surtout le sucre et l'urée qui subissent
des modifications intéressantes.

Au bout de 9 jours après la première injection : sucre par 24 heures : 99 gr. ; urée : 55 gr. 3. Au bout de 15 jours après la première injection : sucre par 24 heures : 85 gr. ; urée : 49 gr. 55.

Au bout de 22 jours après la première injection : sucre par 24 heures : 62 gr. ; urée : 34 gr. 40.

Corrélativement, on note une atténuation notable de la plupart des symptômes. La polyphagie et la polydipsie sont très diminuées. Le foie n'est plus sensible, les furoncles ont disparu ainsi que les sensations anormales dans les membres.

Le malade dort bien et les quelques troubles nerveux ont rétrocédé à peu près complètement. Il a augmenté de plus de 2 kilogr. On le perd alors de vue.

Observation XX
Rhumatisme chronique déformant
Injections sous-cutanées d'eau de Balaruc

Homme, 64 ans, 86 kilogr. Facies congestionné. Mère morte de maladie de cœur à la suite de rhumatisme articulaire aigu. Deux fils bien portants. Un frère mort dans le coma diabétique. A exercé dans le temps la profession d'égoutier, puis de maçon et a fait longtemps des travaux de terrassement où il était continuellement exposé à l'humidité. Alcoolique invétéré. Depuis une vingtaine d'années, a eu à plusieurs reprises des atteintes successives de rhumatisme articulaire. Depuis 4 ans, par périodes, douleurs lombaires et douleurs articulaires diffuses. Céphalées, cryesthésie, crampes dans les mollets. Quelques troubles de la vue (mouches volantes surtout).

Actuellement, douleurs articulaires diffuses, le malade ne pouvant faire que péniblement des mouvements très lents; bouffées de chaleur, mauvaises digestions, peu d'appétit, faiblesse générale. Foie un peu diminué de volume et sensible à la palpation et à la percussion. Léger œdème des membres inférieurs et des mains. Temporale flexueuse et dure, radiale en tuyau de pipe (19 au Potain). Un peu d'exagération des réflexes. Douleurs sacro-lombaires à la pression. Cœur normal, sauf un léger souffle au premier temps. Déformations multiples des mains et des pieds. Aponévrose palmaire rétractée. Doigts figés en flexion. Nodosités de Heberden. Gros orteil fortement dévié en dehors, nodosités au niveau de la tête des métatarsiens. 14 gr. d'urée par 24 heures. Pas d'albuminurie.

Le malade est soumis *aux injections sous-cutanées d'eau de Balaruc*, à raison d'une injection de 400 *cc. tous les deux jours.* A la suite de chaque injection, réaction thermique jusqu'à 39°, frissons, sueurs abondantes quelquefois céphalée.

Sous l'influence des premières injections, les articulations sont, le jour même de l'injection, un peu plus douloureuses. Puis, au bout de six injections, les phénomènes douloureux s'atténuent assez brusquement, les mouvements sont plus faciles, l'appétit est bon et le malade se sent beaucoup moins asthénique.

Au bout de onze *injections,* les douleurs ont complètement disparu, même les douleurs à la pression sur la colonne vertébrale et sur le foie; il n'y a plus le moindre œdème des membres. Les doigts font beaucoup mieux les mouvements d'extension. Les tissus périarticulaires sont moins empâtés, le malade a un gros appétit. Urine : 1400 cc. par jour, avec 24 gr. d'urée par 24 heures et 13 gr. de chlorures. Digestions normales. Pas la moindre asthénie.

On fait encore une série de *six injections*, au bout desquelles l'amélioration persiste et, quinze jours après, le malade reprend le travail.

Observation XXI

Ulcère phlébitique typhique avec anémie.
Applications locales et injections sous-cutanées
d'eau de La Bourboule-Choussy-Perrière

Femme, 22 ans, couturière. Il y a quatre ans, fièvre typhoïde après laquelle elle a dû se lever sans être complètement rétablie. Mère morte d'albuminurie.

A la suite d'une phlébite consécutive à la typhoïde, ulcération à la jambe gauche qui présente actuellement un œdème demi-dur. Dans la moitié inférieure de la jambe, la peau forme une nappe rouge occupant les deux tiers environ de la circonférence du membre, de couleur un peu plus sombre dans la partie supé-rieure; la peau y est luisante, dépourvue de poils et desquame par plaques légères et minces. Au centre de cette nappe se trouve une ulcération ovalaire de 5 cm. de large sur 3 de haut, assez super-ficielle, à bords un peu festonnés, amincis, pas décollés, sans aucune apparence de marche vers la cicatrisation. Le fond de l'ulcère lui-même n'est nullement bourgeonnant : il est plat, de teinte sale, brun rougeâtre, saignotte; sa surface n'est pas absolument uniforme et présente par endroits quelques légères excavations purulentes. Il s'agit donc d'un ulcère d'origine phlébitique. D'ailleurs on constate encore un cordon phlébitique net et toute une zone de périphlébite.

La malade est en même temps assez anémique. Globules rou-ges : 3.870.000.

Elle est traitée, depuis plus de 6 mois, sans le moindre succès, par des applications de sulfate de cuivre, d'acide picrique, de baume du Pérou au nitrate d'argent et d'autres topiques encore. Après avoir détergé la plaie ulcéreuse au moyen de lavages alcalins, on la traite par des pansements à l'*eau de la Bourboule-Choussy-Perrière* **isotonique,** en même temps qu'on commence des *injections sous-cutanées quotidiennes de 100 cc. de la même eau, mais* **non ramenée à l'isotonie.** La jambe est maintenue en position légèrement élevée.

Au bout de cinq jours déjà, la plaie a moins mauvais aspect, le fond est moins sale, les excavations se comblent, les bords deviennent moins atones et commencent à s'épidermiser. Globules rouges : 3.990.000.

Après la dixième injection, la dimension de l'ulcère est nettement diminuée; la malade, qui avait très peu d'appétit et qui digérait difficilement, mange bien et présente des digestions normales. Globules rouges : 4.380.000.

On continue alors les injections *tous les deux jours* seulement.

Au bout de vingt jours de traitement, l'ulcère est réduit aux dimensions d'une pièce de deux francs.

La malade vaque alors à ses occupations et est soumise alors à *des injections de 250 cc. tous les trois jours.*

Un mois après, l'ulcère est presque complètement recouvert par une couche épidermique bien sèche, luisante; il ne reste vers le centre qu'un point gros comme une lentille qui n'est pas encore épidermisé. L'œdème a complètement disparu. On sent à peine le cordon induré phlébitique et la périphlébite n'est presque plus appréciable. Le nombre des globules rouges est de 4.920.000 et l'état général est excellent. Trois semaines plus tard, la cicatrisation est absolument complète.

Observation XXII

Eczéma des fesses. Injections intra-fessières d'eau de La Bourboule-Croizat

Femme, 36 ans. Antécédents héréditaires sans importance. Il y a trois ans, furonculose rebelle et anthrax de la nuque.

Actuellement, large eczéma occupant toute la fesse gauche avec prolongements dans le sillon interfessier, à surface très rouge et suintante, très prurigineux. Quelques vésicules, quelques croûtes disséminées, un peu saignantes par suite du grattage. Fonctions digestives normales, sauf constipation habituelle.

On traite la malade d'abord par *trois injections intra-fessières de 300 cc. d'eau de La Bourboule-Croizat* à trois jours d'intervalle chacune. Le frisson réactionnel commence déjà demi-heure après l'injection, mais la température dans les heures qui suivent s'élève peu.

A la suite de ces injections, les lésions paraissent en voie de rétrocession et le prurit diminue. Les vésicules sont moins nombreuses.

On continue, toujours à la même fesse, des *injections sous-cutanées quotidiennes de 100 cc. de la même eau.*

Au bout de 14 injections, la surface eczémateuse ne présente plus de croûtes ni de vésicules, elle est de teinte vineuse, avec squames minces, très sèches. On cesse les injections.

Une douzaine de jours plus tard, on ne remarque plus qu'un îlot eczémateux de la grandeur d'une pièce de cinq francs, à peine prurigineux, qui ne tarde pas lui-même à se rétrécir encore.

Observation XXIII

**Eczéma impétigineux de la face et adénite sous-maxillaire
d'origine dentaire.
Injections sous-cutanées d'eau de La Bourboule-Choussy-Perrière.**

Homme, 24 ans. Père paludéen. Mère morte tuberculeuse. Dit n'avoir lui-même jamais été malade. A eu seulement, il y a un an, des abcès dentaires, simplement incisés, mais qui ont laissé longtemps des fistulettes au niveau des gencives et à la suite desquels ont apparu des ganglions sous-maxillaires des deux côtés, qui n'ont fait qu'augmenter jusqu'à aujourd'hui.

Actuellement, très mauvaise dentition, nombreux chicots et deux points fistuleux sur la gencive inférieure gauche. On sent deux gros ganglions sous-maxillaires du volume d'une amande, à gauche. A droite, quelques ganglions du volume d'une noisette. Eczéma suintant du menton et de la joue gauche, atteignant jusqu'à la commissure labiale du même côté, avec croûtelles disséminées. L'eczéma a débuté depuis trois mois environ. Pas d'appétit.

Des applications de vaseline ichtyolée faites depuis une quinzaine de jours n'ont pas amené d'amélioration appréciable. On les continue et on fait en même temps, trois *fois par semaine, des injections intra-musculaires* (dans la fesse) *de 400 cc. d'eau de La Bourboule Choussy-Perrière isotonique.* Réaction thermique assez élevée après chaque injection et céphalée.

On adresse corrélativement le malade à un dentiste pour les soins de la bouche (avulsion de racines et de deux molaires cariées).

Au bout de *huit injections*, l'appétit est revenu à la normale, la joue eczémateuse est plus limitée et moins suintante. Il n'y a plus de croûtes. Le prurit, qui était faible, a disparu.

On continue le traitement par des *injections sous-cutanées de 200 cc. d'eau de La Bourboule tous les deux jours.* Au bout de 14 injections, amélioration locale très notable : l'eczéma a séché et desquame. Les ganglions sont réduits, les plus gros, au volume d'une noisette.

Observation XXIV

Eczéma impétigineux du dos et des cuisses chez un scrofuleux Injections sous-cutanées d'eau de <u>Hombourg Kaiserbrunnen</u>

Garçon, 16 ans, fils de scrofuleux. Ganglions ulcérés du cou dans l'enfance, bien cicatrisés. Grippe il y a 4 ans, avec convalescence traînante et pénible. Depuis 6 mois, présente un eczéma très étendu du dos et des cuisses, qui a commencé au dos d'abord par de petites vésicules qui se sont rompues et ont laissé une rougeur diffuse de la peau avec desquamation, sécrétion séreuse abondante et prurit intense.

Actuellement, larges placards d'eczéma impétigineux dans la moitié droite du dos et sur les faces antéro-latérales des deux cuisses. Bords irréguliers. Croûtes nombreuses. Sécrétion d'un liquide citrin, de consistance gommeuse. Excoriations par grattage. Ganglions aux deux aines et volumineux ganglions sous le sterno-mastoïdien droit, au niveau de vieilles cicatrices chéloïdiennes. Constipation. Anorexie, langue saburrale, étalée, avec empreintes dentaires. Thorax mal développé, étroit; obscurité respiratoire aux deux sommets, mais rien qui affirme nettement une lésion bacillaire des poumons.

Après quelques purgations répétées et des *applications locales de compresses imprégnées de sérum artificiel* à 9 p. 1000, qui atténuent légèrement les démangeaisons, on fait *tous les deux jours une injection sous-cutanée de 150 cc. d'eau de Hombourg-Kaiserbrunnen* (simplement débarrassée de son excès d'acide carbonique par agitation à l'air). Réaction thermique habituelle après l'injection. *On remplace en même temps les compresses au sérum artificiel par des compresses à l'eau de Hombourg.*

Pendant les six premiers jours, les démangeaisons ne sont nullement atténuées, plutôt augmentées au contraire; mais l'état local parait s'améliorer; les placards sont moins rouges, les croûtes tombent, les régions atteintes sont moins chaudes.

A partir de ce moment, *on supprime les applications locales d'eau de Kreuznach et on fait chaque jour une injection souscutanée de 100 cc.*

Au bout de dix de ces injections, les démangeaisons ont fortement diminué, il n'y a plus que quelques croûtes insignifiantes il n'y a plus d'ulcération ni de sécrétion, les squames qui se détachent sont minces et de moins en moins nombreuses; la constipation a disparu. La langue (quoique toujours étalée) est plus rouge et l'appétit est bon. Le sommeil est excellent.

On fait alors une série de 5 *injections de 200 cc. dans la fesse*, à raison de deux par semaine. L'amélioration se marque de mieux en mieux. Les placards sont à peine rouges et se rétrécissent, il n'y a plus de prurit. Les ganglions ont diminué de volume.

Cinq semaines plus tard, il ne reste au niveau des anciennes plaques eczémateuses, absolument sèches, qu'une teinte rose indiquant une régression à peu près complète de la lésion.

Observation XXV

Psoriasis circiné chez une lymphatique anémique.
Injections sous-cutanées d'eau de La Bourboule-Croizat

Femme, 21 ans. Lymphatique. Ganglions assez nombreux aux aisselles, au cou et à l'aine. Présente aux deux coudes et à la poitrine, dans la région du grand pectoral gauche, des plaques sous forme de squames blanchâtres nacrées, variant comme dimensions de 5 mm. à 4 cm., légèrement papuleuses et ressemblant assez à des taches de bougies fendillées en tous sens. Les contours en sont irréguliers, festonnés, réalisant ainsi le type classique du psoriasis circiné. Quelques grands placards aussi sur les membres, mais moins nacrés et moins papuleuex. Pas de prurit. Le début de l'affection remonte à 3 ans et demi.

Antécédents personnels : dans l'enfance, rougeole, adénite cervicale volumineuse ayant rétrocédé sous l'influence des bains de mer, eczémas rebelles, amygdalites répétées ; une bronchite peu grave à l'âge de 15 ans.

Antécédents héréditaires : père bien portant, mère scrofuleuse ; un frère diabétique.

La malade elle-même est plutôt grasse, mais avec un facies un peu bouffi, blafard ; lèvres peu colorées. Expiration prolongée aux deux sommets ; souffles cardio-pulmonaires. Urine claire, 800 à 900 cc. par jour, avec 18 gr. d'urée par litre. Peu d'appétit. Constipation. Signes d'atonie gastro-intestinale. Digestions lentes ; tympanisme abdominal trois ou quatre heures après le repas.

Globules rouges : 3.400.000. Hémoglobine : 12,5 p. 100. Globules blancs : 9.400.

Emotivité assez grande. Pas de signes d'hystérie.

Après avoir traité la malade par des bains alcàlins prolongés et des pommades à l'huile de cade, à l'oxyde de mercure et à la traumaticine à l'acide chrysophanique, sans résultat bien appréciable, on continue ce dernier et on commence des *injections sous-cutanées de 300 cc. d'eau de La Bourboule-Croizat,* tous les deux jours. Teinture de noix vomique avant le repas. Poudre alcaline demi-heure après. Réaction thermique oscillant de 37°6 à 38°4 après les injections.

Au bout de onze injections, l'amélioration est notable, les placards sont moins saillants. L'état général surtout s'est beaucoup modifié : la malade est moins décolorée. Les selles sont molles et régulières, les digestions sont normales et l'appétit très marqué.

Globules rouges : 4.870.000. Globules blancs : 7.200.

On fait alors des *injections sous-cutanées de* 180 *cc. tous les jours,* pendant une vingtaine de jours. Au bout de ce temps, l'état de la malade est alors excellent, les ganglions sont à peine perceptibles, sauf au cou où ils sont encore bien appréciables. Les lésions cutanées ont fortement rétrocédé. Le psoriasis existe encore, mais les placards sont beaucoup plus limités et nettement « blanchis » par endroits. Certains même, à la poitrine en particulier, paraissent avoir complètement disparu et ne se révèlent que par une teinte plus claire de la peau.

Globules rouges : 5.220.000. Hémoglobine : 13,5 p. 100. Globules blancs : 6.800.

On injecte alors *dans la fesse, deux fois par semaine,* 400 *cc. d'eau de la Bourboule-Croizat* : l'injection est suivie de phénomènes réactionnels assez intenses, mais qui cessent complètement au bout de 8 heures.

Au bout de cinq injections de cette sorte, on constate que de nouveaux placards ont diminué, au coude droit surtout. La malade se sent particulièrement vigoureuse. Toutes les fonctions paraissent s'effectuer normalement. Urine : 1250 cc. par jour environ, avec 21 gr. d'urée par litre et 10,2 de chlorures. Rapport azoturique : 85,4. Globules rouges : 5.040.000.

Les ganglions cervicaux ont fondu pour la plupart. La tachycardie n'existe plus. La respiration est ample et lente. Les souffles cardio-vasculaires sont à peine appréciables. La digestion s'effectue, sans aucune médication, avec une régularité parfaite.

Observation XXVI

**Syphilides papulo-croûteuses et gommes précoces.
Intolérance mercurielle.
Injections intra-veineuses d'eau d'Uriage.**

Homme, 32 ans. A eu, il y a cinq semaines, un chancre induré du sillon balano-préputial (contracté en Algérie), avec roséole et plaques dans la bouche. On lui a fait deux injections intramusculaires de calomel, à la suite desquelles il a présenté des phénomènes d'intolérance assez intenses, stomatite et diarrhée. Ce seul traitement ayant été fait et suspendu ensuite, cinq semaines après l'accident primitif apparaissent de larges placards papulo-croûteux sur le tronc et deux gommes cutanées aux jambes; le chancre lui-même a une tendance à être phagédénique et n'a aucune tendance à cicatriser.

Nombreuses plaques dans la bouche, adénite inguinale et cervicale.

On refait deux nouvelles injections de calomel et on institue un traitement ioduré. Phénomènes d'intolérance graves, comme précédemment.

On soumet alors le malade aux *injections intra-veineuses* (par ponction) *d'eau d'Uriage en nature,* à raison de *deux injections de 500 cc. par semaine* : les phénomènes d'intolérance disparaissent et au bout de cinq injections on peut continuer le traitement mercuriel sans voir de phénomènes d'intolérance notables ; il ne persiste qu'un peu de stomatite, qui va d'ailleurs en s'atténuant progressivement à la suite de soins buccaux.

Au bout de *dix injections d'eau d'Uriage,* un traitement mercuriel intense ayant pu être continué, les lésions ont presque entièrement rétrocédé, et l'état général du malade est satisfaisant.

Chaque injection s'était accompagnée d'une violente réaction thermique.

Observation XXVII

Ecthyma au cours d'une syphilis maligne.
Intolérance mercurielle antérieure.
Apparition du mercure dans l'urine sous l'influence d'injections intra-veineuses d'eau d'Uriage et, consécutivement, institution d'un nouveau traitement mercuriel sans intolérance.

Homme, 42 ans, alcoolique. Chancre induré du gland il y a trois ans avec adénite inguinale, roséole, plaques muqueuses dans la bouche et à l'anus et, trois mois plus tard, éruption à la face et aux membres, suivie de plaques ulcératives à bords circulaires et taillés à pic, paraissant présenter les caractères de gommes syphilitiques. Ace moment, le malade aurait subi un traitement mercuriel intense, avec injections de mercure (?), frictions d'onguent napolitain, iodure.

Depuis, plusieurs poussées successives l'ont fait traiter activement à plusieurs reprises et, au cours de ces traitements, il a présenté des phénomènes d'intolérance graves, stomatite et surtout diarrhée intense.

Depuis deux mois, le malade ne suit aucun traitement.

La recherche du mercure dans l'urine (formation d'iodure par action des vapeurs d'iode sur le mercure déplacé par le cuivre), faite actuellement à trois reprises différentes, a donné un résultat négatif.

On fait alors au malade *une injection intra-veineuse de 800 cc. d'eau d'Uriage* : très violente réaction, élévation de température jusqu'à 40°; diurèse très abondante. Les jours suivants, on fait *quatre nouvelles injections intra-veineuses de 400 cc. d'eau d'Uriage puis* une injection *de 500 cc. tous les trois jours pendant 18 jours.*

Déjà au bout des sept premières injections, la recherche du mercure dans l'urine devenait positive. L'élimination mercurielle continue à se faire très nettement pendant toute la durée des injections et va en augmentant d'intensité jusque vers la dernière. Elle continue ensuite encore pendant une douzaine de jours.

Des lésions d'ecthyma que présentait le malade avant les injections se sont nettement améliorées, sans l'institution d'aucun traitement mercuriel ni ioduré, probablement sous l'influence unique du mercure solubilisé par les injections répétées d'eau d'Uriage.

Quinze jours après la dernière injection, on commence un traitement par les injections de-biodure cacodylé; aucune manifestation d'intolérance et disparition progressive des lésions d'ecthyma. On avait associé à ce traitement mercuriel quelques nouvelles injections d'eau d'Uriage (6 injections de 600 cc. dans les veines). L'élimination du mercure s'est faite abondamment et paraît loin d'être terminée lorsqu'on perd le malade de vue.

Coup d'œil général sur les résultats cliniques obtenus

D'après ces observations, on voit que les injections d'eaux minérales peuvent agir de la façon la plus utile dans des cas très divers. Il y a lieu de remarquer en particulier les *résultats obtenus dans les adénites et les ostéites tuberculeuses, à la fois au point de vue général et au point de vue local avec les eaux de Kreuznach, Hombourg, Balaruc, La Bourboule,* les injections pouvant être faites, dans le cas de lésions locales, au voisinage de la lésion même.

Certaines formes de tuberculose peu avancées, chez des arthritiques ou des lymphatiques, se sont bien trouvées des injections d'eaux de la Bourboule ou d'Uriage.

Les manifestations anémiques et asthéniques d'origine tuberculeuse, paludéenne ou autre ont été plus ou moins puissamment enrayées par les injections d'eau de Nauheim, Balaruc, Kreuznach, La Bourboule.

Diverses lésions cutanées (ulcères, eczémas) ont été très heureusement modifiées par les injections d'eaux de La Bourboule, ou de Hombourg, des troubles nutritifs tels que rhumatisme chronique et diabète par celles de Balaruc, Vichy, La Bourboule.

Dans presque tous les cas il s'est produit aussi une

amélioration très remarquable de l'état général et une augmentation rapide de l'appétit s'accompagnant d'une régularisation des fonctions digestives.

En ce qui concerne l'*action des eaux de Vichy et de La Bourboule sur le diabète*, j'ai constaté aussi des résultats intéressants dans la *glycosurie expérimentale. Chez un chien incomplètement dépancréaté présentant une glycosurie assez importante sous l'influence d'un régime surtout hydro-carboné*, des injections alternativement sous-cutanées et intra-veineuses d'eau de La Bourboule ont nettement amené une diminution du sucre de l'urine et une diminution corrélative de l'élimination azotée. Ce chien, du poids de 12 kilog., soumis à un régime uniquement de viande, n'avait qu'une glycosurie faible, oscillant entre 9 gr. et 15 gr. par litre environ, ce qui correspondait à une élimination de 3 gr. 5 à 6 gr. de sucre par jour. Mais lorsqu'on le soumettait au régime surtout hydrocarboné, le taux du sucre s'élevait de 26 à 39 gr. par litre, ce qui représentait par 24 heures 13 à 21 gr. environ. L'urée atteignait jusqu'à 15 gr. par jour.

Or ce chien, *traité quotidiennement pendant 16 jours par des injections sous-cutanées ou intra-veineuses allant de 40 à 80 cc. d'eau de la Bourboule* (tantôt source Choussy-Perrière, tantôt source Croizat) et soumis au même régime hydrocarboné, présenta une diminution progressive de la quantité de sucre éliminée par jour, qui tomba finalement, au seizième jour, à 3 gr. 25. Le taux de l'urée des 24 heures s'était abaissé à 11 gr. 3.

On suspendit alors les injections, tout en laissant le chien au même régime. L'amélioration se maintint pendant une douzaine de jours, avec cependant une légère augmentation progressive du sucre, puis les mêmes chiffres qu'avant le traitement furent rapidement atteints et même dépassés.

On essaya alors des injections sous-cutanées d'eau de Vichy; il y eut une légère diminution de la glycosurie, mais beaucoup moins importante que dans le cas de l'eau de La Bourboule. Des injections de sérum artificiel ordinaire n'amenèrent aucune modification.

Chez une femme, présentant des symptômes de diabète léger d'allure hypohépatique, *l'épreuve de la glycosurie alimentaire* faite avec 100 gr. de glucose provoquait le passage dans l'urine de 35 à 47 gr. La même épreuve, faite après une *série d'injections sous-cutanées préalables d'eaux de diverses sources de Vichy* (12 injections de 50 à 150 cc.) ne faisait plus passer que 12 gr.6 à 17 gr. de sucre dans l'urine; la malade elle-même ne présentait plus, normalement, que de très faibles quantités de sucre dans l'urine (quelques grammes).

Chez un homme, j'ai obtenu un résultat analogue à la suite de 15 *injections d'eau de La Bourboule*, soit sous-cutanées soit intra-veineuses.

Dans un cas encore, des injections sous-cutanées, puis intra-veineuses de 300 à 500 cc. d'eau de Vichy isotonique ont atténué très nettement des symptômes de *coma diabétique*.

Ajoutons que, dans un ouvrage tout dernièrement paru, Gaston Parturier cite quelques recherches personnelles sur l'influence des eaux de Vichy et de Karlsbad sur la glycosurie expérimentale (par ingestion ou injections de glucose), chez l'homme et chez l'animal et mentionne quelques résultats montrant une légère atténuation de l'élimination du sucre sous l'influence d'injections intra-péritonéales ou intra-veineuses de ces eaux chez le lapin (1).

Ces divers faits, à mettre en parallèle avec les observations cliniques rapportées précédemment, montrent l'intérêt que pourraient avoir les injections d'eau de La Bourboule dans les formes hyperhépatiques de diabète et celles de Vichy dans les formes hypohépatiques, d'accord au point de vue de ces distinctions avec les données cliniques basées sur l'emploi des eaux par les autres voies que la voie des injections.

Enfin les deux dernières observations citées plus haut montrent l'*efficacité des injections d'eaux sulfureuses* (dans le cas particulier, sulfureuses chlorurées sodiques) *dans les syphilis graves s'accompagnant d'intolérance mercurielle.* Les eaux sulfureuses ont dans le traitement de la syphilis, on le sait, une action indiscutable, qu'on explique ainsi : elles agiraient sur le mercure resté accumulé dans les organes et le solubiliseraient : celui-ci pouvant alors continuer à agir longtemps après son administration; elles préviennent ou atténuent les phénomènes d'intoxication mercurielle, en particulier la salivation, en provoquant l'élimination

(1) GASTON PARTURIER. Rapport sur les eaux de Karlsbad et de Vichy présenté à l'Académie de médecine 1909, p, 310. (*Impr. Jules Césas. Valence et Paris*).

Je remercie l'auteur de m'avoir adressé cette brochure.

rapide du mercure; on a remarqué que les syphilitiques soumis aux cures sulfureuses supportent des doses de mercure dépassant de beaucoup les doses moyennes normales, sans intoxication, même lorsqu'il s'agit de sujets susceptibles à ce point de vue.

Dans les deux observations précédentes, nous avons vu le mercure reparaître dans l'urine sous l'influence des injections d'eau d'Uriage deux mois après la cessation de toute médication hydrargyrique et des phénomènes d'intolérance disparaître par l'action de ces mêmes injections. En même temps les lésions syphilitiques ont rétrocédé rapidement. Il y a donc tout lieu de penser que les eaux d'Uriage appliquées en injections pourront être d'une grande utilité dans le traitement des spyhilis graves et dans le cas d'intolérance vis-à-vis du mercure.

Dans les diverses formes de tuberculose traitées, les résultats des injections d'eaux minérales ont été, nous l'avons vu, très satisfaisants, sauf dans un cas de tuberculose pulmonaire à la deuxième période, où les injections d'eau de Balaruc n'ont pas empêché l'aggravation progressive de la maladie.

Expérimentalement, chez le cobaye inoculé de tuberculose par la voie digestive, des injections quotidiennes d'eau de Hombourg ont ralenti la marche de l'évolution fatale; les animaux ainsi traités ont maigri beaucoup moins rapidement que les cobayes témoins non soumis aux injections et les lésions spécifiques ont progressé chez eux moins rapidement que chez ces derniers.

29

Voilà à ce sujet le détail d'une expérience faite sur deux lots de 10 cobayes, chacun infectés par un repas bacillitère, où l'on pourra juger de l'action d'injections quotidiennes d'eau de *Hombourg-Landgrafenbrunnen.*

Expérience LXXXV

Action des injections sous-cutanées d'eau de Hombourg-Landgrafen-brunnen sur la tuberculisation du cobaye par la voie digestive

Deux lots de cobayes, de 10 animaux chacun, sont mis en observation à partir du 14 novembre 1907, pour s'assurer qu'ils sont bien comparables, à en juger du moins d'après la courbe de leur poids et leur aspect général.

Les poids respectifs des divers animaux sont, au début de l'expérience, les suivants :

LOT Nº 1		LOT Nº 2	
Cobaye 1....	520 gr.	Cobaye 11....	460
— 2....	510 gr.	— 12....	472
— 3....	475 gr.	— 13....	510
— 4....	485 gr.	— 14....	504
— 5....	460 gr.	— 15....	449
— 6....	535 gr.	— 16...	456
— 7....	486 gr.	— 17....	489
— 8....	492 gr.	— 18....	474
— 9....	501 gr.	— 19....	498
— 10....	512 gr.	— 20....	465
POIDS TOTAL.	4.976 gr.	POIDS TOTAL.	4.777

Les animaux sont répartis en 4 cages et nourris constamment de son et d'herbages.Au bout d'un mois, les poids respectifs sont les suivants :

<table>
<tr><td colspan="2">LOT N° 1</td><td></td><td colspan="2">LOT N° 2</td><td></td></tr>
<tr><td>Cobaye</td><td>1....</td><td>618 gr.</td><td>Cobaye</td><td>11....</td><td>561</td></tr>
<tr><td>—</td><td>2....</td><td>605 gr.</td><td>—</td><td>12....</td><td>568</td></tr>
<tr><td>—</td><td>3....</td><td>574 gr.</td><td>—</td><td>13....</td><td>606</td></tr>
<tr><td>—</td><td>4....</td><td>579 gr.</td><td>—</td><td>14....</td><td>605</td></tr>
<tr><td>—</td><td>5....</td><td>557 gr.</td><td>—</td><td>15....</td><td>544</td></tr>
<tr><td>—</td><td>6....</td><td>638 gr.</td><td>—</td><td>16....</td><td>549</td></tr>
<tr><td>—</td><td>7....</td><td>582 gr.</td><td>—</td><td>17....</td><td>592</td></tr>
<tr><td>—</td><td>8....</td><td>588 gr.</td><td>—</td><td>18....</td><td>572</td></tr>
<tr><td>—</td><td>9....</td><td>598 gr.</td><td>—</td><td>19....</td><td>597</td></tr>
<tr><td>—</td><td>10....</td><td>613 gr.</td><td>—</td><td>20....</td><td>562</td></tr>
</table>

POIDS TOTAL. 5.944 gr.   POIDS TOTAL. 5.756

Augmentation de poids en un mois : 5.944 — 4.976 = 968 gr. Augmentation par jour : 32 gr. 2

Augmentation de poids en un mois : 5.756 — 4.777 = 979. Augmentation par jour : 32 gr. 6.

Le 16 novembre, on donne à manger aux animaux uniquement du son mélangé du produit de broyage de deux ganglions tuberculeux caséifiés provenant de l'extirpation, chez l'homme d'une chaîne sterno-mastoïdienne. Ces ganglions ont été vérifiés très riches en bacilles de Koch. La pulpe provenant de leur broyage a été mélangée au son de la façon la plus homogène possible et, après un léger degré de dessiccation, le tout a été longuement agité dans une grande bouteille de 10 litres (pour avoir un mélange parfait et éviter le danger des poussières). Les deux ganglions avaient chacun le volume d'une grosse amande et ont été ajoutés à 1 kilog. de son.

Le lendemain et pendant toute la durée de l'expérience, les animaux ont été nourris de son pur et d'herbages, comme par le passé. Mais à partir de ce jour, chaque cobaye du lot n° 2 reçoit sous la peau une *injection quotidienne de 5 cc. d'eau de Hombourg-Landgrafenbrunnen.*

Au bout d'une huitaine de jours, les animaux des deux lots maigrissent, leur poil est moins luisant, un peu hérissé, ils restent plus tranquilles, un peu somnolents. On ne remarque pas de différence entre les deux lots. Le n° 9 seul paraît normal.

Quinze jours après le repas bacillifère, l'amaigrissement est nettement plus marqué chez les cobayes du lot n° 1, ainsi qu'on en juge par les pesées comparatives qui suivent. Le n° 9 a aussi beaucoup maigri.

	Lot n° 1			Lot n° 2	
Cobaye	1	402 gr.	Cobaye	11	490
—	2	302 gr.	—	12	475
—	3	260 gr.	—	13	540
—	4	299 gr.	—	14	524
—	5	350 gr.	—	15	495
—	6	401 gr.	—	16	472
—	7	248 gr.	—	17	505
—	8	370 gr.	—	18	469
—	9	402 gr.	—	19	532
—	10	325 gr.	—	20	498
Poids total.		3.359 gr.	Poids total.		5.000

Diminution de poids en 15 jours : 5.944 — 3.359 = 2.585 grammes.

Diminution par jour : 172 g.

Diminution de poids en 15 jours : 5.756 — 5.000 = 756 gr.

Diminution par jour : 50 g. 4.

Quinze jours plus tard, les poids sont les suivants :

LOT N° 1			LOT N° 2		
Cobaye	1	351 gr.	Cobaye	11	390
—	2	245 gr.	—	12	398
—	3	210 gr.	—	13	425
—	4	200 gr.	—	14	432
—	5	270 gr.	—	15	408
—	6	310 gr.	—	16	397
—	7	202 gr.	—	17	412
—	8	263 gr.	—	18	422
—	9	258 gr.	—	19	405
—	10	247 gr.	—	20	376
POIDS TOTAL.		2.556 gr.	POIDS TOTAL.		4.065

Diminution de poids en un mois : 5.944 — 2.556 = 3.388.

Diminution de poids en un mois : 5.756 — 4.065 = 1.691

On continue toujours les injections quotidiennes.

Pendant le mois qui suit, c'est-à-dire le 2me après le repas bacillifère, 6 cobayes du lot n° 1 meurent entre le 12me et le 17me jour. Ceux qui restent du même lot meurent entre le 17me et le 30me jour, c'est-à-dire un mois à un mois et demi après l'inoculation. À cette époque, il n'est mort que trois cobayes du lot n° 2. Deux mois et demi après l'inoculation, il en reste encore 5, très amaigris, qu'on sacrifie pour comparer leurs lésions à celles des autres.

Chez les cobayes du premier lot, les lésions étaient les suivantes. Grosse rate, très congestionnée, jaunâtre, criblée de foyers caséeux et de nombreuses granulations. Foie : aspect analogue, avec lésions plus diffuses vers le hile et adénopathie au niveau de ce dernier. Ganglions rétro-péritonéaux, caséifiés. Intestin fortement congestionné; iléon induré avec granulations. Adhérences épiploïques. Tubercules disséminés dans le poumon. Epanchement séreux louche dans les plèvres.

Chez les cobayes du deuxième lot, qui sont morts spontanément, on trouve des lésions analogues, mais les poumons, macroscopiquement du moins, paraissent sains.

Chez les cobayes du deuxième lot, qu'on a sacrifiés, on trouve les mêmes lésions de la rate, du foie et de l'intestin que précédemment, mais les poumons sont indemnes de granulations; il n'y a pas de liquide dans la plèvre.

Ces recherches, certes, sont loin d'être complètes et en appellent bien d'autres encore; c'est d'ailleurs ce qui constitue une partie de leur intérêt. On voit déjà cependant qn'elles sont assez en accord avec les résultats de l'observation clinique et qu'une différence nette a pu être constatée entre les animaux simplement inoculés et les animaux soumis aux injections d'eau après inoculation.

Il paraît indiqué de les refaire en variant les doses et la nature de l'eau à injecter et sans doute aussi la voie d'injection : une action locale, au moyen d'injections intra-péritonéales par exemple, serait peut-être ici plus utile.

Il y a là une série de points sur lesquels je me propose de revenir ultérieurement (1).

---

(1) Au moment de la correction des épreuves, je prends connaissance d'une communication au dernier *Congrès d'Hydrologie* (Alger, 4-9 avril 1909) de MM. J ABADIE et CASANOVA, intitulée « *Essai de reminéralisation des tuberculeux par les injections sous-cutanées d'Hamman-bou-Hadjar* (Oran) », dont je remercie bien vivement M. ABADIE de m'avoir communiqué la copie.

L'idée qui a guidé les auteurs est celle de la méthode de « recalcification » de FERRIER en phtisiothérapie, l'action décalcifiante du processus de tuberculisation étant aujourd'hui bien démontrée. Ils ont donc injecté sous la peau à des tuberculeux des doses progressives de 1 cc., 5 cc., 20 cc., et sont arrivés « jusqu'aux doses massives de 400 cc. environ tous les deux ou trois jours ». L'eau injectée a été utilisée quelques mois après avoir été captée aseptiquement en ampoules à la source même. Température à la sortie de la source = 70°). Bien que leurs observations n'aient porté que sur deux sujets permettant une conclusion (tuberculose pulmonaire au début, à évolution absolument apyrétique chez l'un) et n'aient duré que pendant quelques semaines, ils ont pu constater les modifications suivantes : poids stationnaire, légère augmentation du nombre des globules rouges, diminution proportionnellement plus sensible du nombre des globules blancs, « tendance au relèvement du nombre des lymphocytes vis-à-vis des polynucléaires », mais « au point de vue urinaire, pas de modifications assez constantes pour qu'on puisse conclure à une augmentation de la déminéralisation du sujet. » (Composés urinaires dosés = acide phosphorique urée et chlorures.)

A côté de ces intéressantes observations, je désire appeler à nouveau l'attention sur une idée que j'ai émise dès 1907 à propos de la reminéralisation des tuberculeux par les injections de sels de *chaux* et celles de *silice* **insolubles** en suspension dans des sérums à minéralisation complexe.

J'ai montré, comme il a été dit précédemment au cours de ce travail, qu'on peut injecter dans les veines sans danger aucun des substances *insolubles*, pourvu qu'elles réalisent certaines conditions d'état physique, et qu'on avait ainsi un moyen de faire séjourner beaucoup plus longtemps dans l'organisme les corps injectés, l'injection intra-veineuse ayant en outre sur l'hypodermique l'avantage de permettre la diffusion immédiate de ces corps dans tout l'organisme. Je signalais en même temps l'intérêt de la méthode pour le traitement de diverses maladies, en indiquant plus spécialement qu'elle pourrait « trouver plus d'une application clinique, notamment pour la *silice*, *les sels de chaux et de mercure* insolubles, etc., appliqués, par exemple, au traitement de *certaines formes de tuberculose, de maladies du système osseux, des syphilis*

Mode d'action général des injections d'eaux minérales
sur l'organisme malade

Par quel mécanisme les injections d'eaux minérales agissent-elles sur l'organisme malade? C'est là une question qui doit suivre logiquement l'exposé des divers effets de ces injections et à laquelle on peut répondre d'une façon assez synthétique, pour conserver à l'explication un caractère général s'appliquant aux eaux de diverse nature.

Le mécanisme peut naturellement être différent suivant les états à traiter et suivant les quantités injectées; il ne

---

graves, etc... » (*Acad. de Méd.*, 2 juillet 1907 *C. R. Soc. Biol.*, 13 juillet 1907, p. 91 et *Congrès Soc. sav.*, cité après.)

Dans une communication au *Congrès des Sociétés savantes* (Paris, avril 1908), intitulée « *Sérums physiologiques complexes à sels solubles et insolubles* », j'écrivais plus particulièrement : «La même méthode (des injections intra-veineuses insolubles) pourrait trouver plus d'une application dans le domaine clinique, notamment pour la *silice*, les *sels de chaux insolubles*, etc. En présence par exemple de tissus tubercu-leux où la tendance à l'évolution caséeuse l'emporte, n'aurait-on pas intérêt à favo-riser le processus de sclérose réactionnel et curateur par l'injection intra-veineuse d'un sérum à minéralisation complexe et tenant en suspension de la silice et même des sels de chaux insolubles? L'idée paraît d'autant plus logique que certains travaux ont démontré la pauvreté en silice et en chaux des tissus tuberculeux caséi-fiés et qu'au contraire le processus d'enkystement par calcification est le terme de la guérison........ »

Dans le cas de la tuberculose, l'injection intra-veineuse ne serait même pas néces-saire et il semble que la simple injection sous-cutanée puisse déjà être efficace pour recalcifier et « resilicier », si je puis dire, les tissus en voie de déminéralisation.

Les injections solubles pourraient d'ailleurs être aussi très utiles, à en juger d'après les résultats des injections d'eaux minérales. Il serait alors désirable *d'utiliser surtout les eaux riches en calcium* L'eau de Hammam-bou-Hadjar l'est assez peu, par rapport du moins à certaines autres : l'eau de la source du Rocher, utilisée par MM. ABADIE et CASANOVA ne contient que 0 gr.367 de calcium (Ca) par litre. (Elle est d'ailleurs peu chargée en sels — 2 gr. 50 environ de NaCl par litre — et, d'après l'analyse chimique

sera nullement comparable par exemple dans le cas de transfusion après une hémorragie et dans le cas d'injections
répétées chez des malades atteints de troubles nutritifs.
*Mais d'une façon générale, on peut considérer que le mode
d'action est double et relève à la fois du fait banal de l'injection de sérum artificiel et du fait plus spécifique de l'injection
de substances autres que le chlorure de sodium contenu dans
le sérum artificiel ordinaire. Il est double encore en ce sens
qu'il s'exerce à la fois sur l'état général et sur l'état local,* au
niveau de la lésion, soit qu'il influence celle-ci directement,
soit qu'il l'influence indirectement par suite des modifications heureuses de l'état général.

A côté de ce mécanisme schématique interviennent aussi
des modes d'action plus complexes et plus spéciaux, très
variables suivant les cas cliniques et qui seraient à passer en
revue parallèlement avec ces derniers : ils sont parfois très
particuliers, tel le mode d'action des injections d'eau d'Uriage
dans la syphilis dont il a été question précédemment. Il ne
peut donc être question de les étudier en détail ici.

Beaucoup d'eaux se rapprochant notablement de la

fournie, reste fortement hypotonique; il y aurait donc intérêt, à mon avis, à la ramener au voisinage de l'isotonie pour des injections de 400 cc.)

Certaines eaux, en particulier celles de Hombourg, Kreuznach, etc., sont beaucoup
plus chargées en sels de chaux : celle de *Hombourg-Landgrafenbrunnen,* que j'ai injectée
notamment aux cobayes tuberculeux, contient 1 gr. 76 de chlorure de calcium et
près d'un gramme de bicarbonate de chaux par litre. D'autres sources de Hombourg
sont encore beaucoup plus chargées en chaux.

Enfin, comme injections solubles recalcifiantes, il y aurait lieu d'essayer aussi les
injections de *chlorure de calcium à* 10 à 15 *p.* 1000, que j'ai étudiées expérimentalement comme toni-cardio-vasculaires et hémostatiques au point de vue des applications chirurgicales possibles, (avant et après l'anesthésie, etc...).

composition minérale du plasma sanguin, on saisit le nouveau mode d'action qui intervient lorsqu'on les injecte en grandes quantités dans l'organisme : c'est en quelque sorte celui d'un nouveau milieu vital ajouté au milieu intérieur appauvri ou plus ou moins profondément troublé dans son équilibre par une cause quelconque, c'est celui d'un milieu vital artificiel, vicariant dans les cas où le milieu organique naturel devient insuffisant par suite d'altérations importantes, c'est la mise en œuvre d'une vraie **sérothérapie pour la cellule malade,** sérothérapie qui active à la fois son fonctionnement propre et l'aide à lutter contre le processus morbide auquel elle est en proie.

Il s'agit avant tout d'une médication physiologique par excellence, s'adressant à l'organisme tout entier pour augmenter ses défenses naturelles dans la lutte contre la maladie.

CHAPITRE II

HORIZON THÉRAPEUTIQUE
SES LIMITES

Indications générales des injections d'eaux minérales des divers groupes.
Quelques points de technique concernant l'application des injections d'eaux miné-
rales en clinique (concentration moléculaire, doses...)
Injections intra-tissulaires au griffon.
Avantages généraux des injections d'eaux minérales.
Des **limites** cliniques de ces injections.

L'application des eaux minérales en injections intra-
tissulaires agrandit de beaucoup le champ des indications
thérapeutiques de la médication hydrominérale, puisque
l'utilisation de ces eaux en tant que sérums artificiels leur
ouvre une large voie d'utilisation nouvelle. *Certains états
même où une cure hydrominérale instituée suivant les moyens
ordinaires était contre-indiquée pourront bénéficier des effets
utiles d'injections convenablement ordonnées.*

La fièvre, la marche aiguë et rapide d'une affection,
l'extension progressive des lésions organiques, les lésions
cardiaques, qui étaient autant d'éléments de contre-
indication à la plupart des cures thermales, réservées seulement aux périodes torpides de la maladie, pourront

ne plus être des causes de sursis pour le traitement hydro-minéral dans des états infectieux même aigus. Les réactions vaso-motrices souvent violentes et dangereuses, provoquées par l'application externe des eaux, sont de cette façon évitées et les modifications de l'état général réalisées par les injections d'eaux minérales sont certainement capables de s'accompagner de changements heureux dans l'évolution de la maladie.

Indications générales des injections d'eaux minérales des divers groupes

Outre les cas où les injections d'eaux minérales sont à employer comme sérums artificiels (hémorragies, shock, injections avant ou après l'anesthésie, intoxications, infections, choléra, etc.) et ceux où on peut encore les utiliser alors que les cures thermales suivant les moyens classiques sont contre-indiquées, il est logique de les essayer dans la plupart des affections habituellement justiciables d'un traitement par le sérum marin. Les eaux de différente nature ne seront naturellement pas indifféremment injectées, mais on devra se guider, pour leur application en injections, d'après les indications thérapeutiques respectives des eaux minérales actuellement établies par les données de la clinique hydrologique.

On conçoit ainsi la possibilité de mettre en œuvre, par la voie des injections, les multiples propriétés générales de ces sérums naturels, « résolutives », « reconstituantes », « sédatives », « substitutives » et « trophiques », selon les termes classiques qui les résument.

Ce sont les eaux minérales chlorurées sodiques qui trouveront les applications les plus nombreuses : ce sont celles en effet dont la composition se rapproche le plus de la composition minérale du plasma sanguin et de l'eau de mer elle-même, dont les résultats thérapeutiques sont actuellement si nombreux. Le lymphatisme, la chlorose et les anémies en général, les adénopathies surtout d'origine bacillaire, les scrofule-tuberculoses, les dermatoses d'ordre nettement strumeux, chez les sujets débilités surtout, les rhumatismes chroniques, les lésions utérines, les plaies atones à cicatrisation lente, ou ulcératives, tels sont les principaux groupes de cas où les injections de ces eaux paraissent indiquées.

Les injections d'*eaux sulfureuses* seront plus spécialement réservées aux maladies de la peau, à certains états d'ordre rhumatismal, à certaines formes de tuberculose, en particulier chez les sujets à antécédents arthritiques ou herpétiques, mais surtout au traitement de la syphilis suivant les conditions signalées plus haut; les états bronchitiques chroniques, où l'action de ces eaux est inconstestable, pourront peut-être aussi être notablement améliorés par ces mêmes eaux administrées par la voie des injections.

Les injections d'*eaux arsenicales* paraissent très indiquées dans les éruptions prurigineuses, les affections squameuses et ichtyosiques et les dermatoses en général. L'asthme,

l'emphysème, les asthénies et les anémies de causes diverses
la tuberculose surtout ganglionnaire, rentrent aussi dans le
cadre du même traitement.

Les injections d'*eaux alcalines* sont à étudier dans les
affections gastro-intestinales avec intolérance gastrique,
dans divers troubles de la nutrition, en particulier les
diabètes par hypohépatie, l'obésité et peut-être dans les
affections calculeuses en général. Leur action dans l'obésité paraît notamment assez intense. Nous l'avons déjà
notée expérimentalement au cours de ce travail, mais
elle se vérifie aussi très nettement chez l'homme : j'ai constaté une diminution de poids très rapide chez un obèse
auquel j'ai fait des injections intra-veineuses de 200 cc.
tous les deux jours d'eau de Vichy (pendant 15 jours).

Enfin il va sans dire que les autres groupes moins importants d'eaux minérales, *eaux ferrugineuses* et eaux dites *à
minéralisation indéterminée*, devront être essayés en injections dans les cas multiples où ils produisent des effets par
les autres voies.

Toutes les eaux minérales, d'ailleurs, de quelque nature
qu'elles soient, seront à administrer en injections lorsque,
données par la voie digestive elles s'accompagnent d'intolérance gastrique.

Ce qui guidera le médecin dans l'emploi des eaux en injections, c'est non seulement *l'état local* de l'organe ou du tissu
lésé, mais aussi et surtout l'*état général* : nous avons vu en
effet qu'à peu près dans tous les cas cliniques rapportés
plus haut, l'état général avait été très notablement amélioré

à la suite des injections d'eaux minérales de nature pourtant bien différente. Cette notion devra être bien présente à l'esprit lorsqu'on aura affaire à des sujets porteurs, à côté d'autres lésions de maladies du système nerveux (surtout inorganiques, neurasthéniques) ou de maladies du sang.

Lorsqu'il s'agira surtout de lésions locales et superficielles ou peu profondes (cutanées ou ganglionnaires par exemple), on aura intérêt, à côté des modifications produites sur l'état général, à provoquer en outre une action locale plus directe, au niveau de la lésion même ou dans une région peu éloignée, en faisant l'*injection d'eau minérale au voisinage de cette lésion*, ainsi que nous l'avons vu dans quelques observations. On pourra même réaliser de la sorte une *véritable hydrotomie de la région* et un *lavage plus ou moins abondant des tissus lésés* : l'utilité en est bien évidente par exemple pour certains trajets fistuleux à parois anfractueuses, pour les cavités d'abcès froids ponctionnés, etc.

Toutes ces notions sont nécessairement très incomplètes; il n'était possible ici que d'en donner un aperçu synthétique. Elles suffisent cependant pour amorcer des séries d'études cliniques en cours desquelles elles se préciseront de plus en plus et permettent dès l'heure actuelle d'adapter la pratique des injections d'eaux minérales à des groupes déterminés d'états pathologiques où l'on peut fonder l'espoir d'obtenir des modifications utiles.

Quelques points de technique
sur l'application des injections d'eaux minérales en clinique
(concentration moléculaire, doses.....)

Il y aurait lieu d'indiquer maintenant les divers points de technique concernant les injections d'eaux minérales chez le malade, notamment au sujet de la stérilisation des eaux à injecter, de leur conservation, de leur degré de concentration moléculaire et des modifications qu'on a parfois à leur faire subir, des voies d'injection, des doses à injecter. Mais ayant déjà eu l'occasion d'étudier plus ou moins en détail ces différentes questions dans la première et surtout dans la *Deuxième Partie* de ce travail, je me borne simplement à quelques indications complémentaires.

Je n'ai rien à ajouter au sujet de la stérilisation des eaux, de leur conservation et des voies d'injection.

Je profite de l'occasion pour insister encore sur la *question de la concentration moléculaire des eaux à injecter.* Ici, je le répète, pas de règle fixe, *tout dépend de l'indication à remplir et de l'effet auquel on vise.* Pour les injections intra-veineuses, la nécessité de ramener les eaux à l'isotonie est plus marquée que pour les injections sous-cutanées ou intra-musculaires; nous avons vu cependant qu'elle n'est nullement absolue.

En règle générale, il faudra faire des injections *isoto-niques* dans tous les cas où l'eau vient en contact avec un tissu à vitalité amoindrie (par lésion ou par simple trouble fonctionnel).

DEPIERRIS, dans une étude sur la technique du bain nasal, a indiqué l'intérêt qu'il y avait, pour supprimer la douleur causée par le contact de l'eau très hypotonique, à ramener celle-ci à l'isotonie par addition de sel. HEITZ a employé la même technique pour l'eau de Royat et a montré que cette eau qui, ingérée en nature, s'accompagne, chez certains malades, d'intolérance gastrique, est très bien tolérée si on la rend isotonique. PELON a utilisé la même modification pour les eaux de Luchon adminis-trées en gargarismes ou en irrigations nasales et a cons-taté que les effets congestifs ou douloureux dus à la forte hypotonie de l'eau étaient ainsi supprimés. Cette pra-tique est aujourd'hui assez généralement utilisée et les effets utiles en sont très nets.

Le principe de la nécessité de ramener à l'isotonie les eaux peu minéralisées n'est cependant pas absolu. Par exemple si l'on est en présence d'une cavité d'abcès froid sous-cutané qu'on vient de vider, on pourra avoir intérêt à pratiquer d'abord, pendant plusieurs jours, des lavages avec des eaux plus ou moins hypertoniques, en vue de provoquer par osmose un flux de liquide des parois de la cavité vers sa lumière et d'entraîner ainsi au dehors le liquide purulent qui imprègne les parois anfractueuses de l'abcès; cette sorte de *diurèse locale* une fois produite, l'indication sera de baigner les parois au contact de solutions isotoniques pour favoriser la cicatrisation, et même de solutions légèrement hypotoniques, afin de permettre une absorption plus facile de l'eau de la cavité dans les tissus qui l'entourent.

Les injections d'eaux minérales *hypotoniques* seront à employer lorsqu'on voudra hydrater l'organisme et provoquer une rétention d'eau vraie, dans les cas par exemple de soustractions aqueuses importantes dues à des diarrhées prolongées ou à des vomissements répétés (choléra, tétanie gastrique, etc.).

Les injections d'eaux minérales *hypertoniques* au contraire (intra-veineuses) seront à appliquer dans les cas où l'on recherche une *déshydratation de l'organisme*, un effet plus particulièrement diurétique ou une augmentation de pression sanguine, ces phénomènes étant solidaires les uns des autres : dans les états de shock et d'adynamie par exemple et dans tous ceux où on peut songer à avoir recours aux injections salines concentrées.

Comme on le voit, il faudra savoir adopter l'état physique de l'eau à injecter à l'état à traiter et ne pas se laisser guider par la simplicité d'une règle fixe qui serait certainement fausse dans beaucoup de cas.

Quant à la question des *gaz dissous* dans les eaux minérales et de leur injectabilité, je me suis précédemment assez étendu sur elle pour ne pas avoir à y revenir ici (1). De même en ce qui concerne les diverses voies d'injection (2).

(1) Cf. *Deuxième partie*. Chapitre II. « Faut-il injecter les eaux minérales aver leurs gaz dissous? »

(2) Cf. *Deuxième partée*. Chapitre II. « Diverses voies d injection. »

Au point de vue des doses d'eaux minérales à injecter, j'ai déjà dit, à propos des eaux de La Bourboule, qu'on pourrait utiliser soit de *petites doses fréquemment répétées*, soit de *plus fortes doses plus largement espacées*, suivant qu'on visait plus spécialement à l'emploi des injections d'eaux en tant que moyen d'application intégrale de la cure hydro-minérale ou en tant que sérums artificiels proprement dits.

En tout cas, on a dû bien se convaincre au cours de ce travail de la non-toxicité des injections même très abondantes d'eaux minérales, même de celles qui, comme les eaux alcalines, ne répondent que d'assez loin à la composition minérale du plasma sanguim. Il n'y a donc pas de limites à fixer *a priori* pour les doses à injecter, celles-ci pouvant être très variables d'ailleurs suivant l'état à traiter et l'effet à obtenir. On peut se baser néanmoins d'après les quantités employées dans les cas eliniques dont nous avons rapporté les observations, mais ces doses peuvent être le plus souvent certainement de beaucoup dépassées.

Une restriction cependant s'impose, sur laquelle j'ai déjà attiré l'attention, c'est que ces *conclusions ne sont strictement valables que pour les eaux de transport*, et qu'elles ne sont peut-être pas **quantitativement** *applicables aux eaux prises directement au griffon, pour certaines du moins* qui, en ingestion, même à des doses relativement faibles, s'accompagnent de troubles spéciaux bien connus (congestions, vertiges, etc.).

Injections intra-tissulaires au griffon

Tous les résultats relatés ici ont été en effet obtenus avec des eaux d'exportation (mais d'origine récente cependant). Ces eaux, on le sait, sont beaucoup moins actives que celles qui sont administrées aux sources mêmes; or on. ne peut méconnaître aujourd'hui la notion bien vraie de l'*état de vie ou de mort des eaux minérales,* suivant qu'elles sont consommées à la source ou après exportation, et l'impossibilité d'obtenir des résultats cliniques comparables à la source et loin d'elle. On devine dès lors toute l'utilité qu'il y aura à refaire les mêmes études sur les injections d'eaux minérales *directement au lieu d'émanation des sources, avec les eaux neuves, vivantes même* doit-on dire.

On pressent bien maintenant l'intérêt qu'il y aurait, ainsi que j'y ai déjà insisté, *à réaliser auprès des sources des dispositifs simples permettant l'injection directe des eaux dans les tissus des malades* dont l'état nécessite un traitement intense et sûr. Les eaux à utiliser pourraient être préalablement filtrées par des moyens appropriés faciles à mettre en œuvre (1) ou même être injectées — la plupart du moins — directement sans stérilisation, ces eaux étant par elles-mêmes suffisamment ou absolument stériles. J'ai très souvent injecté à des malades diverses eaux minérales appropriées, sans filtration préalable ni *stérilisation* d'aucune sorte (jusqu'à 800 cc. et au-delà), sans avoir jamais

---

(1) Cf. Deuxième partie. Chapitre II.

observé le plus minime accident. (Je m'étais, dans ces cas, assuré auparavant de la pureté extrême de ces eaux.)

Afin de se placer dans les meilleures conditions de réussite, il faut chercher à utiliser les eaux minérales à injecter sans leur laisser le temps de subir la moindre altération, en les faisant passer *directement de la canalisation du griffon dans les tissus du malade.*

Un tel mode d'administration thérapeutique serait tout particulièrement indiqué pour certaines eaux dont le point cryoscopique est remarquablement voisin de celui du sang, ou même égal à celui-ci. Ainsi que je l'ai déjà écrit, je répète volontiers (certains auteurs paraissant ne pas très bien l'avoir compris) que « *l'organisme malade serait ainsi soumis à l'action directe de ces sérums naturels, tels qu'ils sortent de leurs nappes productrices, à leur état de vitalité maximum* ».

Certaines précautions que je désire bien préciser seraient à prendre en vue de ces injections d'eaux minérales aux sources mêmes.

1º Pour la plupart des eaux il y aurait certainement avantage à *éviter leur contact avec l'air atmosphérique,* soit en raison d'une contamination possible, soit en raison de la perte gazeuse qu'elles peuvent subir à l'air et qui, suivant la nature des gaz en question, pourrait priver l'organisme de certaines modalités de l'action thérapeutique.

2º Il serait prudent *d'éviter l'action prolongée des radiations chimiques de la lumière,* et donc des radiations solaires avant tout, sur ces mêmes eaux.

3º Nécessité d'employer une *canalisation à parois dépourvues de toute action sur la composition de l'eau.*

4º Dans les salles où doivent se pratiquer les injections par l'intermédiaire d'appareils appropriés, *faire arriver l'eau à ces appareils en utilisant sa pression directe et en évitant autant que possible de la soumettre à une aspiration par une pompe élévatrice*, pour ne pas changer sa composition gazeuse, sauf indication contraire naturellement.

5º Faire passer l'eau dans les tissus *à la température du corps*, à moins que l'on ne recherche spécialement l'action d'une température différente.

Dans le but de faciliter la réalisation des divers desiderata pouvant correspondre à cet ordre d'idées, je m'occupe actuellement de la construction d'un système d'appareil permettant l'injection aux sources mêmes de quantités déterminées d'eaux minérales quelconques, à une concentration moléculaire variable suivant les indications, avec ou sans la totalité des gaz dissous, à des vitesses et à des températures déterminées et directement adaptable aux canalisations des sources. Il n'est cependant pas besoin d'un système spécial pour faire des injections répondant aux diverses conditions précédentes, mais on comprend toute la commodité et les chances de sécurité qu'on aurait grâce à un tel appareil, surtout dans le cas d'injections en série à des malades successifs.

Avantages généraux des injections d'eaux minérales

On saisit bien maintenant les avantages que peuvent présenter les injections d'eaux minérales sur leur administration par les autres voies habituellement employées.

A part le grand intérêt de leur utilisation comme sérums artificiels à un état de minéralisation complexe telle que la nature seule peut la réaliser, elles introduisent dans la thérapeutique hydrominérale proprement dite des éléments de précision qui pourront être d'une grande valeur clinique.

Elles permettent de *connaître exactement* les *quantités d'eau et d'éléments dissous (ou en suspension) qu'on introduit dans l'organisme*, alors que par les voies d'administration courante on n'a aucune idée de ce qui est absorbé et on ignore souvent les modifications chimiques subies avant l'absorption par divers composés actifs des eaux minérales.

Elles évitent ces modifications, surtout marquées dans les cas d'introduction des eaux minérales par les voies digestives, où *les doubles décompositions* peuvent complètement changer la nature d'une eau. On peut ainsi utiliser *les eaux avec la totalité de leurs propriétés physico-chimiques*, ce qui peut-être très important pour beaucoup d'entre elles dont l'action est en rapport précisément avec des facteurs peu connus qu'on a intérêt à conserver le plus possible à leur état intégral (radioactivité, ionisation, état colloïdal...??)

Elles rendent possible *l'application du traitement hydrominéral chez des malades présentant de l'intolérance gastrique ou un dégoût absolu pour l'eau minérale en ingestion* et chez ceux dont l'état général ou certaines contre-indications dues à des lésions organiques empêchent le traitement par les voies externes ou par le tube digestif.

Elles constitueront sans doute un moyen d'agir *plus énergiquement et plus rapidement* dans les cas nécessitant un traitement intense, vu l'activité probablement plus grande des eaux absorbées par les tissus en totalité (quantitativement et qualitativement) que des eaux absorbées par d'autres voies que celle des injections après des modifications souvent notables.

Enfin, si l'on utilise les eaux mises en ampoules et conservées avec les précautions indiquées (1), on aura un moyen très efficace de commencer à domicile ou de continuer un traitement hydrominéral certainement beaucoup plus actif que le traitement habituel par les eaux embouteillées, ce qui est particulièrement avantageux pour les malades ne pouvant pas se déplacer ou pour ceux auxquels le climat ou l'altitude de la station thermale correspondant à l'eau indiquée serait défavorable.

Remarquons, en terminant cette énumération, que les multiples séries de recherches qui s'ouvrent, soit au point de vue physiologique pur, soit au point de vue thérapeutique, avec le vaste problème des injections d'eaux minérales font entrer ces dernières dans une voie d'étude à peu près inexplorée jusqu'ici, l'*hydrologie et la balnéothérapie expérimentales*, qui devront servir désormais de bases scientifiques aux applications faites dans le large domaine de la thérapeutique hydrominérale.

Des limites cliniques des injections d'eaux minérales

Ces multiples avantages ne doivent cependant pas nous séduire à l'excès et nous faire oublier les puissants effets

------

(1) Cf. *Deuxième partie*, Chapitre II.

qu'on obtient par l'administration des eaux minérales par les voies externes ou par les voies digestives. Il ne faut pas perdre de vue que beaucoup de ces effets ne peuvent même être obtenus qu'avec ces modes d'administration: les bains, les douches, les inhalations, les pulvérisations, les injections intra-vaginales, intra-rectales, etc., produisent dans beaucoup de cas des modifications locales ou générales, vaso-motrices ou autres, qu'il ne faudrait pas songer à réaliser au moyen des injections intra-tissulaires. Dans ces cas, d'autres agents que l'eau elle-même interviennent : il y a des actions physiques de contact, de massage, de température, etc... qui s'accompagnent d'effets locaux ou d'effets à distance de nature bien différente de ceux des mêmes eaux injectées dans les tissus. La méthode des injections intra-tissulaires ne se substitue nullement aux procédés antérieurement employés, mais les aide et les complète, dans de plus ou moins grandes limites; ce n'est que dans certains cas qu'elle pourra les remplacer de façon absolue, mais *souvent certainement on aura intérêt à combiner et à faire marcher de pair la balnéothérapie ordinaire et la balnéothérapie tissulaire.* C'est de cette façon qu'on pourra obtenir le maximum de résultats et qu'on sera le moins exposé à perdre le bénéfice de l'association heureuse des moyens différents d'application d'un même agent thérapeutique.

Ici, plus que partout ailleurs peut-être étant donnée la généralité de la méthode, on devra bien se mettre en garde contre la tendance qui pourrait pousser à employer sans raison les injections d'eaux minérales ! Si générale que soit la méthode, si indiquée qu'elle puisse paraître au premier abord dans certains états où un examen plus attentif en montrera les inconvénients et peut-être les dangers, si en harmonie qu'elle soit avec la théorie de la conception de l'eau minérale comme milieu vital et avec la possibilité apparente de l'innocuité de l'injection chez l'individu *normal*, il ne faudra pas rester aveugle devant l'individualité propre de chaque malade et ne point méconnaître que c'est **un malade** qu'on traite et non **la maladie :** il faudra donc bien savoir s'abstenir dans certains cas. Au risque d'être taxé de banalité pour développer une fois de plus un lieu commun sur lequel tout le monde aujourd'hui prétend être d'accord, mais dont nombre de praticiens ne tiennent trop souvent aucun compte, j'insiste à dessein sur cette notion de première importance pour prévenir plus d'un mécompte et des abus trop faciles.

La pratique si répandue — trop répandue, doit-on dire même — des injections d'eau de mer, montre la nécessité de souligner le fait : sous prétexte que l'eau de mer est le milieu vital par excellence et que l'origine marine du milieu intérieur, d'ailleurs parfaitement démontrée à mon avis, peut être la base d'une thérapeutique très générale, on a voulu l'appliquer, sans discernement aucun, au traitement de tous les états morbides, aussi les résultats ont-ils été souvent des plus mauvais ! De là à faire le procès de la méthode, il n'y avait qu'un pas : ainsi s'expliquent les critiques véhémentes qui se sont élevées de divers côtés contre elle et qui en réalité ne peuvent se retourner que contre leurs auteurs qui, pour la plupart, n'ont fait que l'adpliquer mal à propos.

De ce que l'eau de mer ou d'autres solutions analogues, telles que les eaux minérales d'origine pélagienne, constituent de vrais milieux vitaux pour les éléments vivants **normaux,** rien ne permet de déduire que ces mêmes milieux pourront s'adapter aux éléments **modifiés** par des lésions de nature très diverse et même ne deviendront pas nuisibles pour ces derniers.

Au cours de l'étude faite précédemment de la survie de l'intestin dans les eaux minérales, nous avons vu une démonstration évidente de ces faits : un intestin normal se contractant très bien dans une eau minérale appropriée s'y contracte mal ou s'y arrête s'il est modifié par la fatigue, alors qu'il donne à nouveau d'énergiques contractions si on l'immerge dans la simple solution de chlorure de sodium, c'est-à-dire un milieu de composition plus éloignée de celle du milieu vital naturel que l'eau minérale en question. On comprend d'ailleurs très bien qu'un organisme profondément modifié par la maladie puisse mal supporter les frais d'une réaction due au mélange de ses humeurs *pathologiques* à un liquide qui en diffère notablement, fùt-ce même au milieu vital de premier ordre.

Ici encore une bien vieille formule est de mise : user avec discernement, sans abus, et bien se rappeler que *les cas ne seront pas rares où l'usage même modéré devra être complètement banni.*

RÉSUMÉ

ET

PRINCIPALES CONCLUSIONS OU DÉDUCTIONS

Les principales conclusions à tirer de cette étude ont
été exposées successivement au cours des divers chapitres.
Il suffira donc ici de les grouper brièvement et de montrer
l'intérêt pratique général qui leur est lié.

Sans insister à nouveau sur la question, toute de détails,
de la genèse de l'utilisation des eaux minérales en injections
dans les tissus, je rappelle que, dès le commencement de
1907, j'ai préconisé ces injections à un double point de vue :
1º au point de vue de leur application en tant que sérums
artificiels proprement dits; 2º en tant que nouvelle méthode
d'administration du traitement hydrominéral. Je les avais
alors déjà largement utilisées chez l'animal et chez l'homme,
ainsi que le prouvent mes publications de cette époque,
et les résultats cliniques étaient déjà appréciables.

Les eaux minérales dont je me suis servi jusqu'à aujour-
d'hui pour cette étude sont hypotoniques, isotoniques ou

hypertoniques et correspondent à des compositions chimiques très variées, la plupart cependant étant *qualitativement* assez voisines de la composition minérale du plasma sanguin.

Ces eaux, de par certaines de leurs propriétés (état électrique, état colloïdal, radioactivité ou autres peu connues ou inconnues) pouvant être considérées comme « vivantes » à la sortie du griffon, sont à employer en injections, lorsqu'elles sourdent aseptiques, sans stérilisation préalable, afin d'éviter leur moindre altération et les modifications possibles de leur « état vivant ». Si une stérilisation est nécessaire, elle doit se faire à froid et par filtration sur bougie. (Filtration par refoulement, au moyen du dispositif Chamberland : filtration sous pression plus ou moins forte de CO^2, d'hydrogène ou d'air avec couche isolante d'huile intermédiaire, excellente pour les eaux bicarbonatées, ferrugineuses et sulfureuses; filtration sous pression d'oxygène pur ou d'autres gaz pour des cas spéciaux.)

La conservation en ampoules scellées, en verre jaune ou rouge, est préférable à tous les autres procédés de conservation.

Les eaux contenant en suspension des éléments minéraux insolubles doivent être réservées aux injections sous-cutanées ou intra-musculaires.

Par ces diverses voies on peut les employer soit hypotoniques, soit isotoniques, soit hypertoniques, suivant l'effet à produire. Pour ramener à l'isotonie des eaux hypotoniques, on peut se servir soit de chlorure de sodium, soit d'eau de mer ou d'eaux minérales fortement salées, soit de sucres.

Les eaux à injecter sont utilisables avec leurs gaz dissous, ce qui peut avoir un certain intérêt pour les eaux contenant des gaz rares.

La conception des eaux minérales en tant que sérums artificiels et milieux vitaux s'appuye sur une triple série de faits : 1º leur injectabilité en quantités énormes et par les diverses voies possibles, chez l'animal et chez l'homme; 2º les effets de leur transfusions après des saignées massives, chez l'animal et chez l'homme ; 3º les faits de survie et de reviviscence d'organes ou d'éléments cellulaires isolés du corps dans les eaux minérales.

Toutes les eaux minérales sont injectables, même en grandes quantités, dans les tissus ou dans le sang. Cette conclusion est basée sur les résultats des injections intra-veineuses massives chez l'animal, des injections répétées et surtout des injections intra-veineuses prolongées et à vitesse lente. Les phénomènes de diurèse observés en particulier sous l'influence de ces dernières montrent que la plupart des eaux étudiées sont des milieux moins toxiques même que le sérum physiologique ordinaire et que l'altération qu'elles apportent au milieu vital intercellulaire naturel est moindre encore que celle que produit la simple solution chlorurée sodique. Des expériences comparatives montrent que ces phénomènes de diurèse sont analogues à ceux qui succèdent aux injections sucrées isotoniques.

D'autre part, des eaux minérales dont la composition est à la fois quantitativement et qualitativement assez différente de la composition minérale du plasma sanguin peuvent être néanmoins injectées en quantités massives dans le sang, ce qui permet leur emploi comme sérums artificiels répondant à certaines indications spéciales : il en est ainsi par exemple pour les eaux alcallines, dont la teneur en bicarbonates est cependant bien supérieure à celle du plasma sanguin. Le fait de l'injectabilité des eaux minérales en grandes quantités, sans effets toxiques, paraît donc être d'ordre très général, ce qui lui donne un intérêt d'une grande valeur. Il est bien spécifié cependant que tous ces résultats s'étayent uniquement sur les expériences réalisées avec les eaux de transport et non avec les eaux injectées directement au lieu même d'émanation des sources.

Les transfusions de grandes quantités d'eaux minérales après des saignées très abondantes sont extrêmement bien supportées et permettent la survie de chiens qui, non transfusés, auraient sûrement succombé, vu l'importance de ces saignées. Chez le lapin, les résultats sont les mêmes.

Chez les mêmes animaux, soumis préalablement à une saignée-transfusion de ce genre, on peut, lorsqu'ils sont revenus à l'état normal, répéter plusieurs fois la même expérience, avec des résultats identiques : la rénovation globulaire se fait aussi bien. Il en est de même lorsqu'au lieu de saignées massives peu souvent répétées on fait de petites saignées souvent répétées suivies chaque fois d'injections d'eaux minérales.

Chez l'homme, dans les cas où, après des hémorragies, des injections de sérum artificiel sont indiquées, l'injection dans les veines de quantités assez élevées de diverses eaux minérales appropriées ne s'accompagne d'aucune action nocive

sur les globules, mais au contraire de divers effets utiles
sur le sang ou la circulation.

Beaucoup d'eaux minérales, à un état de concentration
moléculaire convenable, sont capables de conserver l'irritabilité et d'entretenir les mouvement spontanés des organes
à fibres lisses pourvus de ganglions, tels que l'intestin, l'utérus, la vessie, complètement séparés du corps et immergés
simplement dans ces liquides. L'intensité des contractions
est souvent plus forte dans le cas des eaux minérales que
dans le cas de l'eau salée pure. Ces eaux jouent le rôle de
milieux surtout excitants, car, au début de l'immersion, l'intestin s'y contracte mieux que dans l'eau salée témoin et,
après être resté longtemps dans l'eau salée et devenu ainsi
immobile, se contracte ensuite bien plus vigoureusement
si on le plonge dans ces milieux.

Certaines eaux cependant peuvent exercer une action
inhibitrice, vu la proportion de certains de leurs éléments
(Mg), mais même dans ce cas il ne s'agit pas d'action toxique, l'intestin se contractant très bien à nouveau lorsqu'on le change dans des milieux appropriés.

L'action de la température sur les contractions des organes à fibres lisses dans les eaux minérales est la même
que celle qu'on observe dans les mêmes conditions sur les
contractions de ces organes dans divers sérums artificiels à
minéralisation complexe (température optima = 38º à 39º;
début de contractions à 25º-26º; contractions jusqu'à 15º
si on refroidit progressivement l'organe déjà en état de
fonctionnement). S'ils sont conservés à basse température,
à la glacière, on peut obtenir encore des contractions dans

31

les eaux minérales en les réchauffant progressivement
même après huit et neuf jours de conservation; les mêmes
particularités que pour le réveil des contractions de l'intestin dans des sérums artificiels complexes s'observent aussi
pour le réveil des contractions dans les eaux minérales
(réveil brusque vers 20° à 23° et second optimum de température vers 35°).

Les mêmes eaux se montrent encore supérieures à l'eau
salée vis-à-vis des contractions spontanées de l'uretère de
cobaye.

Les organes à fibres striées conservent de même leur excitabilité plus longtemps dans les eaux minérales que dans
l'eau salée ordinaire et donnent, sous l'influence d'une
même excitation, des contractions plus amples que s'ils
sont soumis à l'action de cette dernière : il en est ainsi par
exemple pour les muscles du squelette en circulation artificielle et pour l'œsophage de lapin simplement immergé
dans ces milieux. Après conservation à la glacière dans les
eaux minérales, on peut encore obtenir des contractions
de l'œsophage par excitation électrique jusqu'à huit jours
après sa séparation du corps de l'animal.

Enfin les contractions du cœur de grenouille excisé se
font mieux sous l'influence de diverses eaux minérales que
de l'eau salée simple.

L'étude de l'action des eaux minérales isotoniques et
privées de l'excès possible de CO_2 sur des éléments cellulaires isolés, tels que les globules rouges et les spermatozoïdes, montre qu'elles n'exercent pas d'action toxique sur la
cellule vivante. Les globules rouges lavés par centrifuga-

tions et décantations successives en employant diverses
eaux minérales comme liquides de lavage se conservent
vivants dans ces milieux : réinjectés en suspension dans ces
mêmes eaux à l'animal dont ils proviennent (« auto-transfusion ») ou à un autre animal de même espèce (« iso-transfusion »), ils le restaurent très bien, même après une saignée
qui, suivie simplement de la transfusion d'eau salée, fût
restée complètement inefficace. Ces mêmes transfusions
peuvent être répétées plusieurs fois chez le même animal
sans qu'aucun trouble spécial ou effet nocif des eaux
minérales sur les globules se manifeste. (Les globules lavés
ainsi transfusés sont bien vivants, des expériences préalables
m'ayant démontré que la transfusion de globules conservant leur aspect physique, mais préalablement soumis à
des actions nocives, ne permet pas la survie de l'animal.)

Des globules restés en contact à la glacière même pendant
plus d'une semaine dans diverses eaux minérales sont
encore capables de produire les mêmes effets restaurateurs
que des globules neufs.

Chez l'homme, l'auto-transfusion de globules lavés dans
les eaux minérales, pratiquée après des saignées abondantes
et répétées, permet de soustraire à l'organisme malade
de grandes quantités de sérum (partie toxique du sang) et
de réaliser ainsi un vrai lavage du sang par des saignées
purement séreuses, sans anémier l'individu en aucune façon:
il en a été ainsi dans un cas d'urémie grave dont l'observation est relatée dans ce travail. Ces auto-transfusions répétées ne se sont accompagnées d'aucune action nocive sur les
globules. (Des résultats de même nature s'obtiennent avec

l'auto-transfusion de globules lavés en suspension dans divers sérums artificiels complexes ou dans l'eau salée simple.) Il s'agit là d'une méthode générale, pouvant, à mon avis, rendre des services dans tous les cas de maladies où la toxicité du sérum est élevée (intoxications endo- ou exogènes, infections, etc.).

Les spermatozoïdes humains, qui présentent, déjà à la température ordinaire, des mouvements extrêmement intenses, conservent mieux leur vitalité dans les eaux minérales que dans l'eau salée pure. Cette conclusion est basée : 1º sur l'étude des mouvements des spermatozoïdes « lavés » (comme les globules rouges) dans les eaux minérales et dans l'eau salée pure; 2º sur l'étude de leurs mouvements dans des mélanges de sperme et de plus ou moins grandes quantités d'eaux minérales; 3º sur l'étude de leur reviviscence dans ces derniers milieux après conservation de plusieurs jours à basse température (mouvements 8 jours encore après l'émission du sperme). La supériorité des eaux minérales sur la simple solution chlorurée sodique est due au fait de leur minéralisation complexe et à l'action plus particulièrement importante de certains de leurs éléments, tels que le calcium : celui-ci est nécessaire non seulement pour la production des contractions des organes à fibres lisses (à un moindre degré pour celles des organes à fibres striées), mais aussi pour les mouvements des spermatozoïdes, ainsi que je l'ai démontré dans diverses expériences.

Ces séries successives de recherches me paraissent établir sur des bases suffisamment solides la conception des eaux minérales en tant que sérums artificiels et milieux vitaux. Cette conception s'accorde d'ailleurs très bien avec la théorie marine du milieu vital, beaucoup d'eaux minérales ayant nettement une origine pélagienne.

D'autres effets physiologiques, différents de ceux dont il vient d'être question pour la démonstration des eaux minérales sérums artificiels, permettent encore de montrer que l'action des eaux minérales envisagées à ce point de vue est souvent plus puissante que celle du sérum physiologique ordinaire.

Les phénomènes réactionnels produits, chez l'homme, à la suite de l'injection de quantités notables d'eaux minérales sont facilement plus marqués que ceux qui succèdent à l'injection des mêmes quantités d'eau salée simple. Ils sont aussi d'autant plus intenses que l'eau injectée est plus hypertonique.

Sur le sang et le système circulatoire, les injections d'eaux minérales exercent des actions qui rappellent pour la plupart celles des sérums artificiels à minéralisation complexe, notamment vis-à-vis de la coagulation, de la rénovation globulaire, de la pression sanguine et de la contraction cardiaque. L'augmentation de coagulabilité du sang, soit *in vivo*, soit *in vitro*, sous l'influence de diverses eaux minérales, est beaucoup plus appréciable que sous l'influence de l'eau salée simple. Une différence de même genre se montre dans l'action hémostatique exercée par ces mêmes eaux et par l'eau salée en injection dans les hémorragies en nappe produites par exemple par des sections transversales de muscles. Ces faits s'expliquent en partie par la teneur très élevée de ces eaux en sels de chaux. Le mécanisme de l'action hémostatique produite *in vivo* est double, dû à la fois à l'augmentation de coagulabilité du sang et à l'intervention d'un mécanisme vaso-constricteur.

Les effets comparés des injections d'eau salée ordinaire et des injections d'eaux minérales sur la rénovation globulaire et sur la restauration générale après les saignées, étudiés au moyen de deux séries d'expériences, aboutissent à la conclusion que la rénovation globulaire est plus rapide sous l'influence des injections d'eaux minérales et que les effets restaurateurs sont, dans le cas de ces dernières, supérieurs aussi à ceux de l'eau salée. (Survie définitive d'animaux qui, transfusés simplement d'eau salée ordinaire, eussent fatalement succombé.)

Sur la pression sanguine, différence d'action possible aussi: certaines eaux produisent en injections une hausse de pression persistante, à des doses où l'eau salée simple est loin d'avoir le même effet. Cette action doit encore être attribuée pour une part au calcium, de même que l'action sur la contraction cardiaque, beaucoup plus marquée avec les eaux minérales en injections intra-veineuses qu'avec le sérum artificiel ordinaire.

En ce qui concerne les modifications produites sur les phénomènes d'excrétion et de nutrition sous l'influence des injections d'eaux minérales, les différences générales par rapport à l'eau salée sont comparables à celles des sérums artificiels à minéralisation complexe par rapport à cette dernière aussi.

C'est dire, en conclusion globale, que beaucoup d'eaux minérales réalisent des milieux organiques de tous points préférables au sérum physiologique ordinaire.

La radioactivité de certaines eaux ou leur radioactivation artificielle par addition de bromure de radium ou par induction ne change rien à cette conclusion et ne représente en aucune façon un facteur de toxicité ou de nocivité, ainsi que le prouve l'action de ces eaux sur les organes contractiles isolés du corps, les globules rouges ou les spermatozoïdes.

L'utilisation thérapeutique des injections d'eaux minérales est donc rendue parfaitement logique. D'une façon générale, on pourra y songer à la fois dans les cas où les injections de sérum artificiel ordinaire ou d'eau de mer isotonique sont indiquées et dans ceux où l'on croira avoir intérêt à appliquer une cure hydrominérale devant réaliser le maximum des conditions d'activité. Je ne puis ici que rappeler des résultats nets obtenus dans les diverses observations citées au cours de ce travail, telles que : adénites tuberculeuses, ostéites, tuberculose pulmonaire (certaines formes), lymphatisme, asthénies et anémies, paludisme, diabète, rhumatisme chronique, ulcères, eczémas, psoriasis, syphilis graves avec intolérance mercurielle, glycosurie et tuberculose expérimentales.

Les indications des injections des eaux des divers groupes d'eaux minérales ont besoin, pour bien se préciser, de nombreuses études cliniques, mais dès maintenant, en se basant sur celles des injections de sérum artificiel et sur

celles des traitements hydrominéraux par les voies d'administration classique, on peut prévoir la série des cas dans
lesquels il sera utile de les essayer. Il y aura intérêt naturellement à choisir l'eau qui, d'après sa composition chimique
et ses diverses propriétés connues, semblera s'adapter le
mieux au cas à traiter : ainsi se marquera de plus en plus
nettement une sorte de spécialisation des divers groupes
d'eaux minérales (bicarbonatées, sulfureuses, etc.) à utiliser
en injections.

Une étude importante se greffe sur celle-ci, c'est la comparaison des effets produits par les injections d'eaux
minérales prises aux sources mêmes (le plus souvent sans
modification aucune) et des effets, dont nous avons passé
en revue les principaux, produits par les injections des mêmes
eaux utilisées plus ou moins longtemps après leur sortie du
griffon. Il est d'un grand intérêt de préciser dans quelles
limites les résultats obtenus avec les eaux « vivantes »
sont assimilables à ceux des eaux « vieilles » ou « mortes ».
En tout cas, l'injection des eaux dans les tissus des malades
au griffon même est à étudier à la lumière d'investigations
expérimentales analogues à celles qui ont été relatées au
cours de ce travail.

Ces avantages des injections intra-tissulaires d'eaux
minérales en tant que moyen de balnéothérapie cellulaire
proprement dite et d'application de la cure hydrominérale
en général sont multiples, ainsi que je l'ai démontré en
détail; mais c'est cependant avec le plus grand discernement qu'il faudra, dans certains cas, utiliser ces injections,
qui ne se substituent nullement aux moyens d'administration

habituellement employés, mais sont susceptibles de renforcer de beaucoup leur activité et d'élargir notablement le champ d'application, déjà si étendu, de la médication hydrominérale.

On saisit enfin l'utilité de premier ordre que la thérapeutique hydrologique pourra retirer des données physiologiques : celles-ci ébauchent tout un groupe d'études, à l'heure actuelle naissantes, dont l'ensemble peut constituer la base d'une hydrologie expérimentale.

BIBLIOGRAPHIE

GLÉNARD. In CARRON DE LA CARRIÈRE, *Compte rendu du voyage de 1899 aux stations du Centre et de l'Auvergne.* (Dans ce compte rendu est rapportée une observation d'injection sous-cutanée d'eau de Vichy due à Glénard.)

FERREYROLLES et BILLARD. Recherches expérimentales sur la tolérance des eaux de La Bourboule. *Annales de la Société d'Hydrologie médicale de Paris*, LI, 18 décembre 1905, 70-75.

C. FLEIG. Première communication au *XLVe Congrès des Sociétés savantes de Paris et des départements*, tenu à *Montpellier*, séance du 4 avril 1907. (C. R. aussi in *Bulletin de l'Académie des Sciences et Lettres de Montpellier*.) (Résumé de la communication suivante.)

— Les eaux minérales milieux vitaux. Leurs effets physiologiques en tant que sérums artificiels. *Société des Sciences médicales de Montpellier*, 19 avril 1907, 206-212. Reproduit in extenso in *Montpellier médical*, 1907.

— Les eaux minérales en tant que sérums à minéralisation complexe. *Bulletin Académie de Médecine de Paris*, 3e série, LIX, 30 juin 1908, 748-749. (Présentation et compte rendu par le prof. Pouchet.)

— Les eaux minérales sérums artificiels, milieux vitaux. *Société de thérapeutique de Paris*, 14 octobre 1908, 356-361 (adressé le 12 juin 1908). Reproduit aussi in *Bulletin général de thérapeutique*, 30 octobre 1908, p. 621. Présentation et compte rendu à l'*Académie royale de médecine de Belgique* par le prof. Paul Heger, novembre 1908.

C . Fleig. Effets physiologiques des eaux minéralesen tant que sérums
artificiels. *Société de thérapeutique*, 14 octobre 1908, 362-367,
(adressé le 12 juin 1908). Reproduit aussi in *Bulletin général
de thérapeutique*, 30 octobre 1908, p. 626. Présentation et
compte rendu à l'*Académie royale de médecine de Belgique*
par le prof. Paul Heger, novembre 1908.

— Les eaux minérales sérums artificiels. Note rectificative. *C. R.
Soicété de Biologie*, *LXV*, 21 novembre 1908, p. 476.

— Les injections sous-cutanées, intra-musculaires et intra-
veineuses des eaux de La Bourboule, chez l'animal et chez
l'homme. *C. R. Société de Biologie*, *LXV*, 5 décembre 1908,
p. 556. (Cf. Erratum relatif à cette communication, *ibid.*,
p. 689.)

— Les injections d'eaux minérales en tant que double méthode
de sérothérapie artificielle et de balnéothérapie tissulaire.
*VIIIe Congrès international d'hydrologie, climatologie, géo-
logie et physiothérapie*, tenu à Alger, 4-9 avril 1909 et *XLVIIe
Congrès des Sociétés savantes de Paris et des départements*,
tenu à *Rennes*, séance du 5 avril 1909.

— Injections sous-cutanées, intra-musculaires et intra-veineuses, chez l'animal et chez l'homme, d'eaux minérales
alcalines : Vals, Vichy, Châtel-Guyon, Saint-Nectaire, Royat,
Le Boulou, Contrexéville, Tarasp-Schuls. *Société de thérapeutique de Paris*. Séance du 12 mai 1909 (publié *in* Compte
rendu de la séance du 26 mai, 300-306). Reproduit in *Bulletin général de thérapeutique*, CLVII, 23 juin 1909, 807-903
et in *Centre médical et pharmaceutique*, XIV, 1er juin 1909,
395-399.

— Isotonie des eaux minérales à injecter réalisée par les sucres.
Société de thérapeutique. Séance du 12 mai 1909 (publié *in*
Compte rendu de la séance du 26 mai, p. 307). Reproduit
in *Bulletin général de thérapeutique*, CLVII, 23 juin 1909,
p. 904.

— A propos des injections d'eaux minérales et d'eaux de La

C. Fleig. Bourboule en particulier. *C. R. Soc. Biol. LXVI*, 22 mai 1909, p. 832 (Cf. Erratum relatif à cette communication, *ibid.*, p. 1038).

— Sur les injections intra-tissulaires des eaux de La Bourboule et des eaux minérales en général. *Gazette des Eaux, LII*, 12 juin 1909, 267-271. (Parvenu à la rédaction le 5 mai 1909.)

— Action des injections intra-veineuses et sous-cutanées des eaux de Vichy et de La Bourboule dans la glycosurie expérimentale et le diabète sucré. *Académie des Sciences et Lettres de Montpellier*, 3 mai 1909.

— A propos des eaux minérales sérums artificiels. *Journal de Physiologie et de Pathologie générale*, XI, 15 juillet 1909.

— Survie et reviviscence des spermatozoïdes dans quelques milieux artificiels, en particulier dans diverses eaux minérales et dans l'eau de mer. Action du calcium. *C. R. Soc. Biol.*, LXVII, 10 juillet 1909 (paru dans le Compte rendu de la séance du 17 juillet).

Gastou et Ferreyrolles. Les eaux de La Bourboule en injections sous-cutanées (comparaison avec les sérums artificiels, l'eau de mer et les eaux radio-actives). *Bull. de la Soc. franc. de Dermatol. et de syphiligr.*, 8 avril 1907, 133-141.

Roger Trémolières. Les eaux minérales en injections hypodermiques, intra-péritonéales et intra-veineuses chez le lapin, le chien et l'homme. *C. R. Soc. Biol.*, LXV, 7 novembre 1908, p. 398, et *Soc. d'Hydrologie médicale de Paris*, 7 décembre 1908.

— Les eaux minérales en injections hypodermiques. *Paris, Maloine*, 1909, (23 pages).

— A propos de quelques eaux minérales employées en injections hypodermiques. *Le Centre médical et pharmaceutique*, XIV, 1er juin 1909, 389-392.

G. Billard et Ferreyrolles (P.). Les eaux de La Bourboule en injections sous-cutanées. *C. R. Soc. Biol.*, LXV, 21 novembre 1908, p. 456 et 19 décembre 1908, p. 668.

G. Billard et Ferreyroles (P.). Résultats thérapeutiques des injections hypodermiques d'eau de La Bourboule. *Soc. d'hydrol. méd. de Paris*, 18 janvier 1909.

— Etude expérimentale et clinique des eaux de La Bourboule en injections hypodermiques. *Gazette des eaux*, LII, 6 février 1909, 49-51.

— Les eaux minérales en tant que sérums artificiels. Etude expérimentale et clinique des eaux de La Bourboule en injections hypodermiques. *VIIIe Congrès international d'hydrologie*, tenu à *Alger*, 4-9 avril 1909. Reproduit *in Journal de Physiologie et de Pathologie générale*, XI, 15 mai 1909, 415-424.

G. Clermont. Notes sur l'injection sous-cutanée et intra-veineuse de l'eau de Vichy prise aux sources. *Le Centre médical et pharmaceutique*, XIV, 1er mars 1909, 287-298.

J. Abadie et Casanova. Essai de reminéralisation des tuberculeux par les injections sous-cutanées d'eau d'Hammam-Bou-Hadjar. *VIIIe Congrès international d'Hydrolgie*, 4-9 avril 1909.

TABLE DES MATIÈRES

DEUXIÈME PARTIE

CHAPITRE II.

TRANSFUSIONS D'EAUX MINÉRALES APRÈS LES SAIGNÉES, CHEZ L'ANIMAL ET CHEZ L'HOMME

CHAPITRE III.

SURVIE ET REVIVISCENCE
D'ORGANES OU D'ÉLÉMENTS CELLULAIRES ISOLÉS
DANS LES EAUX MINÉRALES

QUATRIÈME PARTIE

Quelques effets physiologiques des eaux minérales en tant que sérums artificiels

CHAPITRE PREMIER

PHÉNOMÈNES RÉACTIONNELS PRODUITS PAR LES INJECTIONS D'EAUX MINÉRALES

CHAPITRE II.

ACTION DES INJECTIONS D'EAUX MINÉRALES
SUR LE SANG ET LE SYSTÈME CIRCULATOIRE   324

CHAPITRE III.

ACTION DES INJECTIONS D'EAUX MINÉRALES SUR LES PHÉNOMÈNES D'EXCRÉTION ET DE NUTRITION 371

CHAPITRE IV.

EAUX MINÉRALES RADIOACTIVES ET SÉRUMS RADIOACTIFS 376

CINQUIÈME PARTIE

Déductions et applications cliniques des injections intra-tissulaires d'eaux minérales

CHAPITRE PREMIER

APERÇU SUR LES APPLICATIONS CLINIQUES DES INJECTIONS INTRA-TISSULAIRES D'EAUX MINÉRALES 389

CHAPITRE II.

HORIZON THÉRAPEUTIQUE. SES LIMITES   459

MONTPELLIER. — IMPRIMERIE GÉNÉRALE DU MIDI

APPENDICE

L'impression de ce travail étant terminée, je dois y ajouter, à la dernière heure, quelques lignes encore, rendues nécessaires par deux notes publiées dans le numéro des *Comptes rendus de la Société de Biologie* du 2 juillet 1909, l'une par M. G. Billard (p. 1082), l'autre par M. G. Cany (p. 1084), à propos de la question des injections d'eaux minérales.

I.— M. Billard commence sa note en disant que j'ai répondu le 28 mai 1909 à une note qu'il a publiée le 19 décembre 1908 avec Ferreyrolles. On pourrait s'étonner que j'aie mis si longtemps à trouver les arguments de ma réponse; je me permettrai de faire remarquer d'abord que cette réponse a paru dans le compte rendu de la séance du 22 mai, et non du 28, et qu'elle avait même été adressée à la *Société de Biologie* le 6 mai. Si je ne l'ai adressée qu'à cette époque, c'est que, le 18 janvier 1909, MM. Billard et Ferreyrolles présentaient à la *Société médicale d'Hydrologie* une note dans le même ordre d'idées que leur précédente et que l'original a pu seulement m'en être communiqué (1) dans les premiers jours de mai, par le Secrétaire général de la Société, le Dr Ray. Durand-Fardel, avant même sa publication dans le Bulletin de la Société (qui n'est faite qu'assez longtemps après les séances). Entre temps avait alors paru un autre article de MM. Billard et Ferreyrolles, dans la *Gazette des Eaux* du 6 mai, répétition plus ou moins complète de leurs deux précédentes notes, et ma réponse s'adressait donc aux trois à la fois. Son retard se trouvait ainsi parfaitement justifié par le soin que j'avais eu de ne point me fier à de simples analyses, et de me documenter aux originaux mêmes.

Pour être tardive, elle n'en fut, je crois, pas moins nette. Je l'exposais d'ailleurs avec plus de détails dans la *Gazette*

---

(1) Sous forme de placard d'imprimerie.

des Eaux du 12 juin 1909 (article parvenu à la Rédaction le
5 mai) et, au cours de la *Première partie* de ce travail, on
a pu voir sur quels faits précis elle s'étaye et dans quelle
mesure elle s'applique aussi à la communication des auteurs
au *Congrès d'Alger*. Ce serait donc me répéter inutilement
ici que d'y revenir à propos des quelques lignes récentes
où M. Billard est censé répondre à mes premières critiques.
Je me contente seulement de relever dans la réponse de
M. Billard une faute de raisonnement typique. J'ai écrit
comme on a pu le voir plus haut : « L'exclamation des
auteurs (MM. Billard et Ferreyrolles) devant les 700 cc.
d'eau (1) de transport (*non vivante*) que j'ai injectés (chez
l'homme) paraît peu en rapport avec la conception de cette
eau comme sérum artificiel ». M. Billard ne trouve rien
alors de mieux que d'ajouter : « Mais alors, les urines de
certains brigthtiques, de certains diabétiques pourraient être
cataloguées parmi les sérums artificiels. Ces dernières ne
représentent-elles pas le type des eaux minérales naturelles,
édulcorées, que M. Fleig nous propose ailleurs ? » — Il est à
peine besoin de faire remarquer que, malgré sa bien fine
ironie, M. Billard se paye simplement d'un syllogisme faux :
de ce qu'un liquide, pour être conçu en tant que sérum artificiel *au sens physiologique strict* du mot, doive au moins
pouvoir être injecté dans l'organisme en quantité relativement élevée, il ne s'ensuit nullement que l'inverse soit vrai,
c'est-à-dire qu'un liquide *simplement injectable* dans l'organisme, ce qui ne veut dire autre chose que **toléré**. représente un sérum artificiel. La critique de M. Billard, si sédui-
sante soit-elle, est moins que de mince valeur; elle manque
des principes de logique les plus élémentaires : une qualité
de moins à ajouter au mode de rédaction des articles de
M. Billard, dont nous avons été obligé plus haut de montrer,
citations comparatives à l'appui (p. 42-46), la facilité avec
laquelle il a su s'assimiler avec M. Ferreyrolles des protocoles entiers d'expérience qui m'étaient personnels !

Je remercierai maintenant M. Billard de m'avoir signalé
dans sa note qu'un médecin de La Bourboule, M. Boudry,
s'était déjà occupé de l'administration de l'eau de La Bour-

---

(1) Eau de La Bourboule-Croizat.

boule par la voie hypodermique. J'ai aussitôt écrit à M. Boudry, qui m'a fait part alors des idées qu'il avait eues en 1906, d'appliquer l'eau de La Bourboule en injections hypodermiques, ce qu'il avait d'ailleurs incidemment annoncé dans les *Annales de thérapeutique thermale* de juillet 1906, au cours d'un article intitulé « Comment on défend son poumon par La Bourboule » (1). M. Boudry de plus m'apprend qu'une collaboration au sujet de l'application de l'eau de La Bourboule en injections hypodermiques avait été projetée avec M. Ferreyrolles en 1906, mais qu'elle « n'eut pas lieu parce que pour des raisons diverses, m'écrit-il, je crus qu'il n'était pas intéressant de poursuivre des recherches dans ce sens (simple opinion personnelle). » (2). Je trouve dès lors très étonnant que MM. Billard et Ferreyrolles n'aient jamais fait mention des idées de M. Boudry et que M. Billard ne me le cite qu'après l'avoir oublié pendant plusieurs années.

II. — La note de M. G. Cany est faite d'abord à un point de vue bibliographique. D'assez nombreux auteurs, d'après lui, auraient fait des injections d'eaux minérales, dès 1870. Il signale plus particulièrement sur le sujet un travail de Steiner (de Levico), paru en 1901 dans la *Deutsche medizinische Zeitung* (N° 63) et intitulé « Ueber die subkutanen Injektionen natürlicher und Künstlicher Arsenprâparate ».

Ne cherchant qu'à me documenter, j'ai écrit à M. Cany, dès la parution de sa note, en lui demandant de vouloir bien me fournir les indications bibliographiques exactes concernant les auteurs qu'il citait simplement dans sa note, et de me préciser, en particulier, pour chaque article, l'indication du périodique, le tome, l'année, la première et la dernière page. Malgré les *deux lettres* que m'a depuis adressées M. Cany, je dois dire que je n'ai encore reçu absolument aucune indication à ce sujet. D'autre part, les nouvelles recherches bibliographiques que j'ai faites depuis la publication de la note de M. Cany, en particulier dans le *Jahresber. über die Leistungen u. Fortschritte in der ges. Med.* , les

---

(1) « *Chapitre I*. Du médicament bourboulien. — De la médication bourboulienne et de l'altitude de La Bourboule au point de vue de la cure respiratoire associée. » (p. 3.)

(2) Extrait d'une lettre de l'auteur du 23 juillet 1909 (publication autorisée).

Schmidts Jahrbüchez, le *Centralbl. f. die med. Wissensch.*, le *Centralbl. f. Physiol.*, etc., ne m'ont permis de trouver aucune analyse du travail de Steiner (1), que je n'ai pu me procurer non plus en librairie.

Les deux seules indications que j'ai trouvées sont les suivantes : Fossati, Parona, Giarre. Ueber die Behandlung von Hautkrankheiten mit subcutanen Einspritzungen des arsenhaltigen Wassers von Levico. Aus *Giorn. ital. d. mal. ven.*, 1871, im *Arch. f. Dermat.*, III, 4, 586, 1871. (Simplement cité in *Jahresber*, 1871 (I), p. 404.) 2° Fr. Parona. Contribuzione alla terapia del gozzo. *Rivista clin. di Bologna*, juillet-août 1871, p. 227-238. (Courte analyse in *Jahresber*, 1871 (II), p. 426.) Il s'agit ici de petites injections d'eau de Salsomaggiore (0 cc. 5), employée à cause de sa teneur en iode, dans le traitement du goître.

Quoi qu'il en soit, on saisit facilement que, même si en 1870, 1871, 1872, 1873 (seules dates que cite M. Cany, à part celle de 1901 pour le travail de Steiner et celle de 1902 pour un travail de Giorgi), on a pu faire quelques injections d'eaux minérales sous la peau, ce n'est certainement pas dans l'idée de les utiliser en tant que sérums artificiels, la question des sérums artificiels eux-mêmes, au sens où on la conçoit aujourd'hui, n'étant même pas née à cette époque (2). Je n'ai donc pas besoin de m'étendre longuement ici pour montrer que le fait brut de l'injection d'eau minérale n'intervient que pour une part relativement minime dans mes travaux, et que la conception générale des eaux minérales en tant que milieux vitaux, sérums artificiels et l'étude de leurs injections dans l'organisme en tant que moyen de balnéothérapie tissulaire reposent sur des séries de faits qui leur réservent encore une part appréciable d'originalité.

Enfin, dans la dernière phrase de sa note, M. Cany fait

---

(1) J'avais écrit à l'auteur, à Levico, une lettre qui m'a été retournée par la poste.

(2) Une remarque analogue s'applique à une note de Élie Aguilhon, parue en 1879, où l'auteur rend compte de l'effet comparé, sur un chien de 35 kilogr., de l'injection intra-veineuse de 35 gr. d'eau de Châtel-Guyon (eau réduite, représentant 1 litre, 17 d'eau de Châtel-Guyon naturelle) et de chlorure de magnésium. [Expériences physiologiques sur les eaux minérales de Châtel-Guyon (Puy-de-Dôme) pour la détermination de leurs principes actifs. *C. R. et Mémoires de la Soc. de Biol.*, XXXI, 17 mai 1879, p. 161.]

« toutes réserves en ce qui concerne l'opportunité de l'emploi
des eaux minérales par voie d'injection ». A ce point de vue,
je me permettrai de remarquer seulement que **opportunité**
ne veut pas dire **efficacité** et que l'opinion de M. Cany, à
en juger uniquement d'après les termes de sa note, ne paraît
être portée nullement à un point de vue thérapeutique. Aussi
me paraît-il inutile d'y insister plus longuement, puisque
ce dernier est le seul qui m'intéresse et que M. Cany
n'a apporté aucun fait permettant de baser une discussion.
Je suis d'ailleurs prêt à publier les deux lettres qu'il m'a
écrites, plus explicites que sa note, dès qu'il voudra me le
demander.

Ajouté, le 30 juillet 1909.

Extrait des *Mémoires de l'Académie des Sciences et Lettres
de Montpellier*

(Séance du 3 mai 1909)

(Ce mémoire a été additionné depuis de quelques données bibliographiques).